U0895872

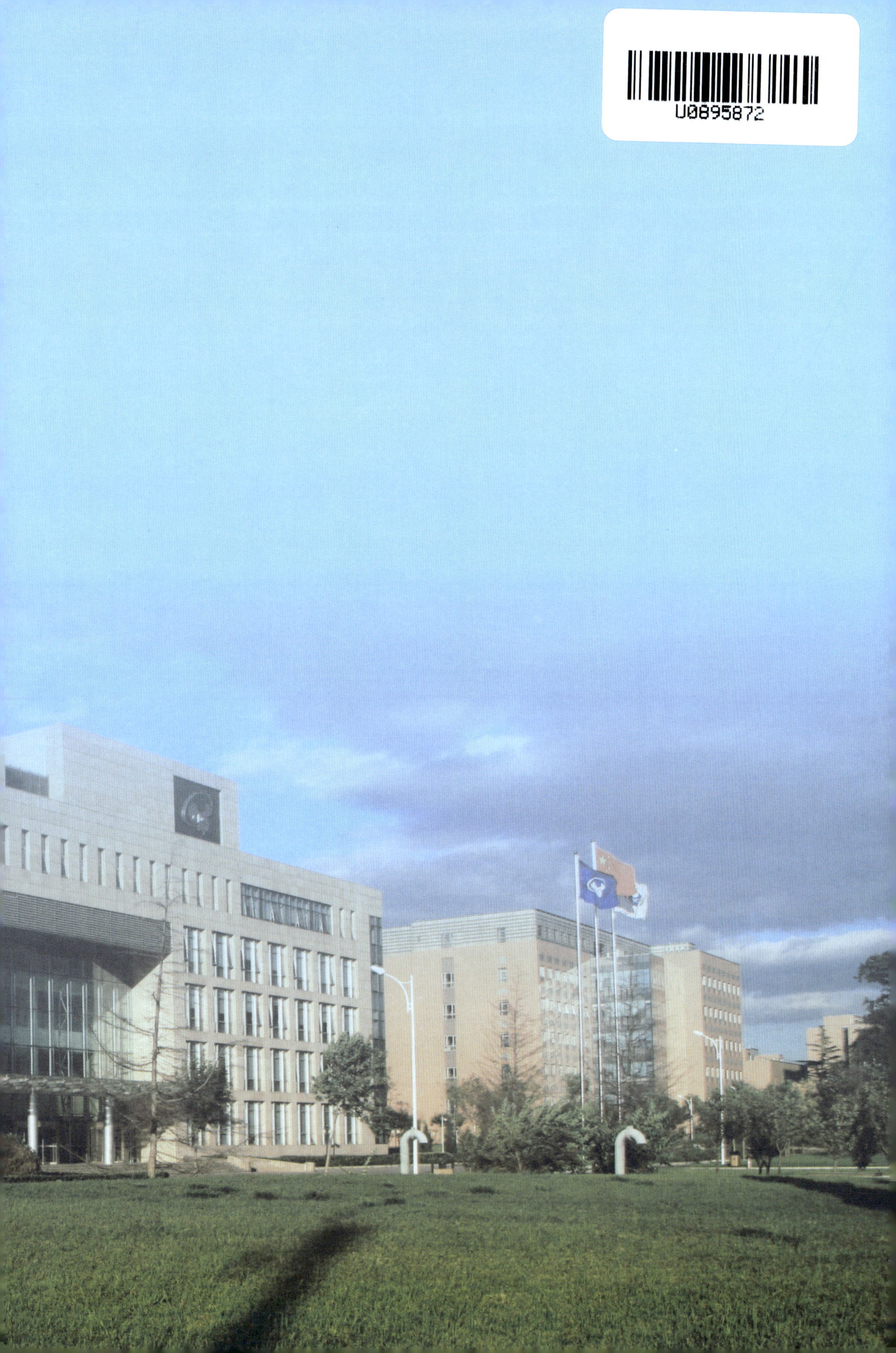

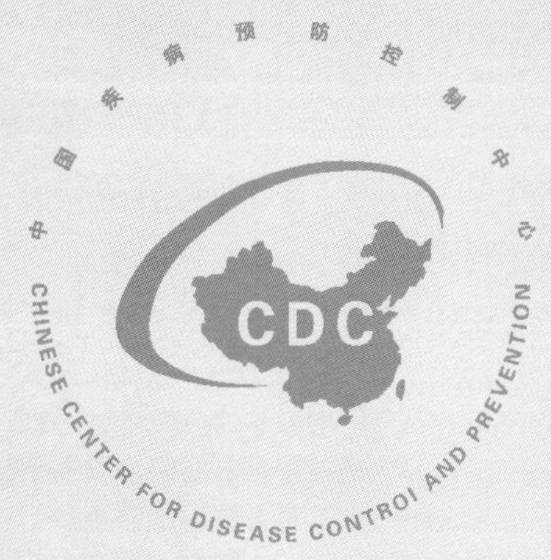

中国疾病预防控制中心年鉴

（2015 年）

中国疾病预防控制中心　编著

人民卫生出版社

图书在版编目（CIP）数据

中国疾病预防控制中心年鉴. 2015年 / 中国疾病预防控制中心编著. —北京：人民卫生出版社，2019

ISBN 978-7-117-28120-1

Ⅰ. ①中… Ⅱ. ①中… Ⅲ. ①医药卫生组织机构－中国－2015－年鉴 Ⅳ. ①R197.2-54

中国版本图书馆CIP数据核字（2019）第030161号

中国疾病预防控制中心年鉴
（2015年）

编　　著：中国疾病预防控制中心
出版发行：人民卫生出版社（中继线 010-59780011）
地　　址：北京市朝阳区潘家园南里19号
邮　　编：100021
E - mail：pmph @ pmph.com
购书热线：010-59787592　010-59787584　010-65264830
印　　刷：人卫印务（北京）有限公司
经　　销：新华书店
开　　本：787×1092　1/16　　印张：12　　插页：8
字　　数：292千字
版　　次：2019年6月第1版　2019年6月第1版第1次印刷
标准书号：ISBN 978-7-117-28120-1
定　　价：110.00元

编写委员会

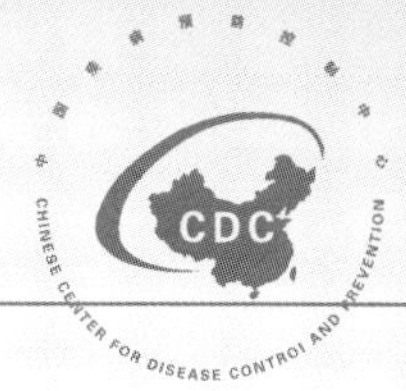

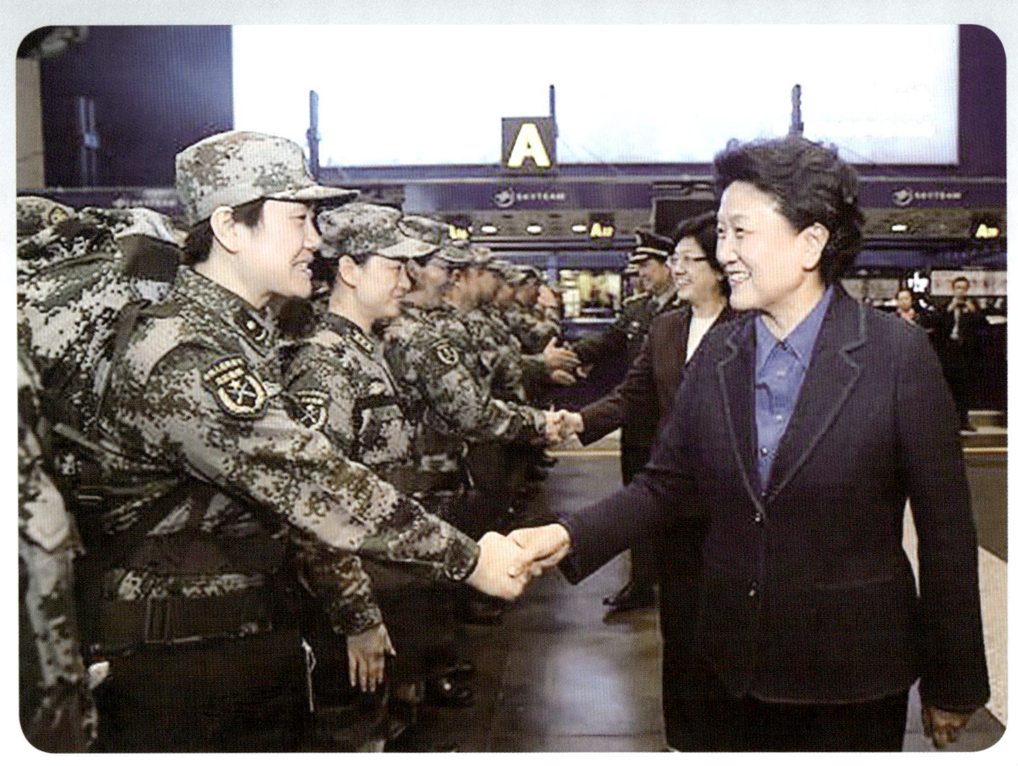

2014 年 11 月 14 日，中共中央政治局委员、国务院副总理刘延东在首都机场为中国援非抗疫队伍送行

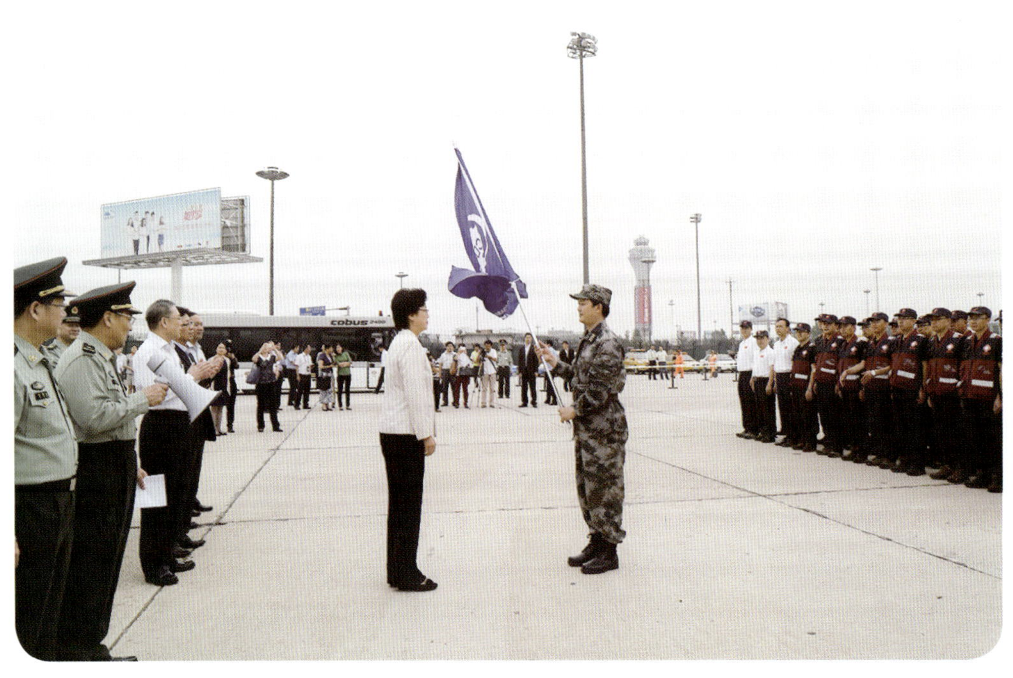

2014 年 9 月 16 日，国家卫生计生委主任李斌为赴塞拉利昂的中国 CDC 移动实验室检测队授旗

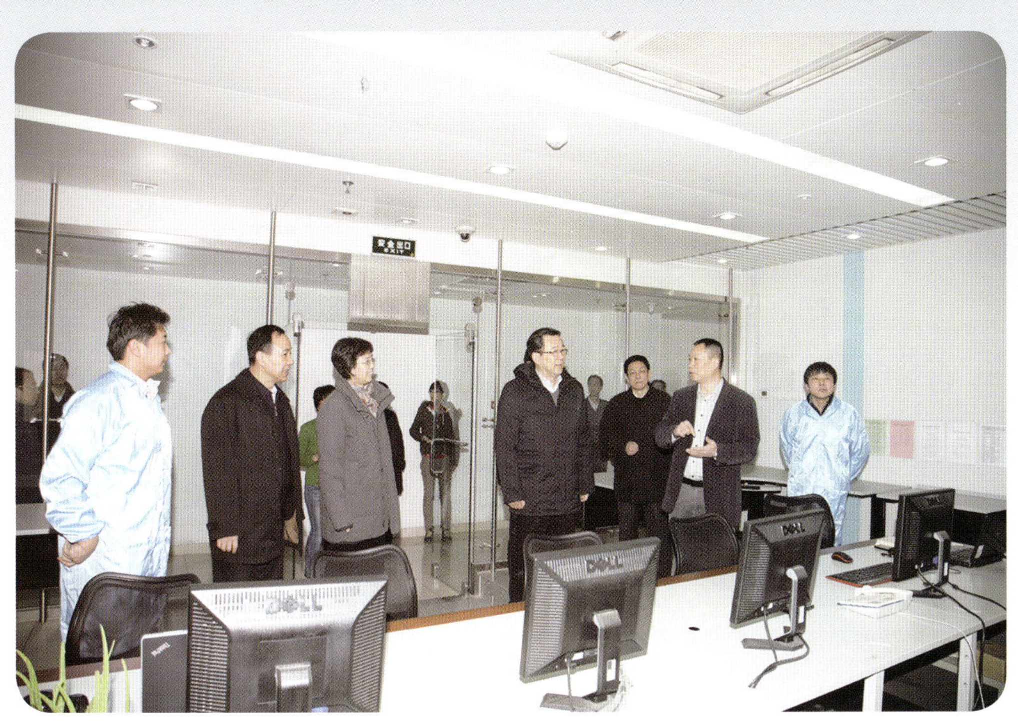

2014 年 1 月 18 日，国家卫生计生委副主任孙志刚、徐科到中心慰问

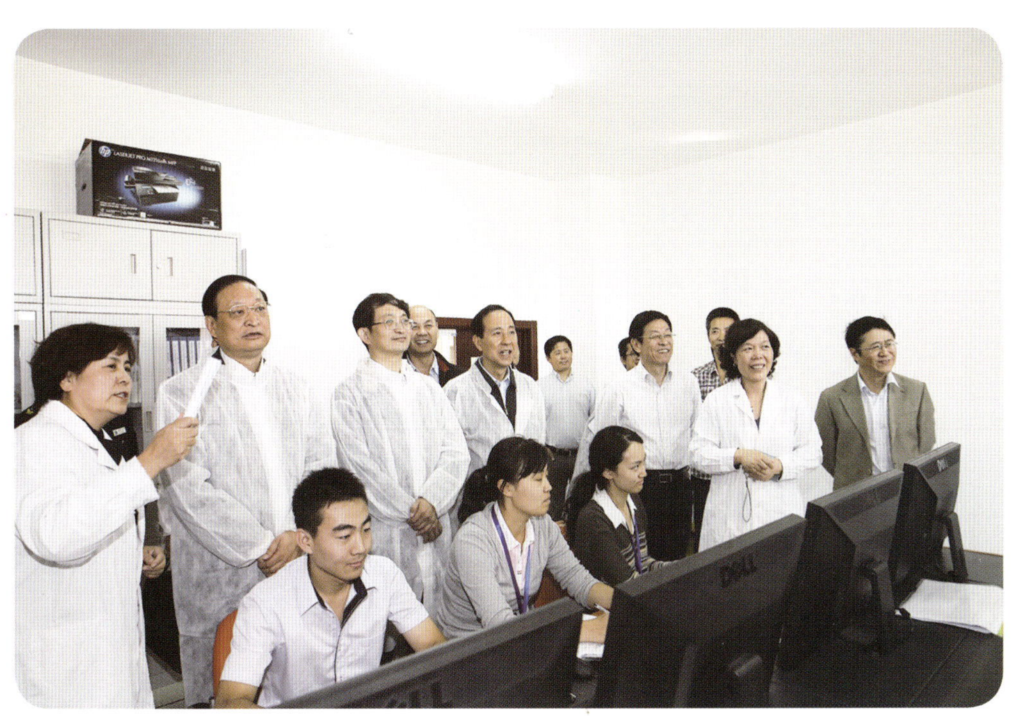

2014 年 9 月 29 日，国家卫生计生委副主任王国强到中心调研

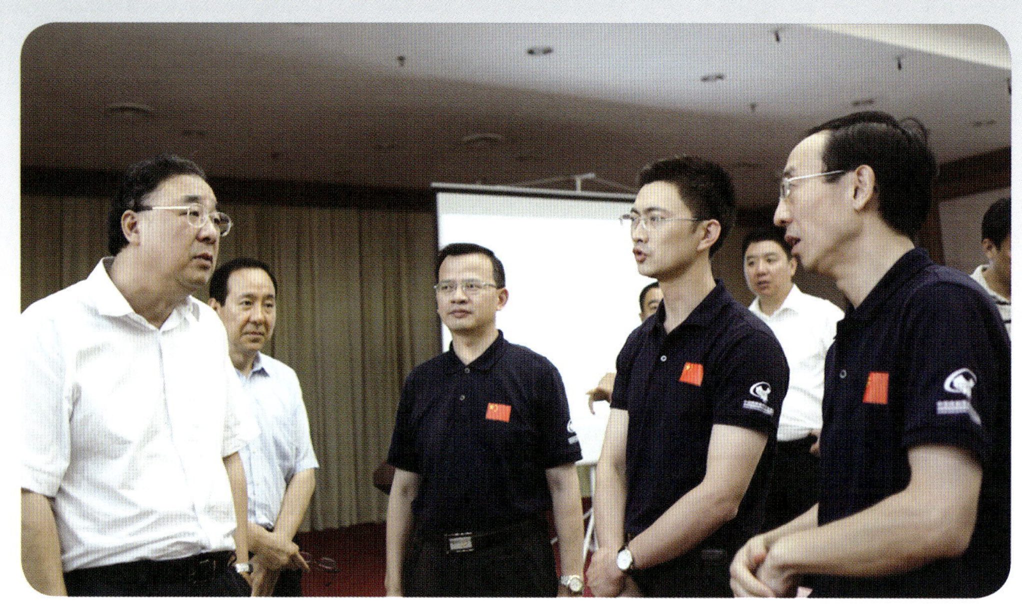

2014 年 8 月 19 日，国家卫生计生委副主任马晓伟与第一批援非归国队员交流

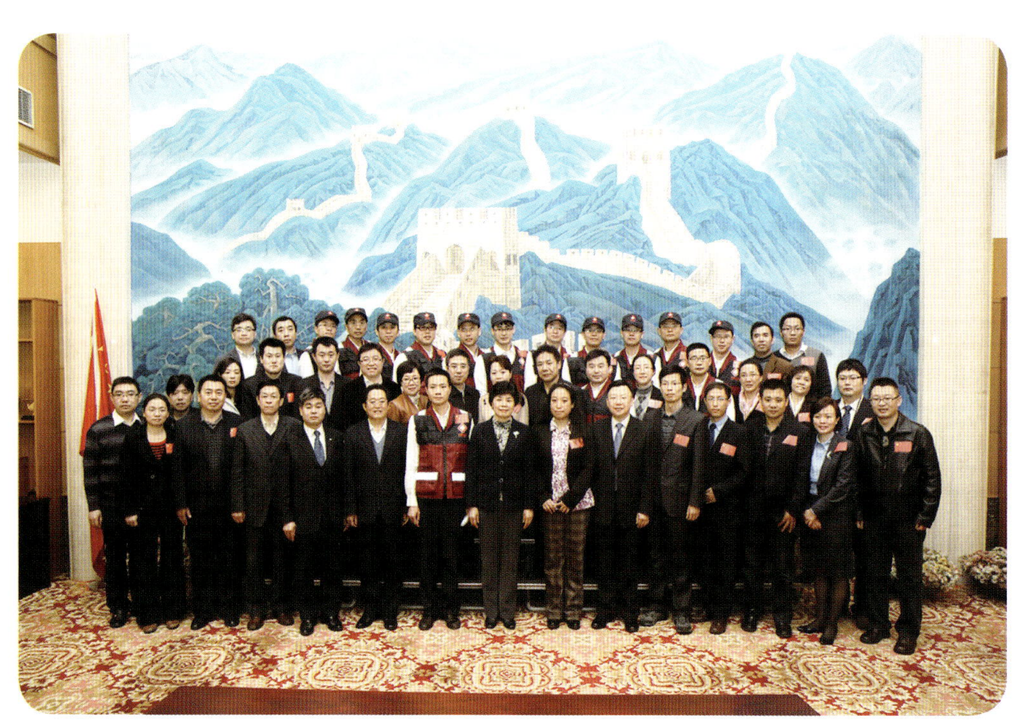

2014 年 12 月 17 日，国家卫生计生委副主任崔丽为第二批公共卫生师资培训队伍送行

实验室生物安全一传染病预防控制的生命线

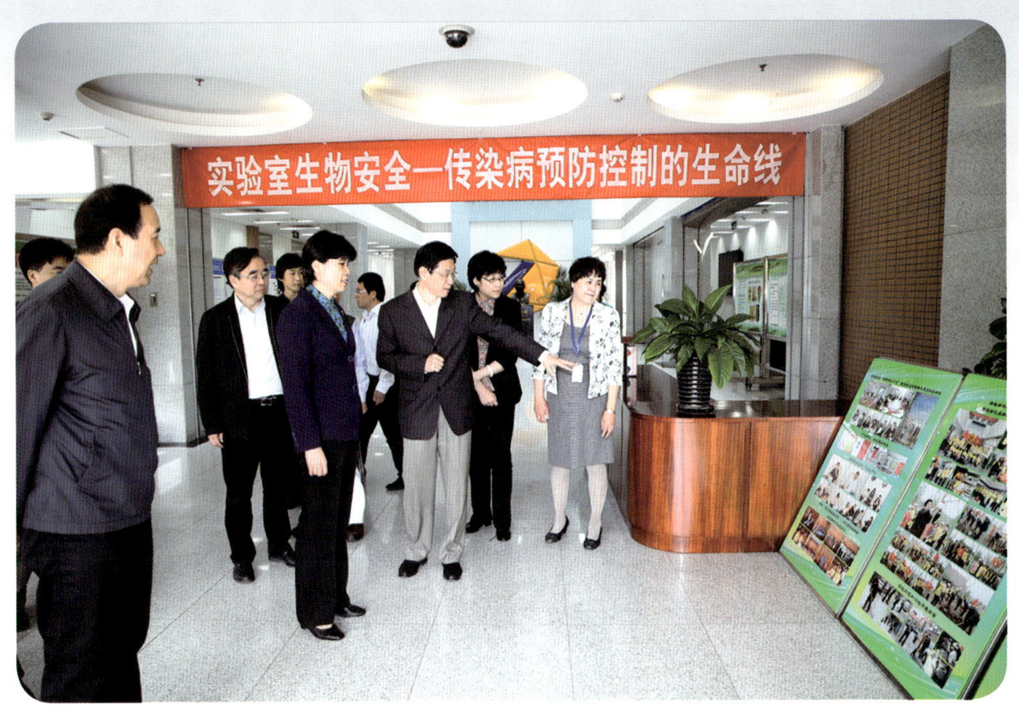

2014 年 5 月 15 日，国家卫生计生委副主任崔丽到中心调研

中国共产党中国疾病预防控制中心第二次代表大会

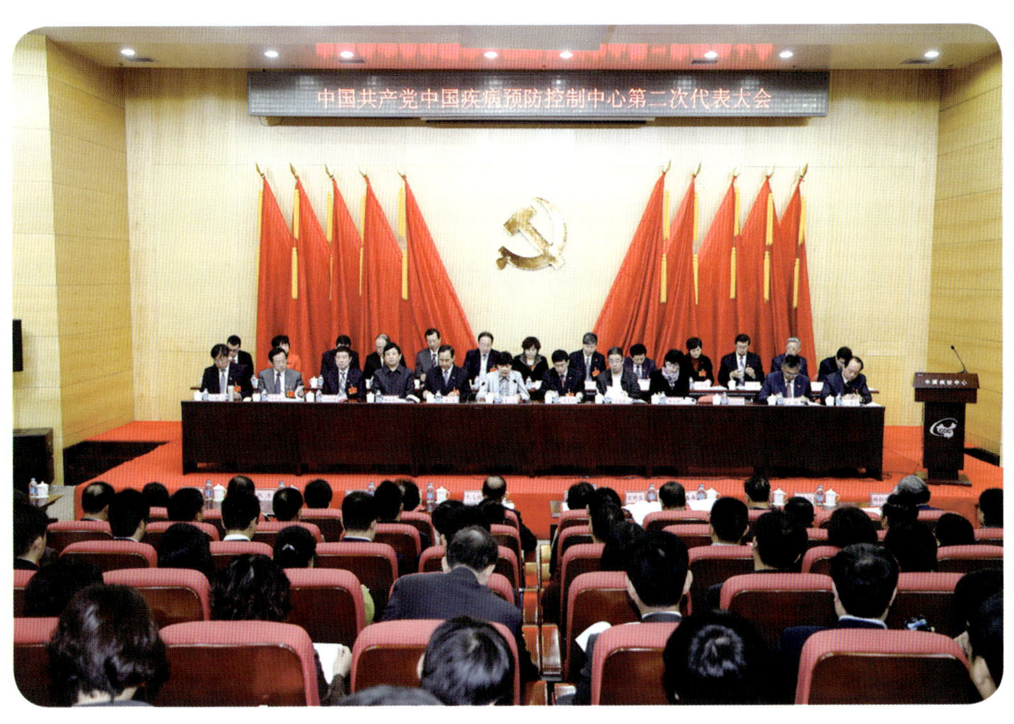

2014 年 10 月 27 日，中心召开第二次党代会

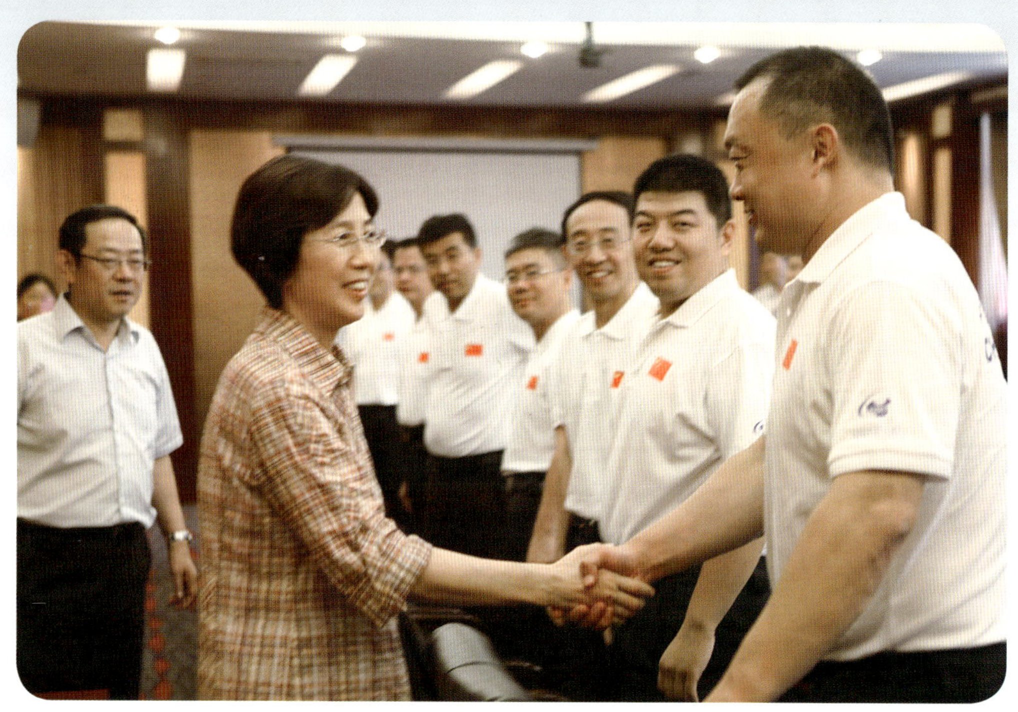

2014 年 8 月 10 日，国家卫生计生委副主任徐科为第一批援非队员送行

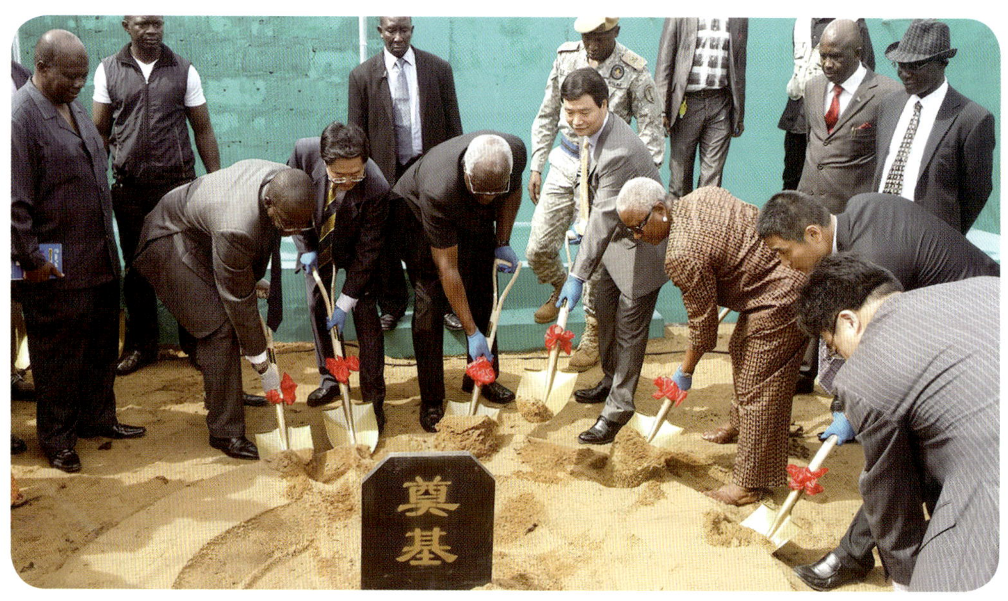

2014 年 11 月 20 日，塞拉利昂总统科罗马等为中国政府援建塞拉利昂固定生物安全实验室奠基

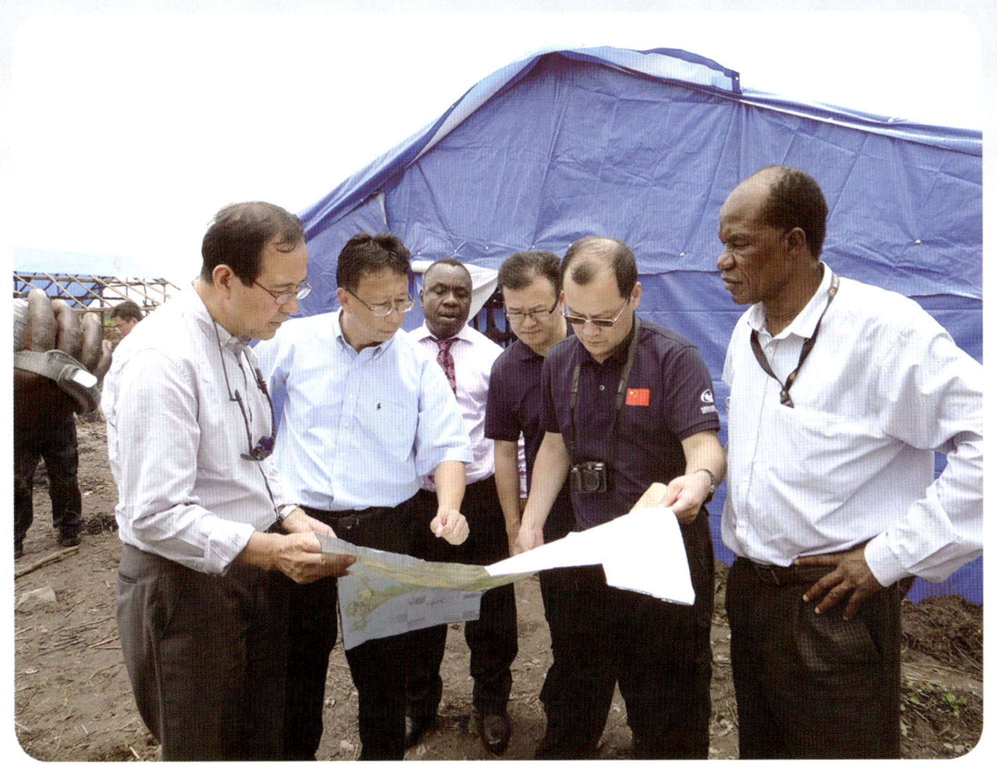

2014 年 9 月 4 日，中心专家在塞拉利昂治疗中心考察

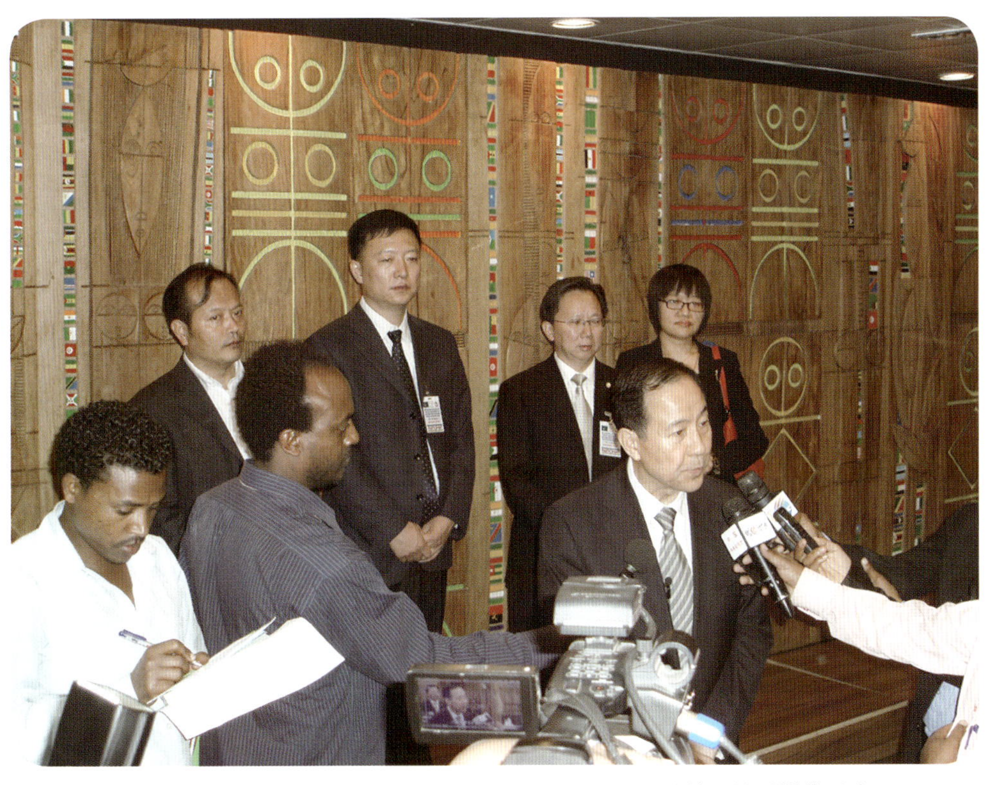

2014 年 10 月 30 日，王宇主任就援建非洲疾控中心有关情况接受媒体采访

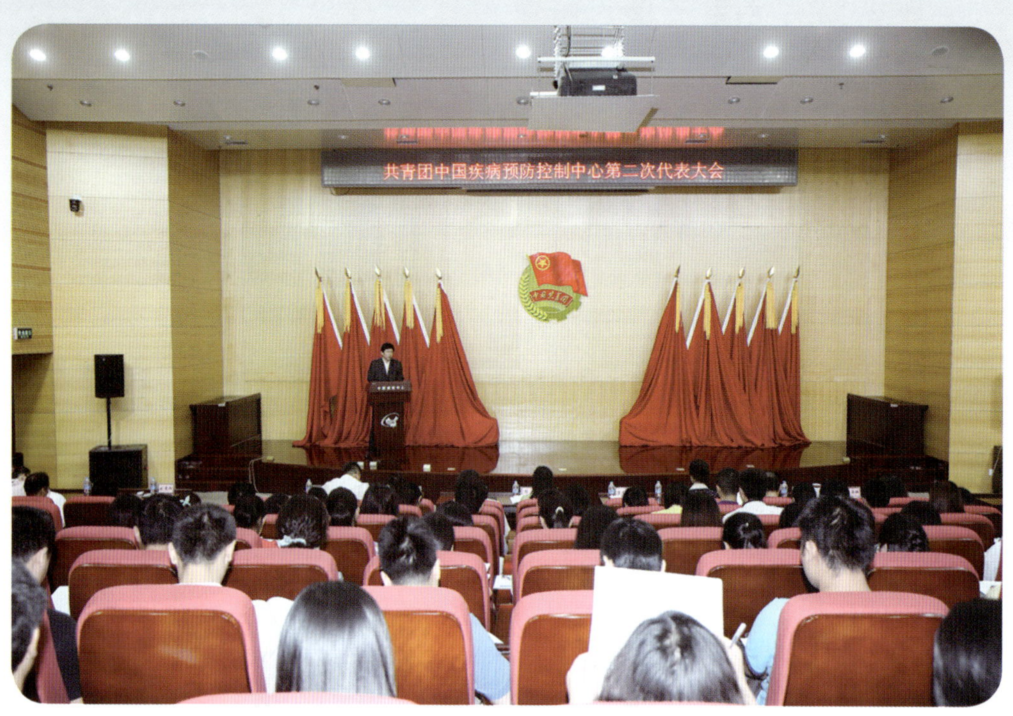

2014 年 9 月 3 日，共青团中国疾病预防控制中心第二次代表大会胜利召开

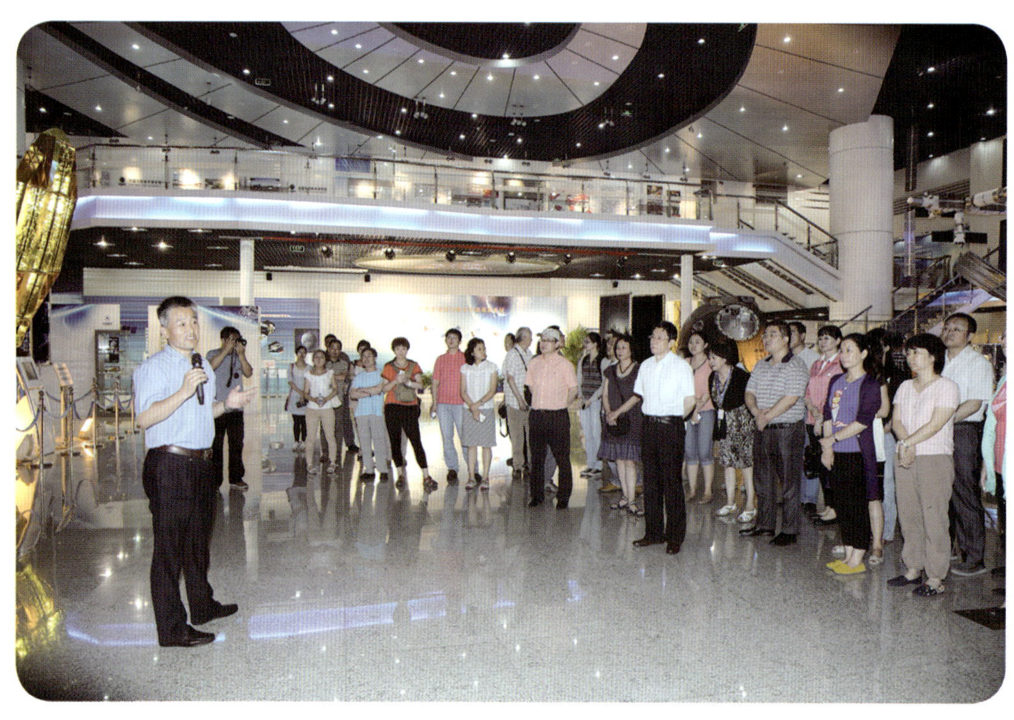

2014 年 6 月 20 日，中心党委在航天五院开展主题党日活动

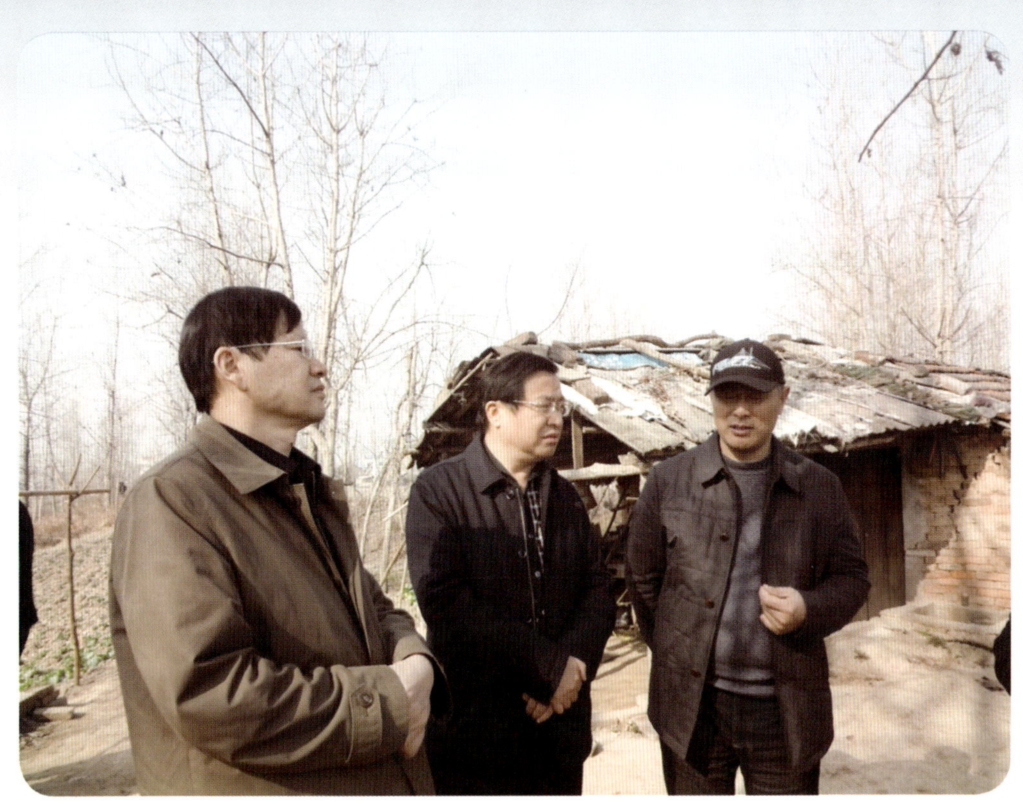

2014 年 1 月 3 日，杨维中副主任到血防联系点调研

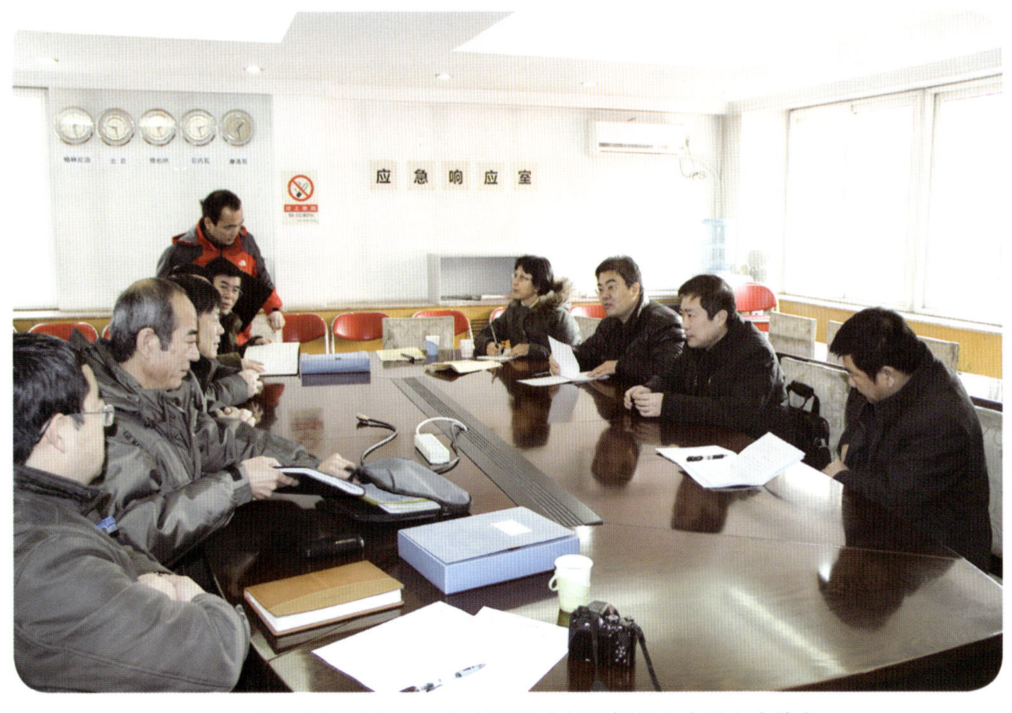

2014 年 1 月 14 日，中心刘剑君副主任到辐射安全所安全检查

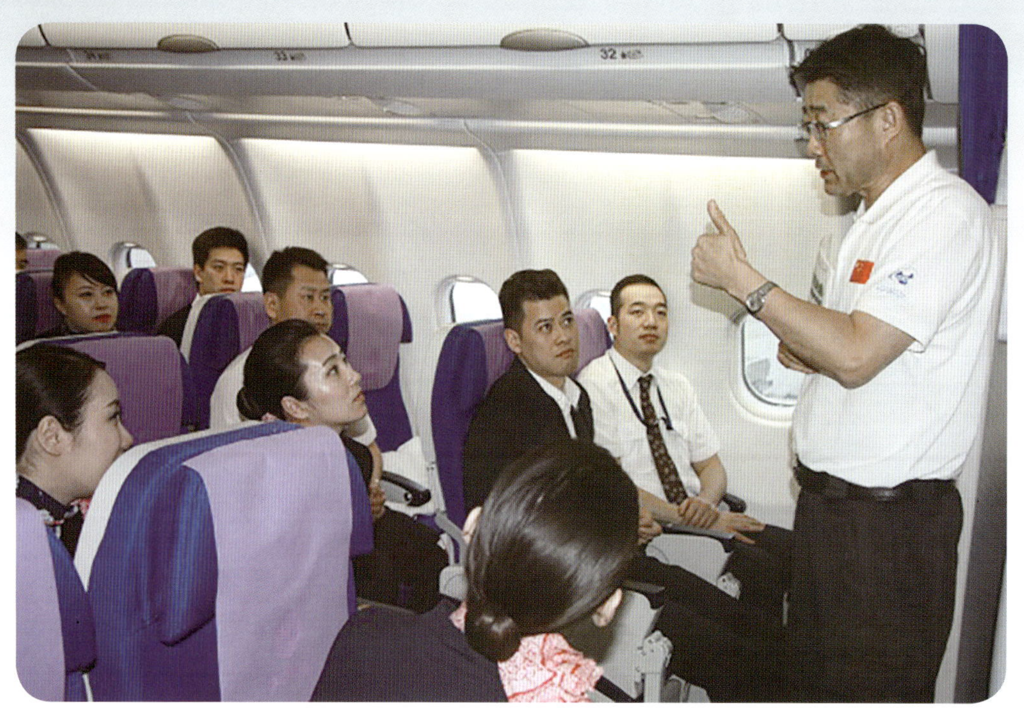

2014 年 9 月 17 日，中心高福副主任在飞机上为机组工作人员讲授埃博拉防控知识

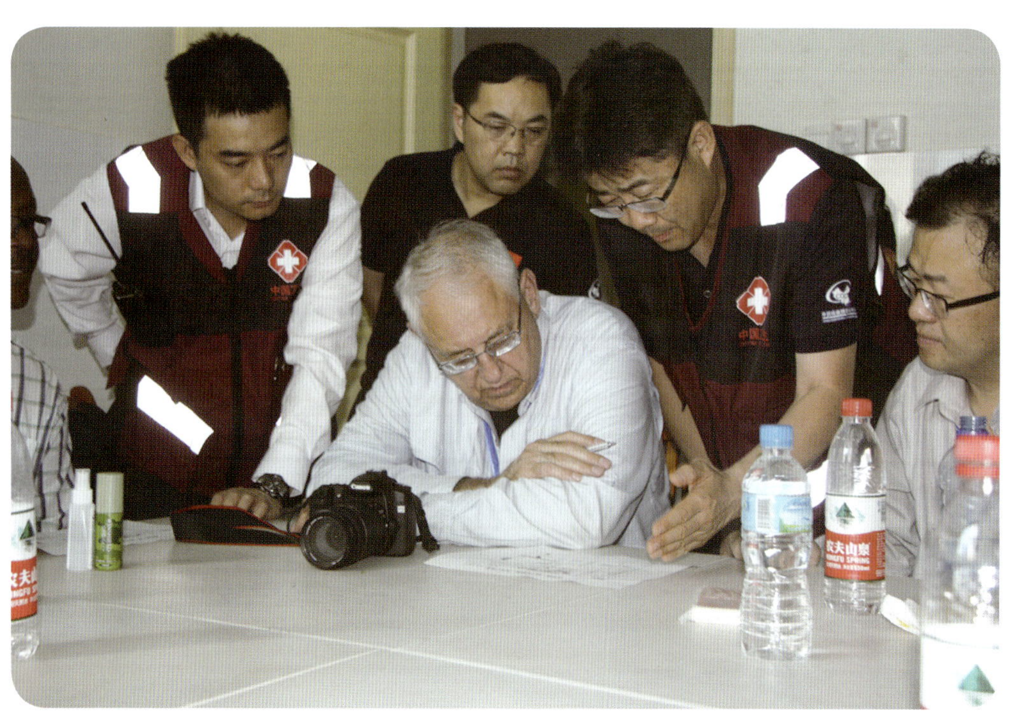

2014 年 9 月 19 日，中美疾控中心专家讨论援塞实验室改造方案

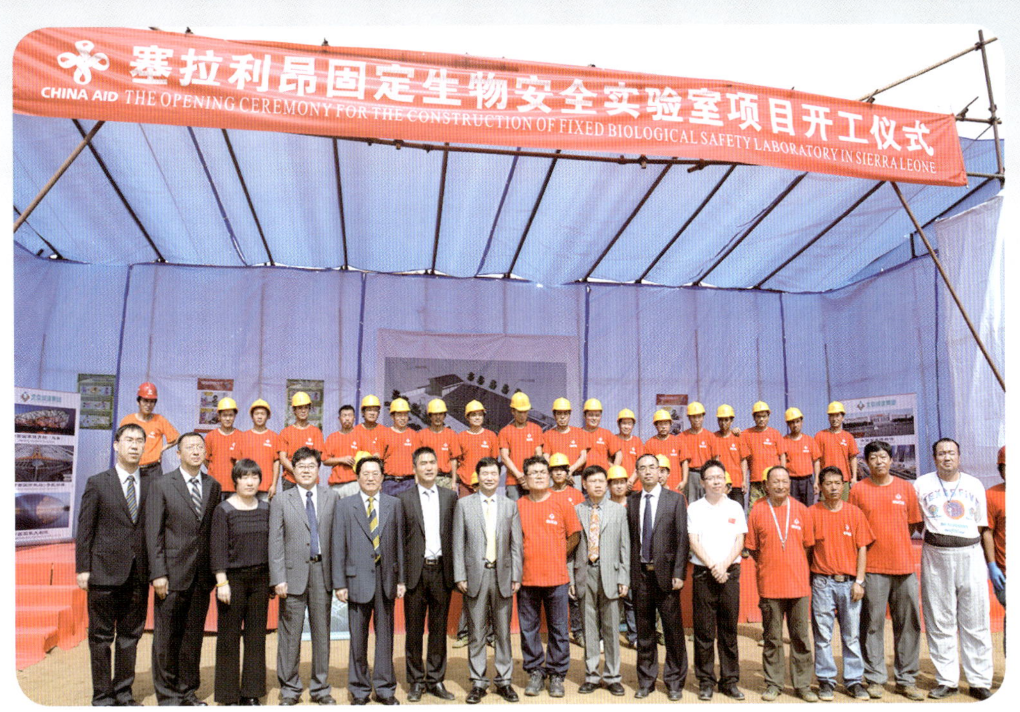

2014 年 11 月 20 日，塞拉利昂固定生物安全实验室项目开工仪式

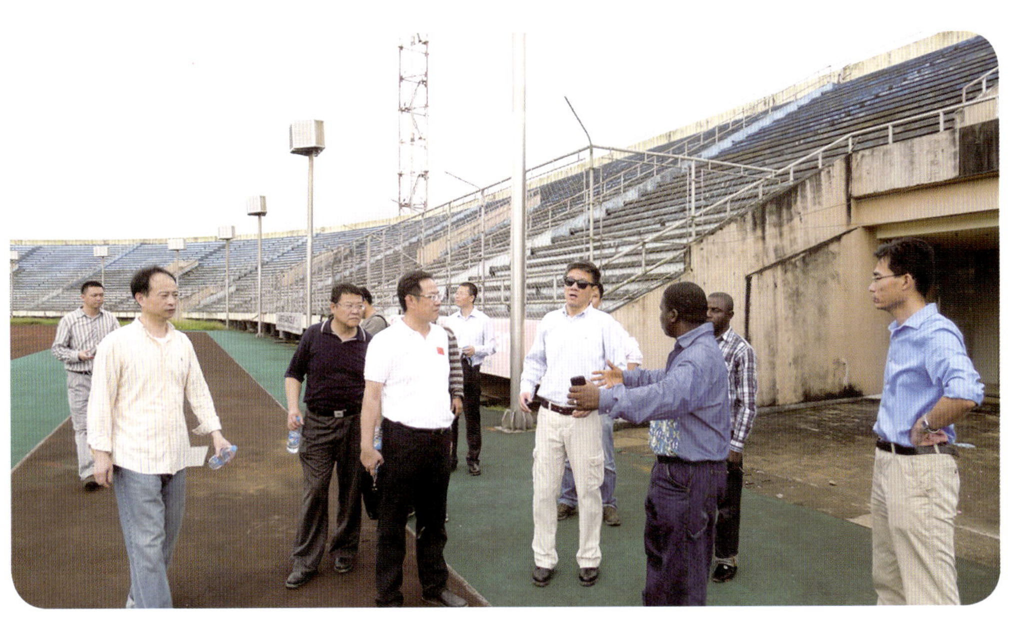

2014 年 10 月 12 日，赴利比里亚先遣队在首都蒙罗维亚与驻利大使考察埃博拉治疗中心选址

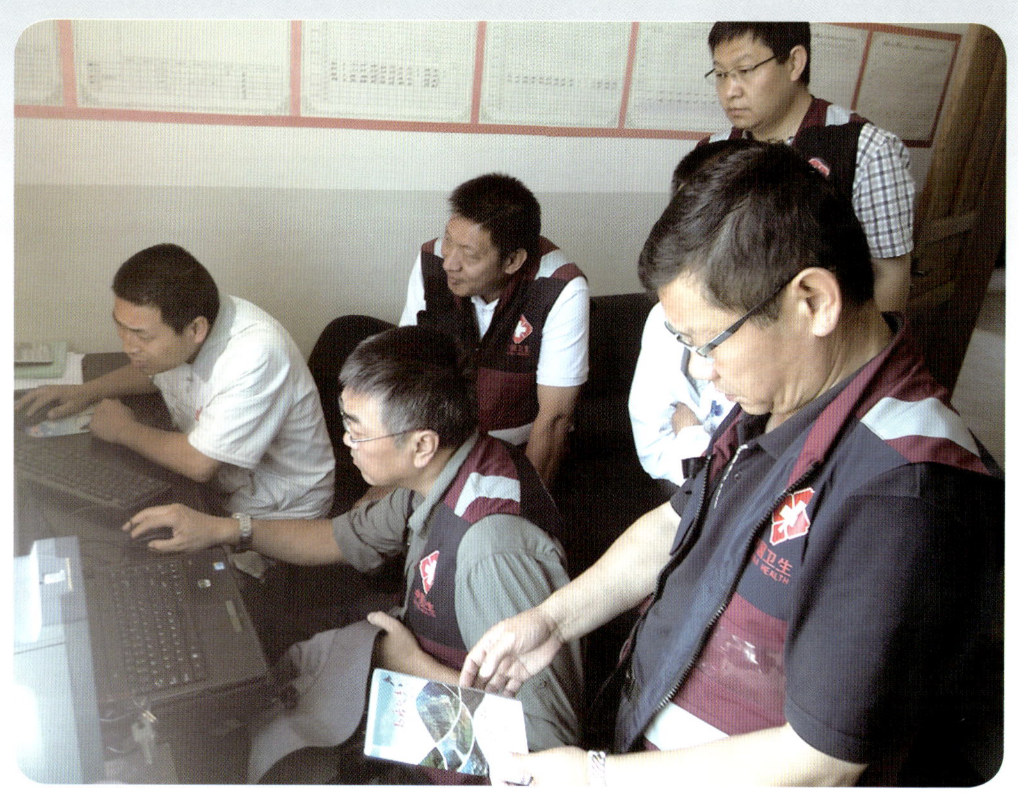

2014 年 9 月 5 日，中心王健副书记在云南鲁甸火德龙乡卫生院查看网络直报系统数据

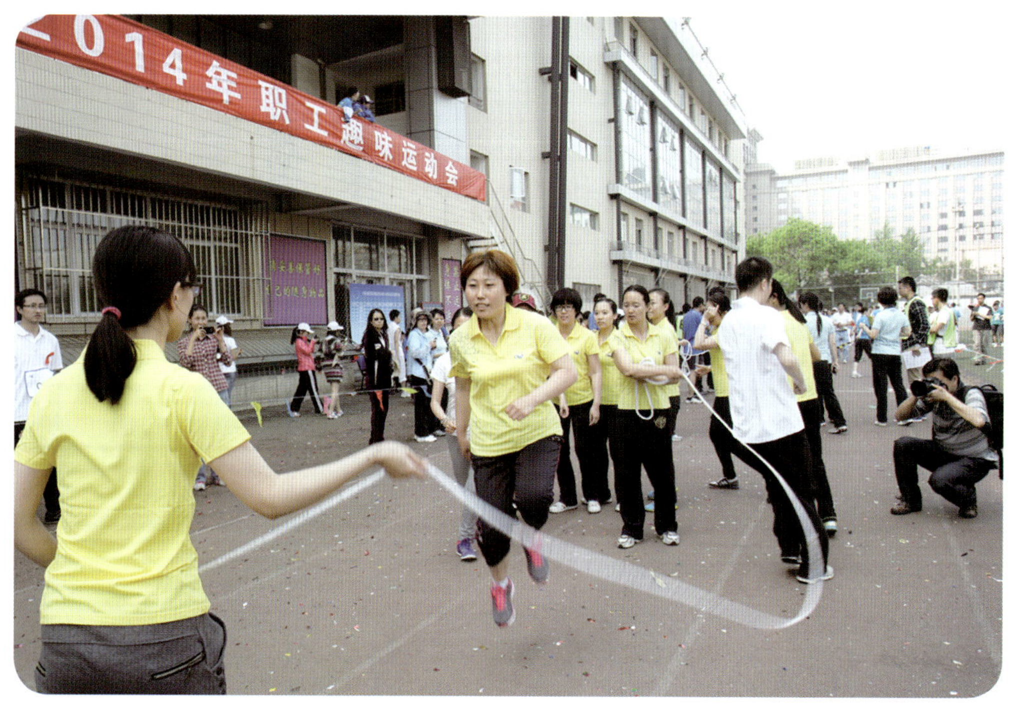

2014 年 4 月 25 日，中心举办 2014 年职工趣味运动会

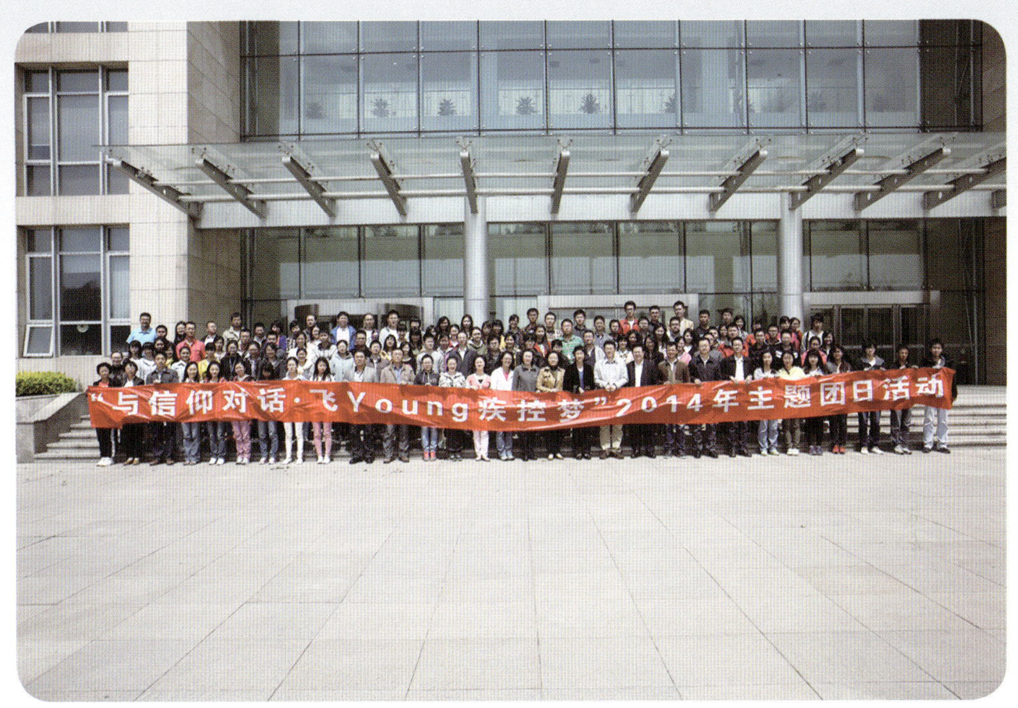

2014 年 5 月 4 日，中心团委举办“与信仰对话·飞 Young 疾控梦”团日活动

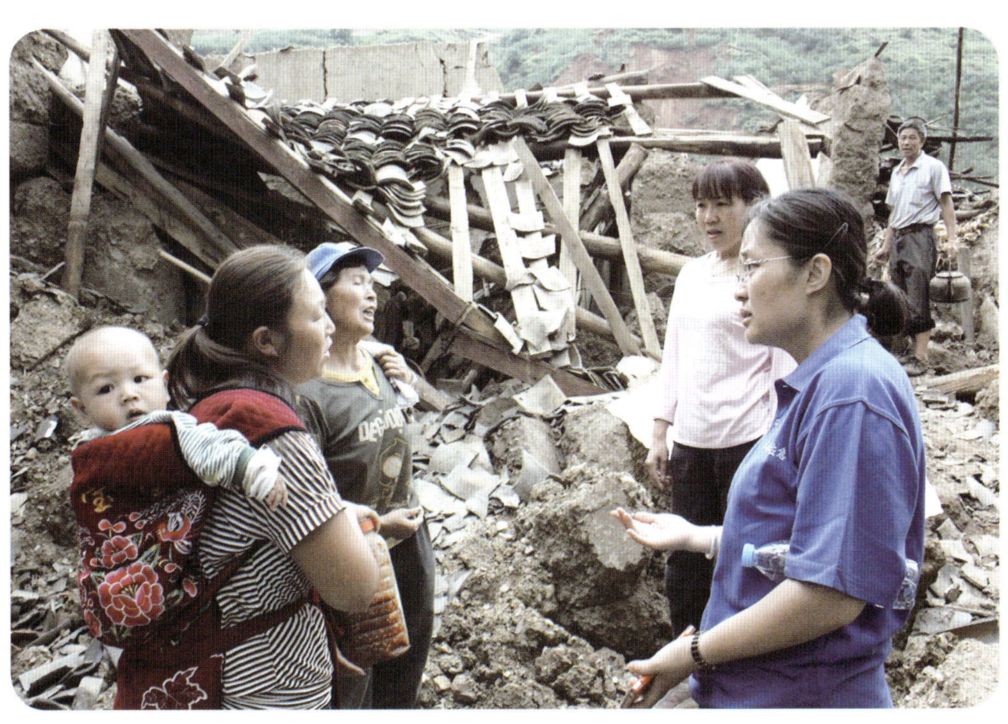

2014 年 8 月 5 日，中心专家在鲁甸地震灾区开展救灾防病工作

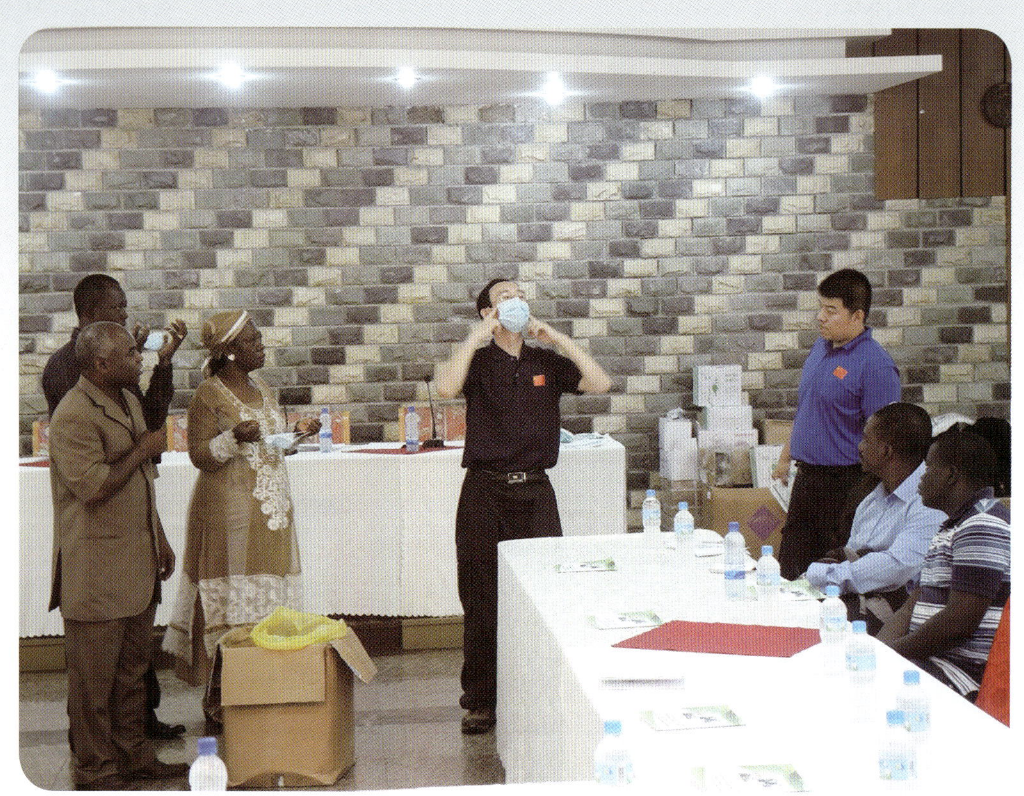

2014 年 8 月 14 日，中心专家在塞拉利昂培训当地人员

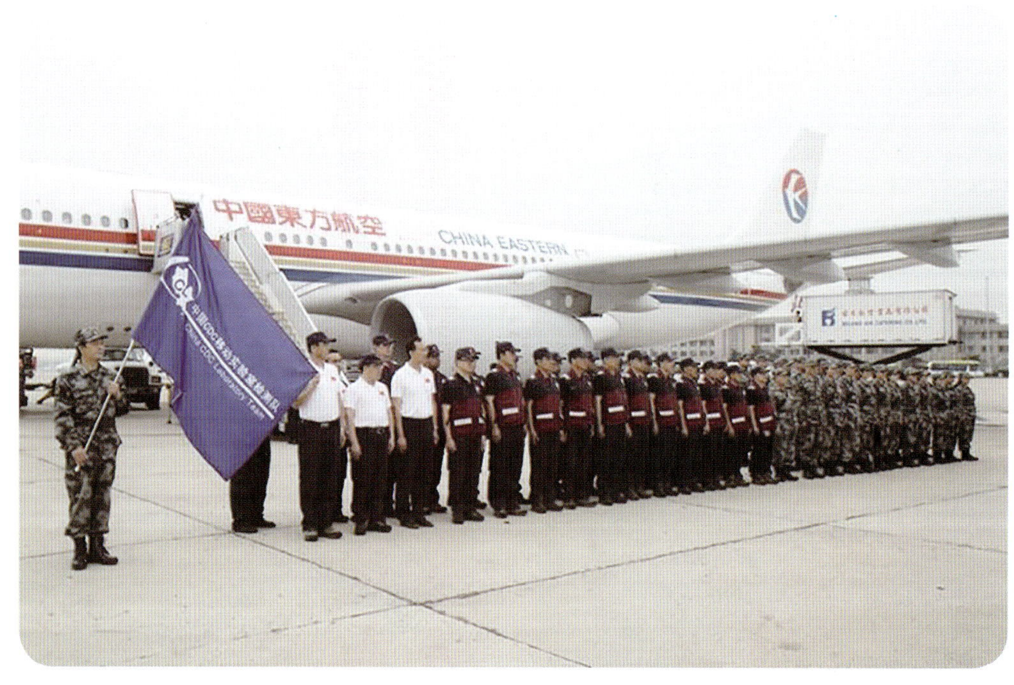

2014 年 9 月 16 日，移动实验室检测队在机场整装待发

目 录

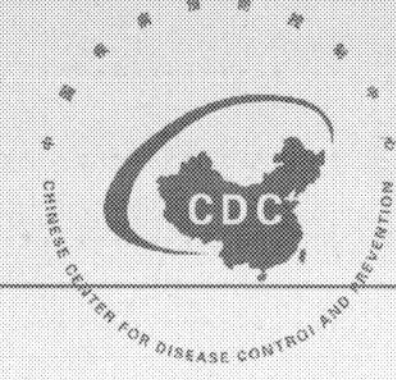

第一部分 重要会议及讲话……1
总结经验 抓住机遇 推动中心事业健康发展……1
同心同德 凝聚力量 团结一致推动疾控事业加快发展……12

第二部分 工作进展……20
传染病控制……20
卫生应急……22
结核病预防控制……26
免疫规划……30
公共卫生政策研究与健康传播……34
公共卫生监测与信息服务……36
公共卫生管理……38
慢性病防治与社区卫生……40
流行病学应用与实践……43
控烟工作……45
12320全国公共卫生公益电话建设与管理……47
人力资源管理……53
基础设施建设……55
科研管理……56
国际合作与交流……58
教育培训……61
编辑出版……66
规划财务管理与审计……67
设备条件管理……72
实验室管理……74
离退休人员管理……77
安全保卫管理……79
后勤管理与园区运营……80
党群工作……82

第三部分 直属单位工作概况……85
传染病所……85
病毒病所……87
寄生虫病所……99
性艾中心……103
慢病中心……107
营养食品所……111
环境所……113
职业卫生所……118
辐射安全所……122
农村改水技术指导中心……128
妇幼保健中心……131

第四部分 挂靠单位工作概况……146
地病中心……146
性病控制中心……149
麻风病控制中心……151
结核病防治临床中心……153
鼠疫布氏菌病预防控制基地……159
儿少中心……162
精卫中心……166
老年保健中心……168

第五部分 人事人物……170
中心领导……170
直属单位领导……172
挂靠单位领导……173
全国政协委员……174

第六部分 大事记……175

第七部分 附录……185
科研成果获奖……185
获奖成果摘要……186
个人获奖……189
集体获奖……190

第一部分　重要会议及讲话

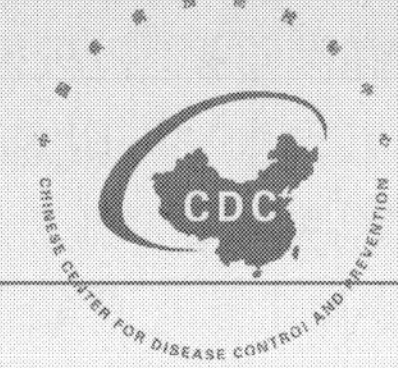

总结经验　抓住机遇　推动中心事业健康发展
——在 2014 年中国疾控中心工作会上的报告

王　宇

同志们：

今天会议的主要任务是：认真学习贯彻党的十八大、十八届二中、三中全会精神和 2014 年全国卫生计生工作会议精神，全面总结回顾 2013 年各项工作，深入分析当前面临的机遇和挑战，研究部署 2014 年的重点工作。

2013 年，中心工作受到国务院领导和国家卫生计生委领导的高度重视。在防控人感染 H7N9 禽流感关键时刻，李克强总理、刘延东副总理专程来我中心考察慰问。李克强总理对中心工作高度评价，将中心称为国家的宝贝，是对我们每一个人的巨大鼓舞。刘延东副总理将中心的职能特点总结凝炼为疾病控制、卫生应急、科学研究、教育培训“四位一体”，更加明确了中心的定位和发展方向，对我中心的发展有里程碑式的重要意义。委领导也多次来我中心调研考察布置任务，有力推动了中心各项工作。2014 年，我们要认真学习领会中央领导和委领导的重要讲话和批示精神，紧紧围绕疾控工作重点，齐心协力，以实际行动确保各项工作落到实处。

一、2013 年重点工作

一年来，在国家卫生计生委的领导下，在相关单位的大力支持下，中心凝心聚力，攻坚克难，各项工作稳中有进，圆满完成了预定的工作计划。首先回顾总结一下几项重点工作。

（一）积极应对 H7N9 禽流感疫情

自 2013 年 3 月份人感染 H7N9 禽流感疫情发生后，在国家卫生计生委的统筹指挥下，中心与各级地方疾控、医疗机构合作，迅速查明病原、确定疫情性质、制订防控技术方案并研制、下发诊断试剂；及时向 WHO 通报疫情，为多个国家及国际组织提供病毒株。科学应对和信息的及时透明，赢得国内外舆论的肯定。

世卫组织评价：“这次疫情防控，中国政府采取了非常透明和公开的做法。在技术方面，中国表现出高超的能力，并非常及时地向世卫组织及相关国家和地区通报现场调查、病毒等信息。”

（二）积极开展有疾控特色的群众路线教育实践活动

中心高度重视、积极推进群众路线教育实践活动，结合公共卫生工作反“四风”，把提高疾控业务工作水平与切实改变工作作风紧密结合，两手抓、两不误、两促进。组织引导干部参加学习教育；领导班子带头深入基层调研；广泛征求群众意见，开好领导班子民主生活会；举办疾控工作先进事迹报告会，促进了内部管理的提高，以实际行动践行群众路线。

（三）加快推进新址二期建设

为落实李斌主任关于加快中心二期工程建设的指示，积极争取北京市政府领导支持，使多年的困局有了突破性进展。按国务院领导要求，二期建设把钢用在刀刃上，重点改善实验室设备条件。在委规划司的指导下，对二期建设规模进行了重新论证，目前论证报告已上报国家卫生计生委审批。

（四）对接梳理中心职能

法定业务职能是我们开展各项工作的依据，是建立绩效考核制度的基础。为了与新组建的国家卫生计生委各相关司局衔接职能，2013 年我们各单位和业务处室与委相关司局、处室进行了全面对接，结合新形势和新的工作任务梳理职能，避免职能缺失、责任不清等现象。现各单位、处室已完成初步对接，待细化形成中心的“三定”内容。

（五）中心运行发展中亟须解决的问题取得重要进展

2013 年 3 月李斌主任调研时得知中心运行和发展中存在的困难和问题，立即向国务院领导同志进行了汇报。李克强总理和刘延东副总理在视察中心时对此作出了重要指示，提出了明确要求。5 月 13 日国家卫生计生委就疾控中心面临的困难专题向国务院报送请示，提出提高中心人员待遇、增加运转经费，解决历史亏空挂账等工作建议。委主管领导带领人事司、财务司、疾控局和中心人员，多次前往人社部、财政部沟通情况，寻求解决方案。在委规财司的努力下，财政部同意了中心多年空缺的研究生培养经费预算。

对于广大干部职工普遍关心的提高待遇、落实绩效工资、保留岗位特贴的问题，在国家卫生计生委和中心的共同努力和争取下，绩效工资将在本月得到人社部和财政部批复，疾控岗位特殊补贴也已报到国务院待批。

（六）开展国家卫生应急队伍演练

8 月 5—8 日，中心与武警疾控中心联合在河北省张北县开展首次大规模国家卫生应急队伍演练，共 80 余人参演，出动各种应急专业、后勤保障车辆 17 台。这次演练既检验了中心国家卫生应急队伍的拉动和后勤支持保障能力，也发现了需要加强的不足之处。

9 月，按照国家卫生计生委应急办的要求，中心协助组织并参加了 2013 年国家卫生应急队伍应急演练。国家卫生计生委专门发来感谢信，对我中心的组织工作和应急队伍的表现给予充分肯定。

二、中心各项业务工作取得新进展

（一）开展突发事件应急准备和应对工作

中心专门组建成立卫生应急中心，推进了中心应急工作的系统化和专业化发展，已初显成效。

在监测预警与风险评估方面，完成了突发公共卫生事件管理信息系统升级改造；继续开展重点传染病疫情及突发公共卫生事件分析、媒体信息的监测、每日情报筛检评估及月度风险评估。

密切关注中东呼吸综合征疫情进展；完成了《中国新发传染病防控战略研究报告》。对46个国家卫生应急示范县进行了现场复核；完成了国家卫生应急队伍被服和装备采购。

全年共参加了7大类20多起突发事件处置。仅2013年春节期间，派出6批专业队伍21人次赴现场参加新疆干果污染、朝鲜核试验、贵州人禽流感和辽宁丙肝感染等4项公共卫生事件的处置；此外，派出9批17名专家赴云南处置登革热疫情暴发；派出2批共25名专家赴芦山地震现场开展震后卫生防病工作，充分发挥了技术支持作用。

（二）扎实开展传染病防控工作

积极做好重点传染病防治工作。通过全国重点地区“三位一体”的工作监测点，针对重点性传播人群，建立了便捷的检测流程，准确评估全国疫情并大范围进行综合干预。围绕探讨医防结合的政策和机制，利用中盖项目研究耐多药肺结核诊治和监控机制，完成收集《结核病现场流行病学》手册。推进消灭血吸虫病进程，将包虫病、肝吸虫病等作为防治重点和突破口。

完成脊灰灭活疫苗（IPV）临床试验数据资料统计分析，制定《全国麻疹监测方案》，基本实现免疫规划数据省级平台、客户端与国家平台的对接与交换。建立了全国1950—2012标准化的法定传染病发病死亡数据库。

（三）积极推进慢性病防控各领域工作

积极开展政策研究，完成了“医改框架下慢性病防控策略研究”，《淮河流域癌症综合防治项目阶段性进展报告（2007—2012）》，发布《2013年中国控制吸烟报告》。

慢病与营养综合监测全面展开，2013年，国家死因监测点从161个扩大到605个，慢性病及危险因素监测由162个监测点扩大到302个，完成第4次中国慢性病及其危险因素监测并新增脑血管病调查、精神卫生调查，部分监测点新增加口腔健康检查。

全国食物营养监测网络日趋完善，全国55个监测点开展0-5岁儿童和乳母营养与健康监测并完成城市居民营养与健康监测分析。农村义务教育学生营养改善项目、中国居民营养与健康监测、贫困地区儿童营养改善试点等专题调查进展顺利。

加强慢性病综合防控示范区动态管理，制定2013—2015年全民健康生活方式行动实施方案、县（区）级疾控机构指导慢性病管理工作技术方案，以淮河流域癌症综合防治项目为带动，开拓肿瘤防治工作。

参与制订《中国预防与控制儿童伤害行动计划（2013—2020年）》，更新《中国儿童伤害报告》，总结中小学校伤害报告试点工作。

协助了兰州和深圳等城市控烟立法，撰写了《中国烟盒健康警示：效果评估及政策建议》报告。

承担“两癌”筛查的宫颈癌监测系统。参与辅助生殖专项整治行动，推进妇幼卫生信息化建设。

（四）开展健康危险因素监测和卫生监督支持工作

做好全国职业健康状况调查报告撰写、数据公开等后续工作，完成2011—2012年度重点职业病监测和职业病报告，完成《职业病防治法》5项职业卫生和2项放射卫生配套规章；开展全国职业卫生检测实验室和放射卫生技术机构检测能力考核和培训工作，深化放射工作人员职业健康管理和个人剂量监测，完成了8省市食品和饮用水放射性污染监测。

在环境与健康原有 4 个监测网络有效运行的基础上，启动新模式的空气污染（雾霾）人群健康影响监测。扩大城乡生活饮用水卫生监测，国家饮用水卫生监测网络工作 2013 年已覆盖全国 50% 的县（市），全国农村环境卫生监测和农村改厕项目管理评估等工作顺利实施。

围绕当前重点问题，着重开展了“城市雾霾天气健康影响和机制”、“核事故健康风险评估与卫生应急处置技术”、“饮水安全检测、监测、风险评估和预警预测关键技术”、“村镇安全供水管理与监控技术及信息系统开发”等基础研究，特别加强了对媒体公众的科普宣传。

（五）推进信息化建设，科研和教育培训，强化业务支撑和管理

全面推进信息化建设，网上办公系统应用顺利，效果显著。重点开展了信息安全建设，完成数字证书认证服务体系中心和二级单位全覆盖，积极推进虚拟专网各级疾控全覆盖；公共卫生三级平台试点在 4 省顺利开展；22 个业务信息系统运行稳定；公共卫生科学数据中心全年访问量近 80 万次。

14 个新 BSL-3 实验室正式投入使用，建成国际最大规模 BSL-3 实验室群，是我国高等级病原微生物安全和检测水平的重要标志。

全年列入科研计划管理课题 301 项，总经费达 9.6 亿；新获课题 133 项，经费 4.1 亿；获中华医学奖 4 项，中华预防医学会奖 14 项；发表论文 1290 篇（SCI 446 篇），出版专著 77 本，获专利 33 项；初步制定《中国疾控中心伦理委员会工作管理办法及实施细则》。BES 杂志获“第三届中国出版政府奖期刊提名奖”等奖励，《中国媒介生物学及控制》获 2011—2012 中华预防医学会系列杂志优秀期刊一等奖。

2013 年招收研究生 186 人，授予学位 171 人，博士后在站 28 人；举办国家继续医学教育培训 60 项。积极推进研究生院建设，组织疾控机构培训现状与需求调查，病原生物学学科完成北京市重点学科自评。中国现场流行病学培训项目（CFETP）得到有力发展，完成了项目负责人的接替更换，进行了管理模式的整合。

大力发展流行病学基本能力相关业务，开展能力建设、应用研究、交流合作和技术咨询，形成了“基础、应用、外联、技术”的技术支撑特点。

（六）加强政策研究和宣传，促进国际合作交流

2013 年，中心开展媒体交流宣传非常活跃。紧密结合公共卫生舆论热点，主动开展媒体沟通，全年受理采访申请 217 次，收集报道 1126 篇，策划媒体沟通活动 12 次。与《中国网》联合制作“疾控 60 年”专题；与中央电视台等共同制作流感、饮用水安全等热点话题节目；编印“结核病防治”和“贫困地区儿童营养不良”两会特刊。今年又编印了“疾控体系建设”的两会特刊。

积极开展健康教育及传播，制作动画宣传片 9 部；利用 12320 平台开展 H7N9 禽流感防控、儿童预防接种满意度等电话、微博调查；在 10 个省试点 12320 戒烟干预；开通 12320 官方微信。全年 12320 热线受理量约 226.5 万人次，同比增长 75%，截至目前共有 28 个省开通。

广泛开展多种形式的国际合作和援外，促成了商务部签署对巴基斯坦冷链援助协议；探讨参与公共卫生援非的可行模式。全年办理因公出国（境）332 批 551 人次，接待国（境）外来宾 166 批次 524 人次；执行国际合作项目 128 个，主办和承办国际学术研讨会 / 培训班 14 个；与格里菲斯大学继续开展学生联合培养；成功推荐美国艾默瑞大学副校长 Jeffrey Koplan 获 2013 年国家政府友谊奖。

（七）积极开展对口支援工作

认真贯彻落实国家卫生计生委对口支援工作会议精神。自与新疆、西藏签订对口支援协议以来，截至 2013 年 10 月，中心累计派出专家 367 人次入疆工作，118 人次赴西藏开展工作；接收新疆、西藏进修人员 70 余名。先后派第 6、第 7 批援疆干部共 5 人赴新疆疾控中心挂职工作，协调北京、上海、天津、山东等疾控中心专家入疆入藏指导工作，并协调新疆专业人员到东部地区疾控中心进修学习。

在国家卫生计生委和武警部队后勤部卫生部的大力支持下，2013 年 5 月 22 日，中国疾控中心与武警疾控中心在喀什地区疾控中心共同组建了中国疾控中心南疆工作站，中心把结核病防控、免疫规划、艾滋病防控、西尼罗病毒研究确定为近期工作切入点，编制了《喀什地区公共卫生发展规划（2013—2020）》，支持建立喀什地区 CDC 疫情视频会商系统，已经派驻 8 人次驻站工作。

此外，中心还不断拓展对口支援工作的广度。组织召开对口帮扶山西吕梁山片区研讨会，探讨在人才培养、实验室检验检测能力方面的对口帮扶事宜。2013 年 11 月，中心选派慢病社区处施小明博士作为中组部和团中央选派的第 14 批博士服务团成员，赴广西挂任卫生厅副厅长。

三、适应形势要求，不断强化内部管理

作为一支随时履行国家指令性任务的队伍，不断提高内部管理水平，完善制度建设，一直是我中心的优先工作，也一直贯彻于全部工作过程。

（一）不断加强干部人才队伍建设

鉴于目前中心的干部管理体制，在及时充实主要干部上有些困难，二级法人单位的主要领导有的出现了较长时间的空缺。对此，我们也积极地向卫生计生委进行了汇报，推动尽快解决。在我们管理层面，坚持公开择优原则，通过公开招聘，接收高校毕业生 114 名；全年新提拔任用干部 14 名，平级调整干部 2 名，配合委人事司完成了 2 位中心领导班子副职的民主推荐和委党组的任命工作。积极引进留学回国人员 12 人，获得国家卫生计生委留学人员科技活动择优资助项目 5 项。2013 年，高福当选为中国科学院院士，梁晓峰获吴杨奖，李德新等 4 人获“公共卫生与预防医学发展贡献奖”，段招军获第十三届中国青年科技奖。结合上一届徐建国当选院士，也说明中心是适合人才发展的沃土，有为大家施展才能和发挥的空间。

经过积极沟通和争取，中心岗位聘任由两年一次改为每年一次，利于与专业资格评审无缝衔接。补充修订带薪年休假制度，对因公不能休假人员给予经济补偿。

（二）严格执行预算管理、招标采购和审计制度

中心对经费的预算管理要求起步比较早，近几年根据财政部和卫生计生委的要求，不断完善预算管理责任制，大家对严格预算管理的意识和执行力不断提高，我们也注意努力做到既保证按预算管理执行，又不能在实施过程中过于繁琐，影响了工作效率。截至 2013 年 12 月底，全中心和中心本级当年预算执行率分别为 95.84% 和 94.94%。我们也重视审计工作，在试点审计委派制度带动下，较好地完成了各项内审工作，比如新址的一期工程，就在基建处、审计处等共同努力下，内审加外审，取得了决算超概算仅 2.37% 的好成绩，受到了卫生计生委和发改委领导的高度肯定。

在采购方面，一方面严格招采程序，制定了招标采购项目廉政承诺书制度；另外，针对小额采购，传染病所 2013 年创新开发了《传染病所科研试剂耗材及相关服务采购管理信息平台》，针对研究工作特点，实行网络化采购管理，解决了科研试剂耗材招标采购和实施监管等难题，也满足了管理部门对采购环节监管工作的要求，要对此进行总结，学习，在中心范围内推广。

（三）广泛开展疾控文化建设，丰富群团活动

全国疾控体系工作的特殊性，也形成了疾控体系特定的文化内涵。通过开展各种群众文化，弘扬疾控文化，凝聚疾控精神，是全国疾控体系可持续发展的基石。运用疾控分会、政策研究等平台开展全国省级疾控文化建设调查，编制了《全国省级疾控文化建设工作调查报告》画册并分发各省，组织基层疾控机构文化建设经验交流。组织开展疾控工作先进事迹报告会，弘扬了干部职工爱岗敬业、无私奉献的精神。在中心内部组织开展了“读书谈心得　共筑中国梦”活动，并邀请兄弟单位共 10 名选手同台交流读书心得，畅谈工作感受，促进兄弟单位学习交流。

发挥工青妇桥梁纽带作用，加强自身组织建设，关心慰问特殊群体。召开第一次职工代表大会，畅通职工民主渠道。组织乒乓球、“八桂杯”太极拳、羽毛球比赛等文体活动，创建和谐人文环境，努力打造具有丰富精神内涵与文化底蕴的疾控队伍。

（四）认真稳妥做好后勤保障和离退工作

后勤保障是顺利完成各项工作的基础，是服务职工，体现群众路线的重要方面。首先是大家的上下班，2013 年，通勤班车安全行驶 80.57 万公里，优化了 5 条班车线路，努力方便职工上下班。

在条件设备处、后勤服务中心及职业卫生所、环境所、营养食品所干部职工的共同努力下，也终于克服了重重困难、规避了各种风险，使南纬路 29 号楼的维修工程基本完工，许多同志作出了巨大贡献。

后勤服务中心历时 8 个月开展南纬路 27 号楼二期改造工程，完成了水、电、门窗等基础设施的改造和办公室、多功能厅的装修，升级更新了老旧的监控和消防设备设施，在消除了安全隐患的同时，为职工创造了明亮舒适的工作环境。

中心保卫处开展了安全生产隐患、火灾隐患排查，各部门通力合作，实现城区和新址园区各项工作的正常运转。

高度重视离退休干部思想政治建设，组织学习贯彻党的十八大和十八届三中全会精神；全面落实离退休干部“两项待遇”，完善信息通报和走访慰问制度，健全医药费报销和困难帮扶机制；认真做好老干部服务管理工作，坚持开展内容丰富的老干部活动。

四、切实发挥党的保驾护航作用

（一）紧抓班子建设，铸造坚强领导核心

中心党委认真抓好各级领导班子建设，全面提升领导干部的理论素养和综合素质。一是紧抓理论中心组学习，全年部署 4 大学习专题，16 个自学篇目，13 次集中研讨；二是强化“三重一大”决策制度执行力度，全年召开党委常委会、主任办公会等 36 次；三是以“反对‘四风’、服务群众”为重点召开民主生活会，广泛征求各方面意见，并认真做好整改工作；四是推动条件成熟的党组织及时换届，指导性艾中心党委进行换届选举工作，并考察任用党

性觉悟高、工作能力强的同志担任党内重要职务，加强了直属单位班子力量。

（二）大力夯实组织基础，有效促进疾控工作

中心党委按照上级部署，围绕中心工作，开展“学习党的十八大精神，谱写中国梦疾控篇章”系列活动，着力构建“学习型、服务型、创新型”基层党组织。一是严格按照规定程序，顺利推荐提名国家卫生计生委直属机关党委和纪委委员候选人，并通过党代表会议选举产生21名中心出席国家卫生计生委直属机关第一次党代会代表；二是开展“走进清华校园 坚定理想信念”主题党日活动，感悟科教兴国战略的引擎动力，领会“中国梦”发人深省的深刻含义；三是举办两次“读好书讲心得”演讲比赛，与部分委直属单位同台竞技，相互学习，一起分享读书感悟，激发职工的工作热情；四是组织中心直属各单位党组织和机关两总支分为三个片区互动式交流，开展专题讲座和学术研讨，融入业务开展党建活动，促进疾控工作。五是抓住机遇加强宣传，主动联系中央国家机关工委宣传部，促成“切实转变作风、密切联系群众”系列报道的采访，并在人民网首页、群众路线网首页和中国共产党新闻网首页进行立体报道，扩大宣传，赢得公众对疾控工作的理解和支持。

（三）全面推进廉政建设，营造清正廉洁氛围

按照上级部署，贯彻落实中央“八项规定”，查改“四风”问题，切实转变工作作风；坚持开展内容丰富的宣教活动，认真抓好廉政教育工作；扎实推进权力运行公开与监控，逐步健全中心惩防体系。

（四）积极发挥群团作用，维护单位和谐稳定

中心党委发挥群团组织的桥梁纽带作用，为中心发展营造和谐氛围。召开中心第一次职工代表大会，推动民主建设；建立职工之家、帮扶困难职工、开展丰富文体活动；搭建成长舞台，引导青年职工岗位建功；关注女职工权益，展现巾帼风采。

五、保持清醒头脑，认清机遇与挑战

（一）认真分析，继续巩固前期工作基础

一是要不断总结，逐步形成中心的核心特点。在不断探索和工作实践中，中心逐渐明确和形成了我们自身的一些核心特点，归纳为“一二四”三点，即我们的工作是基于全国疾控体系的“一个网络”，同时立足于公益性和专业性“两个基本点”，围绕疾控、应急、科研、教育“四位一体”的职能任务开展工作。职能定位明确了，干部职工就能向着同一个方向努力。

二是要团结自律，营造和谐的工作氛围。通过中心每位同志共同努力和良好的表现，也包括近期已经退休的同志们，国家疾控中心目前已经在国内外形成了较好的无形资产，得到了普遍认可。中心要进一步巩固和营造和谐的工作氛围，每位干部职工在关键问题上，必须要讲政治，讲大局，保持步调一致，时刻守卫国家疾控中心的声誉。

三是要规范管理，保证事业的顺利发展。近年来，中心在加强内控管理中工作上狠下功夫。第一，适时制定了规章制度，加强风险点的控制，实行“三重一大”事项、贯彻预算管理，做到了“无预算不审批，调概算走程序”。对外委托经费、物资采购、资产管理、合同管理等先后建立了制度，并认真执行；第二，加强了“三公”经费管理，实施事前审核、定额管理；第三，加强了内设机构的联动机制，纪检监察、财务、审计、物资采购以及资产管理部门共同把关，各负其责；第四，开展了审计委派试点工作，2010年作为原卫生部第一批委派试点单位，目前已派出3人次，取得了初步成效；第五，借助外力加强内控，聘请法律顾问以弥补日

常依法行政的弱项，聘用工程造价咨询公司进行基本建设整个过程跟踪审计，聘用会计师事务所进行项目执行审计。

以上措施的实施，确实是增加了部分工作的流程，在程序上看似设置了“障碍”，但事实证明，这些内控管理措施有效地规避了风险，保障了中心工作的健康发展，也保护了我们的干部。

李斌主任在今年的全国卫生计生工作会议上提出：“要改进工作作风，狠抓任务落实。工作部署了，就要不折不扣的执行，年初制定的计划任务，年底就要交账单。”我们也注意到，新的国家卫生计生委成立后，新发、修订了一系列的规定性文件，包括干部管理、出国管理、差旅、会议及培训等各个方面，这次会议上，我们已经汇编成册并印发给大家，各单位一定要高度重视，认真研读，严格遵守。在当前的形势下，各位领导干部务必要提高认识，在继续巩固前期内部管理经验的基础上，提高执行力，以求真务实、真抓实干的精神，把各项工作落实到位。

（二）要抓住机遇，迎接挑战，推动疾控事业进一步发展

一是正确认识公共卫生的形势变化，全面落实“四位一体”工作职能。当前，我国逐渐走进经济社会发展的关键时期，公共卫生领域发展中不平衡、不协调、不可持续的问题越来越突出。在传染病方面，国家投入相对较大，条件较好，能力较强，但在慢性病、公共卫生方面，明显薄弱，环境与健康问题，例如雾霾、慢性病、肿瘤等问题，我们还没有主导的话语权。中心在肿瘤防治方面是有优势的，比如淮河肿瘤项目，已经成为向国务院汇报环境与肿瘤关系最重要的研究结果。刘延东副总理视察中心时提出“四位一体”的职能要求，但中心现有能力与职能要求之间还存在一定的差距，需要尽快落实。

二是重大疾病防控形势严峻，信息化工作仍需加强。近年来，疾病防控工作面临的形势日益严峻。艾滋病重点人群疫情上升较快，重点地区疫情严重；结核病发现、治疗、管理，特别是耐药病例的管理率低；全球基金终止后的防治经费缺口将进一步加大；预防接种异常反映患者和家庭的补偿机制迫切需要完善。同时慢性病监测系统数据分散孤立，数出多门；环境与健康、职业卫生、饮水卫生等健康危害因素的监测缺乏有效的多部门工作协调与数据共享机制，经费投入长期不足；卫生信息化建设中存在着明显的发展不平衡。我们应该清醒地认识到这些存在于业务工作中的巨大挑战和瓶颈问题，迎难而上，突破创新，取得成效。

三是职工收入待遇水平有待继续提高。2014 年，经过历时 5 年的多方努力，中心将作为中央单位所属的事业单位从 2009 年 10 月 1 日起实施绩效工资，年人均 5 万元。根据文件规定，实施绩效工资后不得在核定的绩效工资总量外自行发放任何津贴补贴或奖金，而且对纳入绩效工资体系的单位将通过审计、监察、财政控制等手段予以严格监管。中心还需要继续挖掘争取相关政策，逐步提升专家、职工的收入待遇水平。

四是需进一步提高科研诚信，加强科研伦理建设。科研道德与伦理诚信是科学研究的基石，是营造良好科研环境、提升自主创新能力的迫切需要。尽管中心在科研诚信、学术道德与伦理建设工作已取得一定进展，但仍面临着新的挑战，还不能满足疾控事业和科研工作日益迅速发展的要求，因此，需要直面存在的问题，不讳言、不推卸，深刻总结经验教训，与时俱进，进一步加强和完善科研诚信、学术道德和伦理制度的建设与实施。

五是在与各级疾控机构的沟通交流，合作共赢方面还需加强。在 2013 年群众路线活动

中，中心深入各地调研，与基层疾控、科研机构进行了充分沟通。通过调研，加深了中心对基层需求的了解，“把准脉”，为进一步开展科研、教学、人才培养等方法的交流合作奠定了基础。同时也发现，中心在与基层疾控机构建立携手共进、互助共赢的合作机制和公共卫生科技资源、科研成果共享等方面有薄弱环节。因此，需要加强与各级疾控机构的沟通交流，重心下沉、服务基层，实现合作共赢。

六、按照国家卫生计生委工作部署，全面做好2014年工作

2014年，国家疾控中心将乘全面深化改革之劲风，不断提升疾控专业技术的权威性，全面落实“四位一体”工作职能，做好卫生计生委技术支撑。在重点领域逐步扩大国际话语权，更好地完成国家卫生计生委各项任务要求，保障人民群众健康。

（一）加强内部管理，建章立制，开展绩效考核工作

巩固党的群众路线教育实践活动阶段性成果，把进一步完善规范化管理作为重点整改内容，着力处理好改革与稳定、疾控与科研、竞争与合作、学术自由与纪律约束等关系，通过加强中心内部管理，推动业务发展。配合卫生计生委，配齐关键岗位干部。

按照委党组要求，结合当前疾控工作的新形势与特点，锐意改革，加强顶层设计，修订完成《中国疾控中心中长期发展规划》和《中国疾控中心国家公共卫生安全保障工程》，报委审定。围绕落实疾病控制、卫生应急、科学研究和教育培训“四位一体”工作职能，与国家卫生计生委相关司局确定的职能做好衔接，保障技术支撑。做到职责有承担，任务能落实，绩效可评估。

查找管理和工作中的薄弱环节，建章立制，规范流程，特别要强调对任务的执行力。加强预算管理，实行总会计师制度，在业务活动中采取切实有效的措施厉行节约，保证经费使用的进度和效益。扩大完善内部审计委派制度。

以实施绩效工资和特贴为契机，细化岗位设置，做好岗位描述，推行绩效考核管理制度，建立符合中心“四位一体”特点的激励机制。同时积极争取政策，改善职工待遇和工作条件，倡导公益思想，加强文化建设，增强全体职工的凝聚力。按“全功能规划建设、整体迁入”方案，组织精悍力量加快推进中心二期工程建设。

（二）加强卫生应急管理，推进卫生应急工作制度化、专业化发展

做好突发公共卫生事件应对准备，系统加强中心卫生应急队伍和能力建设，实现全天候、全专业、全地域覆盖。继续建立完善中国疾控中心卫生应急管理相关制度，完善中心应急响应工作机制，继续完成国家卫生应急队伍车辆和装备招标采购，加强应急队伍突发公共卫生事件应对的演练与培训。不断改进突发公共卫生事件监测和风险评估工作，进一步提高突发公共卫生事件监测敏感性。严密监测评估禽流感、登革热和中东呼吸综合征等新发传染病疫情，在重点省份严防境外输入性疫情引起的暴发或流行，做好相应技术储备，继续在新疆开展西尼罗病毒病监测。加强公共卫生健康危害事件应急工作，开展食品安全事故流行病学调查技术培训，开展中毒事件监测报告评价和改进工作。

（三）继续做好传染病防控工作

做好重点传染病防控。预防经性行为艾滋病传播是防艾的首要任务，针对以男男性行为、卖淫嫖娼等性传播为主的感染方式，探索建立标准化示范点，逐渐扩大覆盖，有重点，分层次地做好艾滋病快捷检测和治疗推广工作。在研究结核病医防结合的试点基础上，针对

耐多药结核诊疗管理，开拓政策保障，探索建立以省级为操作层面的工作模式和经费保障机制。做好维持无脊灰工作，完善预防接种异常反应监测，配合主管司局，研究论证疫苗接种后异常反应处置建议方案。提出广泛开展基层免疫接种培训计划的建议方案。申报由国家卫生计生委牵头，中国疾控中心、上海卫生计生委协助下的“中国热带病研究中心”共建合作项目。以全国血吸虫病、疟疾、包虫病及其他寄生虫病防治重点，突出做好监测预警、风险评估、技术培训、防控督导等工作。重点开展湘、赣血吸虫病传播控制达标和消除疟疾达标考核技术指导。完善全国第三次重点寄生虫病流调方案。与地病中心、鼠布基地等单位共同合作，加强地方病及布病等人畜共患病防控工作。

（四）积极推进慢性病防控、营养与妇幼重点工作

加强数据分析与利用，抓紧开展慢性病基线数据统合工作；整合营养与慢病监测，在全国125个监测点开展慢阻肺患病监测，做好2015年中国居民营养与慢性病及危险因素监测（成人）的前期筹备。整合全国死因监测等数据库，建立并不断完善死因监测工作的质量控制机制。

拓展慢病示范区，完善评价指标并开展体系研究。继续深入开展淮河流域肿瘤综合防治工作，加强对医改基本公共卫生服务均等化的参与和技术支持。

继续开展伤害预防控制工作和心理健康促进工作。评估全国伤害监测系统，试点伤害综合监测。推进国家控烟立法，推进无烟环境建设，推广简短戒烟干预技能，完成相关监测。

落实委领导的指示精神，拓展妇幼卫生工作，寻求主动发展机会。规范《出生医学证明》、参与人类辅助生殖技术管理、加强妇幼卫生信息化建设。

（五）紧抓机构改革的契机，加强健康危险因素监测

充分利用四大卫生管理职能回归疾控局、各级卫生机构改革的契机，摸清现有公共卫生机构队伍和技术能力等基础状况；界定职能领域，理顺工作机制和程序，做好公共卫生顶层设计。

完善职业病防治法配套规章和规范，加强重点职业病和医用辐射防护监测，提出职业病监测策略、规范职业病报告，提高职业病监测与健康风险评估工作。加强全国中毒救治基地体系管理，维护、完善中毒控制信息及咨询服务管理系统。加强专业技术培训，提升各级疾控机构公共卫生实验室检测能力。加强对全国医疗辐射设备放射剂量核查工作，推动饮水监测城乡一体化建设；做好空气污染（雾霾）对人群健康影响的监测和农村环境卫生综合监测工作。协助国家卫生计生委开展产品监督抽检以及健康风险评估、机构复核、检验出证、技术仲裁、技术咨询、法规标准制修订等卫生监督技术支持工作。

（六）不断提高业务管理和技术支撑水平

信息化已经发展融入到各个领域，目前我们做的信息化工作还主要是疾控信息化管理，离疾控信息化或信息化的疾控还较远。要以促进数字化疾控中心建设为重点，加强信息安全建设管理为基础，促进数据资源共享与利用。

加强科研项目管理，重点开展科研成果申报、学术及重要论文发表审查管理等工作。加强科学道德与伦理建设，出台《中国疾控中心伦理委员会工作管理办法》和“实施细则”，成立中心学术委员会。继续做好实验室培训、监查、监管、运输审批等工作，加强实验动物中心内部建设，完成我国实验室生物安全系列教材的编写。

加强研究生培养管理，组建研究生院。加强办学条件建设，重点改善两个教学区学生

宿舍的住宿条件。继续加强与WHO和世界各国的合作交流，支持中非卫生培训项目，建立国际交流合作专家资源库，与美国CDC合作开展举办海外工作人员素质培训。

加强顶层设计，开展相关政策研究，为卫生计生行政部门理顺体制、完善机制、健全制度提供政策支持。

完善舆情监督及报告制度，加强新闻宣传，完善中心媒体沟通专家库建设，开展专家及管理人员的媒体素养培训。以预防接种健康传播策略制定为试点，制定疾控系统各领域健康传播策略。加强12320卫生热线全国服务体系建设督导，实现31个省（区、市）全覆盖。组织开展中心主办期刊质量评估与评比，做好期刊审读，修订完成《中心主办期刊管理办法》。

（七）重心下沉、服务基层，继续做好对口支援工作

通过接收培训、派专家指导等方式，继续大力开展援疆、援藏等对口支援工作。

加强和完善驻点工作模式，建立人员派驻与骨干培养相结合的机制，形成青年人才基层锻炼的制度。在中心南疆工作站、艾滋病联络点、寄生虫病联系点的基础上，对重点地区、重点人群，帮助基层开展艾滋病、结核病、寄生虫病防控和加强免疫规划等重点工作。

（八）围绕中心，融入业务，发挥党组织保驾护航作用

2014年，中心党委将在国家卫生计生委党组的领导下，在委直属机关党委的直接指导下，围绕中心工作，融入疾控业务，开展各项工作。

一是扎实推进学习型党组织建设，以深入学习贯彻党的十八大和十八届三中全会精神为重点，以各级理论中心组学习为引领，以“读书月”活动为载体，加强理论武装工作，全面提升党员队伍的理论水平和综合素质。

二是切实加强党的基层组织建设，继续强化领导班子建设，推动各级党组织适时换届，开创品牌党组织活动，规范党员管理服务，坚持融入业务开展党建工作，全面提升基层党建科学化水平。

三是内强素质外塑形象，进一步加强精神文明建设，努力创建精神文明疾控中心；积极响应职工诉求，维护中心团结稳定；深入推进职业道德建设，提升职工职业素养；发挥疾控分会平台作用，引领全国疾控战线思想政治工作。

四是落实中央“八项规定”，开展廉洁从业教育；履行监督执纪职责，完善监察管理机制；推进廉政风险防控，落实党风廉政建设责任制。

五是贯彻落实中国工会十六大精神、共青团十七大精神和中国妇女第十一次全国代表大会精神，坚持民主管理，丰富文体活动，关心青年成长，关爱女性职工，团结民主党派，扎实做好工会、共青团、女职工和统战工作。

同志们，疾病预防控制工作光荣而伟大，2014年，我们将贯彻落实党的十八届三中会议精神和国家卫生计生委的卫生计生工作会议精神，凝心聚力，扎实工作，不断改进工作作风，狠抓任务落实，大力提高执行力，为人民群众健康，为全面建成小康社会、实现中华民族伟大复兴中国梦作出新的贡献。

同心同德　凝聚力量 团结一致推动疾控事业加快发展

——在2014年中国疾控中心工作会上所作党的工作报告

同志们：

现在，我代表中国疾病预防控制中心党委，向大会作党的工作报告。

一、2013年工作回顾

2013年，中国疾控中心党委在国家卫生计生委党组的领导下，在委直属机关临时党委的指导下，团结带领中心各级党组织和全体党员，认真学习贯彻党的十八大和十八届三中全会精神，紧紧围绕疾控工作任务和党建目标，深入开展党的群众路线教育实践活动，切实转变工作作风，不断夯实基层组织基础，扎实推进党风廉政和惩防体系建设，开展精神文明和疾控文化建设，积极引导群团组织发挥桥梁纽带作用，依靠和凝聚广大党员及职工群众的智慧与能量，为推进疾控事业有序发展，维护人民群众健康提供了思想保证、精神动力和智力支持。

（一）深入学习贯彻党的十八大和十八届三中全会精神

中心党委坚持正确的政治方向，把学习、领会、贯彻中央精神，执行卫生计生委党组和中心全委会的决议放在突出位置，组织党员干部认真学习领会党的十八大和十八届三中全会精神，结合各单位、本岗位的思想和工作实际，掌握新理论、理解新要求、做出新成绩。

用党的十八大精神武装头脑。中心党委以中心组学习为引领，围绕形势任务，开展主题鲜明、形式多样的学习活动，深入推进中央精神的学习宣传。一是紧抓理论中心组学习。全年部署4个学习专题，推荐16个自学篇目，组织13次集中研讨，中心领导带头参加卫生计生委举办的“面对面大讲堂”，王宇主任参加了全部“大讲堂”十一讲专题报告会。二是提升干部理论素养。充分利用各种条件扩大中心组学习范围，尽量将处级干部的学习培训整合为一，并安排6名处级党员干部参加卫生计生委党校学习，不断提升中层管理队伍的政治理论水平和综合素质。三是指导党员学以致用。中心党委组织全体党员深入学习贯彻习近平总书记系列讲话精神，使领导干部先学一步、学深一点，用中心各类宣传载体，营造浓厚学习氛围。上半年，组织党员参加中央国家机关工委的“我与十八大”征文活动，比较优秀的论文获二等奖。还组织干部职工参加中国共产党新闻网“学习党的十八大报告和党章知识竞赛活动。职业卫生所党委开展理想信念和党性教育“两月一讲”活动，年底反馈测评中好评率达到93%。妇幼中心党总支推出“促进业务工作，走进时尚生活”每月一讲活动，将业务工作与提高团队意识和员工素质有机地结合起来。

将理想信念和宗旨意识教育贯穿全年。中心党委组织开展“学习党的十八大精神，谱写中国梦疾控篇章”系列活动。一是走进清华校园，坚定理想信念。中心120名专兼职党务干部和一线党员参加“走进清华校园　坚定理想信念”主题党日活动，参观清华大学校史馆，听取“《共产党宣言》与中国梦”主题讲座，坚定信念，增强党性锻炼。改水中心党支部与昌平区马池口镇丈头村结成共建对子，对村里的家庭用水和改厕情况进行调研，提出专业建议。辐射安全所以支部为单位参观中国人民抗日战争纪念雕塑园、“铁军纪念园”等爱国主义教育基地；慢病中心开展主题为“温党史、学党章、忆成长”的党日活动；性艾中心党委开展了“学党章、强党性”主题党日活动；寄生虫病所制定《寄生虫病所各支部年度考核办法》，引导各党支部结合自身特点开展工作，并通过主题活动项目申报方式进一步提高支部活动的针对性和有效性。中心党委 10 个直属党组织和 38 个党支部在“七•一”前后分别组织了主题鲜明、形式多样的主题党日活动，在职和离退休党员共有 1583 人次参加。二是读书谈心得，传递正能量。中心党委年内举办两次“读书谈心得”演讲赛，一次是中心内部的读书演讲，一次是邀请北京医院等 7 个兄弟单位共同交流读书体会，受邀单位和中心的党员近 200 人踊跃参与，有力地促进了读书学习活动的开展。中心直属各单位举办的“读书谈心得”活动共计有 1000 多名党员参加。三是分区互动交流，增进学习效果。立足于创新学习方式和交流平台，组织开展直属单位党组织的“分区交流、互动促学”活动，各直属单位结合专业特点，分别围绕“诚信为本，提高科研水平”、“现代急救技能”、“突发公共事件与媒体沟通管理”、“科技传播中的写作技巧”等多个主题开展专题讲座和学习交流，改变了以往中心党委单一的组织学习传统模式，搭建了新的学习交流平台，各单位取长补短，调动了学习的积极性和自主性，中心京内 9 个直属单位先后组织开展活动 9 场，累计参会人员为 779 人次，中心党委为片区学习交流活动拨付党费支持 45 000 元。病毒病所开展“在疾控事业中感悟人生”的专题讲座，分享病毒专家成长经历和感悟；环境所结合业务工作开展“青年讲坛”系列活动，举办“雾霾监测与卫生防护”主题讲座，举办消毒专业的学术沙龙等。

把学习领会党的十八届三中全会精神作为重中之重。为深入学习党的十八届三中全会精神，中心党委在年底专门召开党建工作会，有 17 名专兼职党务干部结合工作实际交流学习《中共中央关于全面深化改革若干重大问题的决定》体会，结合全会精神谋划做好疾控工作的打算，并对 2014 年党的重点工作进行了研讨，以全会精神统领中心基层党建工作，以党建工作促进各项疾控任务的完成。

（二）深入推进党的群众路线教育实践活动

中心党委按照中央和上级组织开展党的群众路线教育实践活动的总体要求和部署，在委党组和教育实践活动第二督导组的指导下，自 2013 年 7 月 18 日—2014 年 2 月 19 日，开展了以作风建设为主要内容、以为民务实清廉为主题的群众路线教育实践活动，集中解决中心存在的“四风”问题，做到整个活动精心组织、扎实推进、特色鲜明、效果突出。一是广泛开展学习宣传。召开教育实践活动培训会，组织学习习近平同志等领导重要讲话精神等；举办疾控工作先进事迹报告会，宣传展示全国疾控战线的先进典型和感人事迹；举办党务干部专题培训班，深刻领会教育实践活动的最新精神，推动党建工作融入疾控业务。二是深入基层开展调研。中心班子成员分别率队深入基层开展调研，走访一线单位，组织职工座谈，了解实际困难，听取意见建议，以实际行动践行党的群众路线宗旨。三是查摆整改“四风”问题。中心党委以为民务实清廉为主题，召开了领导班子专题民主生活会，归纳梳理各方面意见 53 个，并逐一提出整改措施并列出时间表。中心党建联系点领导认真参与直属单位领导班子专题民主生活会并给予具体指导，基层党支部适时开好组织生活会，各级党员干部在会上查摆“四风”问题，并提出具体整改措施，切实做到基层支部全开展，党员干部全参与并取得初步实效。

（三）扎实推进基层党组织建设

中心党委结合疾控业务开展党建工作，紧抓班子建设，转变工作作风，夯实组织基础，切实抓好基层组织管理和党员服务，不断增强基层党组织的凝聚力和内在活力，顺利完成疾控各项工作任务。

加强领导班子建设。始终将班子建设作为中心党委组织建设的首要任务抓紧抓好，最大程度的提升中心两级领导班子的战斗力和凝聚力。一是不断提升集体决策的科学化水平。坚持执行《中国疾病预防控制中心"三重一大"决策制度》，全年召开党委常委会、主任办公会等36次，涉及重大决策、重要人事任免、重大项目安排和大额度资金使用全部经集体讨论决定。二是指导基层党组织换届，增强班子力量。指导基本具备条件的性艾中心党委进行换届选举，顺利产生了新一届的委员会和纪律检查委员会，并通过党内选举配齐了领导班子，进一步增强了基层领导班子力量，积累了换届工作经验；指导慢病中心党支部严格按照规定程序，选举增补了党支部组织委员，健全了党组织。传染病所调整党支部构成，将业务处室与行政科室相结合，由5个党支部调整为8个并选举产生了新的支部委员会，更加有利于党组织的活动与管理，也为所党委换届选举奠定了基础。三是激发班子"带头人"作用。中心党委召开党委书记会议，学习贯彻党的十八大精神，研讨"三好一满意"活动任务目标，部署中心党的工作，进一步统一党务干部思想、凝聚队伍共识、落实岗位职责、激发工作动力。

建立健全党建工作机制。中心党委坚持融入业务抓党建，抓好党建促疾控。引领党员干部职工认真落实医改任务，完成党的十八大提出的疾控工作目标。一是探索建立"三好一满意"活动长效机制。根据国家卫生计生委的安排，中心党委印发了2013年"三好一满意"活动方案，对"三好一满意"活动的收官工作提出了要求，作出了部署；7月，中心党委向全国省、市级疾控机构印发了《中国疾病预防控制中心"三好一满意"评价问卷》，整体满意率达到75%～89%；10月，中心党委组织全体党员认真学习贯彻李斌主任在2013年全国医疗卫生系统"三好一满意"活动视频会议上的讲话精神，认真组织落实讲话中提出的9项重点工作。二是在救灾防病一线发挥党组织作用。四川雅安地震发生后，中心党委第一时间在一线建立了临时党支部，发挥党组织和党员在救灾防病一线的带头作用，引导工作队人员攻坚克难，辛勤工作，促进了大灾之后无大疫。三是全力做好国家卫生计生委第一次党代会的相关选举工作。中心党委将选举工作作为一项重要政治任务抓紧抓好，在有限的时间内严格程序，顺利完成了国家卫生计生委第一次党代会"两委"委员候选人预备人选的推荐提名工作，通过中心党代表会议选举产生了21名中心出席委直属机关第一次党代会代表。四是配合上级党组织开展调研。国家卫生计生委直属机关临时党委常务副书记张旭光同志一行到中心开展调研和工作指导，中心党委汇报了党建工作情况，介绍了2013年卫生应急联合演练情况。张旭光同志充分肯定了中心党建工作取得的成绩，并赞扬中心党委能够在实践中逐步形成具有疾控特色的党建工作思路，对促进疾控业务工作起到了重要作用。

加强组织日常管理。中心党委不断强化党组织日常管理与党员服务，有效提升了党务干部的服务意识和管理水平，增强了党组织的凝聚力。一是严格按照党内制度，收缴、使用和管理党费。为支持基层党组织做好基层党建、分片区学习和走访慰问工作，中心党委下拨党费186 320.00元。2013年，中心党费收入267 750.42元，支出403 979.31元（其中，上缴上级党组织112 689.11元，下拨中心基层党组织186 320.00元，全年使用104 970.20元），党费共结余 131 004.42 元。二是加强党内信息统计工作。按照委直属机关临时党委的要求，在规定时间内完成了中心党内信息统计和报表上报工作，保证了党内统计数据的准确性和上报的及时性。截至 2013 年底，中心共有党员 1931 人，其中女党员 1050 人，在职党员 1053 人、学生党员 163 人、离退休党员 566 人，本科及以上学历党员 1497 人，35 岁及以下青年党员 642 人。三是严把党员发展质量。为保持党员队伍的纯洁性和先进性，中心党委在加强党员学习教育的同时，强化入党积极分子和发展对象的教育培养及管理程序，增强党员党性修养，严把党员入口关。2013 年，中心共发展党员 7 名，预备党员转正 32 名。此外，营养食品所、职业卫生所、妇幼中心等单位党组织分别召开了党员年度民主评议，在党员中开展批评与自我批评，并为党组织工作提出意见和建议。

（四）全面推进思想政治工作

抓住有利时机加强对外宣传。在委直属机关临时党委的指导下，中心党委抓住获准参加中央国家机关践行社会主义核心价值体系典型先进事迹报告会的机会，推出在防控 H7N9 禽流感中发挥重要作用并赢得世界卫生组织高度评价的病毒病所流感室前往现场作演讲。经中心党委主动联系，促成了工委宣传部与人民网•中国共产党新闻网联合开展的“切实转变作风、密切联系群众”系列报道活动并首先“走进中国疾控中心”进行采访，在人民网、群众路线网和中国共产党新闻网首页对我中心进行立体报道，进一步拓宽了宣传渠道，增强了公众对疾控工作的理解和支持。

切实维护和谐稳定局面。中心党委将维护单位和谐稳定作为各项工作的基础，切实发挥党组织的教育引导作用，利用“六五”普法契机，增强职工法律意识，健全维护稳定机制。一是开展“六五”普法工作。中心党委结合疾控业务，开展组织干部职工观看警示教育片和法制宣传片等形式多样、内容丰富的普法教育活动，并在中心网站、中心报上开辟了法制专栏，定期刊登廉政教育《每月一课》。二是完善稳定值班制度。认真做好重大节日、重要活动的维稳工作，全年统一安排稳定值班 5 次，参与值班人员达 200 人次。中心领导深入一线排查隐患，值班人员保持 24 小时待命，切实起到了维护稳定、保证安全的作用。三是关心老同志生活。针对离退休老同志的特点，切实做好健康维护和心情纾解工作。定期向离退休老同志通报工作情况、传达文件精神、组织健康体检和参观学习，并做好节假日走访慰问等工作，2013 年组织走访慰问老干部 104 人次，老党员 79 人次，生活困难党员 32 人次，慰问金共计 98 763.58 元。

引导疾控系统思想建设。积极发挥中国卫生思想政治工作促进会疾控分会的平台作用，利用系统领头优势，紧密结合党的理论创新成果和疾控业务工作，组织开展培训与交流活动，指导和引领全国疾控战线的思想政治工作。一是传达学习中央有关精神，加强网络舆情的沟通与处置。组织召开常务理事扩大会议，学习中央精神和领导讲话，听取《新媒体时代的危机管理》专题讲座，为做好思想政治工作和舆情应对提供了实际有用的方法和思路。二是深入学习理解党的十八大精神，推进疾控文化建设。召开二届二次理事大会，深入学习党的十八大精神，审议通过了进一步吸收新会员单位和推进疾控分会文化发展的两个意见，听取了《历久弥新的北大荒精神》主题报告，激发了与会人员干好事业、建设疾控文化的使命感和自豪感；9 个地市级疾控中心从不同的侧面，展示了各具特色的疾控文化建设经验和成果，为疾控战线的文化建设提供了良好的借鉴和启示。三是组织开展征文活动，引导疾控工作者学以致用。组织开展了疾控分会“学习贯彻党的十八大精神　提高思想政治工作科学化水平”的主题征文活动，各会员单位积极组织学习调研，推选优秀论文 377 篇，有 165 篇获奖。

（五）构筑廉政风险防控体系

按照上级的工作部署与要求，认真学习并贯彻落实中央和国家卫生计生委有关文件精神，狠抓党风廉政建设工作计划的落实，保障了疾控各项工作的顺利进行。一是加强反腐倡廉宣传教育，构筑拒腐防变思想道德防线。组织全中心 2022 名干部职工开展了《事业单位工作人员处分暂行规定》学习教育和知识答题活动，参与率达 97%，其中处级以上干部的参与率为 100%；在此基础上组织各直属单位及机关两总支 12 支代表队开展《暂行规定》现场知识竞赛；举办了干部预防职务犯罪的警示教育专题讲座；为处级干部提供《卫生计生系统党员干部廉政手册》、《党风廉政建设》等学习资料；为各单位提供《忠诚与背叛》等电教片，并提出组织收看学习的要求等。二是贯彻落实中央“八项规定”，切实改进工作作风。中心高度重视中央“八项规定”的组织学习宣传和贯彻落实，要求学习贯彻《党政机关厉行节约反对浪费条例》等一系列重要文件，中心“三公经费”与去年同期相比均有不同程度的下降。在纪检监察干部中认真开展会员卡专项清退活动，做到“一人不少、一个不漏，按时上报”。三是加大制度执行力度，强化权力监督。严格执行党风廉政建设责任制，2013 年，中心两级领导班子集体研究部署反腐倡廉工作 50 余次；全年对中心新提拔的 8 名处级干部进行了任职廉政谈话，各直属单位开展任职廉政谈话和诫勉谈话等 40 人次。四是推动廉政风险防控深入开展。2013 年在抓好中心机关 A 级权力公开运行监控工作的同时，着力推进直属单位廉政风险防控工作，在完善直属单位权力目录和权力运行流程图的基础上，初步实现了对 A 级权力的行使网上公开与监督的工作目标，并相应制定了《中国疾病预防控制中心权力运行公开与监控暂行规定》；组织开展了对各单位惩防体系建设等工作的检查。

（六）努力构建和谐奋进氛围

中心党委大力支持群团组织工作，发挥其桥梁纽带作用，推动中心民主政治建设，完善职工合理诉求渠道，创建和谐奋进的工作环境。一是完善工会组织，做好建章立制工作，活跃职工文体生活，帮扶生活困难职工。完成 2 个单位工会组织换届和委员增补工作，完成 2096 名在职会员的重新登记工作；组织召开中心第一次职工代表大会，建立中心职工代表大会工作制度；组织 17 名工会干部参加职工民主管理和中国工会十六大精神学习培训，组织 1980 名职工参加学习党的十八大精神知识问答活动；举办全国疾控系统太极拳邀请赛和中心羽毛球比赛等文体活动，组队参加国家卫生计生委直属机关第一届乒乓球比赛，获团体第三名；帮扶 52 名困难和患大病职工，走访慰问全国劳模和挂职锻炼职工 10 人次，申请和自筹慰问金 116 000.00 万。二是结合青年特点开展活动，凝聚青年、服务青年。以庆祝建团 91 周年为契机，举办“青葱梦　疾控情”我与中心共奋进团日活动；以“小手拉大手”为主题，开展捐助河北涿鹿下洪寺村小学活动；为加强中心学生团员管理，组建了学生团支部，并支持其开展特色团日活动；承办委直属机关临时团委走进“疾控中心”主题团日活动；推选 6 名青年参加“你在他乡还好吗”和关注贫困女孩活动。三是调动女职工积极性，为女职工做实事。开展了党的十八大“书香三八”征文和“职工转变，改进作风　深化改革”献计献策等活动，27 名女职工分获中央国家机关和国家卫生计生委奖项；推荐 4 名女性专家进入全国妇联医疗卫生领域专家库；响应妇幼中心“母爱十平方”倡议，设立母乳喂养室。四是推优选优工作。中心 2 个先进集体和 4 名优秀个人分获中央国家机关、北京市政府的表彰。

五是认真执行党的民主党派工作方针政策，促进党派人员交流。完成143名统战人员信息库更新；推荐1名侨眷参加中央国家机关第三次归侨侨眷代表大会，推荐1名基层负责人参加中央国家机关民主党派党的十八大精神学习培训班；积极向党派上级组织反映基层组织情况，推荐中央专门委员会副主任、委员3人，民主党派发展党员4人。

二、困难和问题及2014年主要工作

2014年是深入贯彻落实党的十八届三中全会精神、全面深化改革的第一年，是中心实现“十二五”卫生规划目标、推进医改落实的关键之年。刚才王主任提到中心要全面落实“四位一体”工作职能，加强信息化工作，逐步提升职工待遇，推动科学伦理建设，与基层单位合作共赢等，这些既是机遇也是挑战。疾病防控工作面临的形势依然严峻，党和国家对我们的工作寄予厚望，人民群众对健康的期待与时俱进，如何更好地服务中心、服务民生，抓好党建形成合力，从而促进各项疾控任务的完成，是中心党委工作的根本任务也是全体党员干部的责任所在。

面对新形势新任务，我们面前的困难还很多，亟待解决的问题也不少，“工学矛盾”仍然突出，“重业务、轻党建”的倾向和基层组织缺乏生机活力的难题等待我们去破解；党建工作创新动力不足，党务干部规范化培训较少，有些兼职党务干部缺乏必要的党务知识，工作效率不高，一些专职党务干部疾控专业知识短缺，工作上往往是“隔岸观火”，存在党建业务“两张皮”现象等。

这些摆在我们面前的现实问题对中心党建工作提出了新的更高的要求。党的十八届三中全会对全党工作提出了新的要求，我们必须深刻领会其精神内涵，主动抢抓机遇，用创新的、发展的思路解决实际问题，带领中心广大党员干部职工立足本职，发扬疾控精神、强化自身建设，为推进疾控事业科学发展，保障人民身体健康做出应有的贡献。

2014年中心党委工作的总体要求是：深入学习宣传贯彻党的十八大、十八届三中全会精神和习近平总书记系列讲话精神，落实党中央和国家卫生计生委直属机关党委的工作部署，围绕中心工作，全面加强党的基层组织和思想建设，不断提高党建科学化水平，为全力做好各项疾控工作，保障人民群众健康而不懈努力。

今年应重点做好四件大事，一是抓紧党的思想和组织建设，二是落实教育实践活动整改措施，三是推动基层民主管理有提高，密切党群关系工作有新进展，四是突出加强领导班子和干部队伍建设。

（一）抓紧抓实党的思想和组织建设，为疾控事业发展提供精神动力和组织保证

加强理论武装，把党的思想建设落到实处。要紧紧围绕疾控中心工作，以深入学习贯彻党的十八届三中全会精神为主要内容，采取多种有效形式对党员干部进行多层次全覆盖的学习培训，不断推进中心党的思想建设，为推动疾控工作发展提供精神支持。一是坚持理论武装工作。深入学习党的十八届三中全会精神和习近平同志系列讲话精神，切实做好新思想、新举措、新要求的宣传教育，采取领导干部中心组学习、中层干部理论培训、普通党员党课教育等形式，分层次全覆盖地开展各具特色的理论学习。二是坚持理想信念教育。要牢牢把握坚持和发展中国特色社会主义、实现中华民族伟大复兴中国梦这一当代中国发展进步的鲜明主题，组织学习《党章》、《中国特色社会主义学习读本》、《关于培育和践行社会主义核心价值观的意见》等，加强中国特色社会主义核心价值观和中国梦的宣传教

育。三是坚持思想道德教育。按照党的十八大对公民层面提出的倡导“爱国、敬业、诚信、友善”，积极培育和践行社会主义核心价值观的要求，结合先进典型宣传、开设“职业道德讲堂”、学雷锋活动常态化等活动，开展思想道德教育，全面提升中心干部职工的职业道德和科研诚信水平。四是坚持理论联系实际。把党的思想建设与实现疾控工作目标相结合，发挥领导干部的引领作用，以挂职、轮岗、蹲点、调研等为抓手，提高党员干部真学真用的实践精神和会学会用的综合能力，并注重在急难险重任务中充分发挥党组织和党员的示范作用，推动疾控任务落实。

加强基层党建工作，推动党的组织建设。要围绕服务型党组织建设，推动基层党组织换届选举工作，为促进疾控事业科学发展提供组织保证。一是推进服务型党组织建设。要结合疾控工作实际，进一步强化服务意识，完善组织机制，创新服务思路，转变工作作风，把“让人民群众满意”作为各项工作出发点和落脚点，建设成具有疾控工作特色的服务型基层党组织。二是推动党组织换届选举。已经届满的党组织，条件基本具备的，要抓紧启动换届选举工作，力争在上半年完成此项工作；条件有所欠缺的，要认真研究原因，提出对策建议，尽快筹备党组织换届。各级党组织要做好宣传动员，确保党员对换届选举的知晓率和参与率。三是强化党内制度建设。严格按照《中国共产党党内法规制度条例》及《中国共产党党内法规和规范性文件备案规定》的相关规定，建立健全中心党内制度，形成科学制度体系，并确保各项制度落实到位。重点是抓好民主集中制，坚持领导干部参加双重组织生活会制度，不断提高党内生活质量；完善党建联系点制度，指导基层党建工作。四是提升党员队伍纯洁性和先进性。认真谨慎地做好党员发展工作，注重从中青年骨干中培养素质过硬、群众满意的优秀分子加入党组织，提升党员素质。继续发挥主题党日活动、演讲比赛、知识竞赛等活动的载体作用，引导党务干部树立正确的理想信念和价值观，带领党员干部在落实医改各项任务、处置突发公共卫生事件中更好地发挥引领示范作用。

（二）全面落实整改措施，巩固教育实践活动成果

第一批党的群众路线教育实践活动基本告一段落，中心取得了重要的阶段性成果，但是改进作风只有进行时没有完成时，下一步中心各级党组织要紧紧围绕学习贯彻党的十八届三中全会精神和习近平同志重要讲话精神，切实做好教育实践活动整改方案落实，贯彻落实中央“八项规定”，全面提升党员干部思想觉悟，有效遏制“四风”问题，大力彰显制度力量，逐步形成长效机制，以改进作风的实际行动取信于民。

（三）推动基层民主管理，进一步密切党群关系

要坚持以党建带动群团组织建设，推动基层民主管理，推进精神文明建设，维护中心和谐稳定大局。一是强化民主参与、民主管理和民主监督。贯彻落实中国工会十六大精神，以维护职工合法权益为重点，完善中心职工代表大会工作制度，推进“职工之家”创建工作，组织职工做好民主参与、民主管理和民主监督；贯彻落实共青团十七大精神，完成中心共青团换届选举工作，组建青年志愿者队伍，开展青年基层锻炼活动。二是贯彻执行党的民主党派工作方针政策。鼓励民主党派人士参政议政、建言献策，定期开展民主党派工作交流。三是持续推进精神文明建设。在全中心培养和践行社会主义核心价值观，认真总结精神文明单位创建工作经验，健全规章制度，完善细胞工程，重点启动中心机关的精神文明创建工作。四是加强老干部和困难职工的关怀帮扶工作。落实离退休人员的政治和生活待遇，支持老同志发挥余热。

（四）加强领导班子和干部队伍建设，推动疾控事业健康发展

要进一步加强领导班子和干部队伍建设，树立正确政治方向，增强廉洁从政意识，把好选人用人关口，特别要注重培养和选拔优秀的青年骨干到重要岗位锻炼成长。一是严格执行中心“三重一大”制度。中心各级领导干部要以高度的政治责任感，不断推进“三重一大”决策制度的贯彻落实，努力提高领导班子集体决策的能力和水平。二是强化干部队伍建设。认真学习宣传贯彻《党政领导干部选拔任用工作条例》，发挥党组织在干部选拔任用工作中的重要作用。党政主要领导要严格按照组织人事纪律，规范行使选人用人权力，通过民主推荐、换届选举等方式，把那些信念坚定、为民服务、勤政务实、敢于担当、清正廉洁的高素质干部选拔任用到领导岗位，配强领导班子。三是加强党风廉政建设。认真学习贯彻中纪委三次全会和2014年全国卫生计生系统纪检监察工作会议精神以及《建立健全惩治和预防腐败体系2013—2017年工作规划》，认真落实权力运行相关监控规定，将“八项规定”、“六条禁令”、“九不准”、“十项纪律”等与开展《中国疾控中心工作人员行为规范》相结合，严明纪律、严肃教育、严格监督，严厉查处。

同志们，面对历史赋予我们的光荣使命和时代重任，面对党和国家的新要求，中心广大干部职工的新期待，我们要始终保持干事创业、争创一流的勇气，以更加振奋的精神、更加开阔的视野、更加务实的作风，为全面履行防控疾病、保障健康的神圣职责，为奋力开创党建工作的新局面，为实现我们的共同理想、建设美好明天而贡献智慧和力量。

第二部分　工作进展

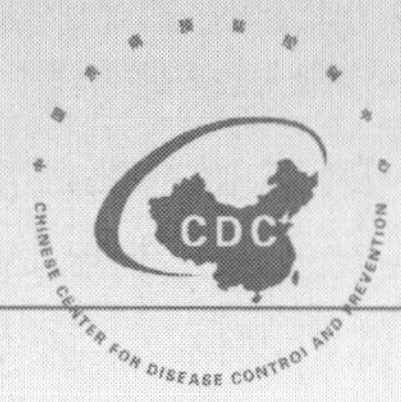

传染病控制

【为国家卫生计生委提供技术支撑】 中国疾病预防控制中心于2014年1月到2014年12月间按时向国家卫生计生委报送年度、半年度、秋冬季、冬春季等重点传染病疫情形势与防控建议报告6份，并完成境外传染病传入风险评估结果和防控技术指南报告，以及阿富汗等39个国家的传染病流行概况的专题分析报告，为国家卫生计生委出台相关政策建议提供了技术支撑。

【分省反馈法定传染病疫情数据库及个案数据】 中国疾病预防控制中心于2014年度整理完成了1950—2013年全国法定传染病发病死亡集合数据库以及手足口病等部分重点传染病个案数据，并完成分省反馈，加强了对监测系统的回顾与历史数据的分析和利用。

【推进重点传染病疫情研判与风险评估】 中国疾病预防控制中心持续开展传染病的常规疫情分析与月度风险评估，以《传染病专报》（已累计编发21期）为平台为各地开展重点传染病防控提供了技术支持。

【手足口病监测系统新建工作】 2013年初，中国疾病预防控制中心在系统查阅和梳理了我国、世界卫生组织、马来西亚和新加坡等国家发布的手足口病监测方案、技术指南和文献的基础上，借鉴国际先进经验，结合我国国情制定了《全国手足口病监测方案》初稿，之后与病毒病所国家脊灰实验室就初稿进行多次讨论，并邀请17省（市）的疾控专家和临床专家对监测方案进行了研讨和修订。2014年5月底，通过该中心正式文件征集了各省级疾控中心对此方案的意见，并做了进一步修改完善，最终形成《全国手足口病监测方案（2014年版）》，于2014年9月11日上报国家卫生计生委。该监测系统在全国建立了手足口病专病哨点监测系统，可获得肠道病毒不同血清型的阳性率，以科学评价病毒的活动强度；在原有EV-A71和CV-A16基础上，增加了CV-A10、CV-A6等血清型的监测；加强了重症和死亡病例的监测，规范收集重症和死亡病例的个案关键信息。

【中国疾病预防控制中心组织修订并印发《全国血吸虫病监测方案（2014年版）》】 中国疾病预防控制中心组织制定并印发《全国血吸虫病监测方案（2014年版）》。该方案从2014年7月设立方案框架开始，经过多次专家讨论修订，并开展了现场预试验对方案进行优化，11月13日由中国疾病预防控制中心正式印发，12月2—5日在安徽组织举办了全国培训班。针对当前血吸虫病防治形势与任务的变化，新版的监测方案对血吸虫病监测提出了新的要求：采用分层分类的方式，根据不同的防治阶段设立不同的监测任务和要求；监测点数量从 81 个增加到 458 个，覆盖了全国所有血吸虫病流行县（市、区）和三峡库区部分县（市、区）；增加新内容如急性血吸虫病预警、野粪检测、风险监测等；采用新技术如在钉螺检测方面应用环介导等温扩增技术（LAMP）等。另外，国家血吸虫病监测点工作补充经费纳入中央补助地方公共卫生血防项目予以安排。

【三峡工程对血吸虫病流行的影响调查报告通过环保部技术评审】 根据环保部对三峡工程进行环保验收的要求，受中国长江三峡集团公司委托，2013 年 2 月至 2014 年 4 月，中国疾病预防控制中心组织长江流域的四川、重庆、湖北、湖南、江西、安徽、江苏等 7 省开展了三峡工程对血吸虫病流行的影响调查，最终形成了“三峡工程对血吸虫病流行的影响调查报告”。该报告反映了三峡水利枢纽工程运行以来血防地区的水情、疫情变化以及血防措施落实等情况，分析了对水情对钉螺分布和血吸虫病疫情的影响，评价了影响因素和风险，提出了后续监测与研究的对策建议。2014 年 4 月 16 日，该报告顺利通过了环保部组织的技术评审。

【开展新的专题研究，继续做好血防联系点工作】 继续支持湖北省监利县、公安县、湖南省岳阳市君山区和华容县 4 个血防联系点，开展团洲垸东洞庭湖外洲生态工程控制血吸虫病效果观察、乡村医生新型血防模式建立与实施探讨、实施“以机代牛”项目后耕牛复养原因调查等 8 项应用性专题研究。

【中国疾病预防控制中心编写印发基于证据的《中国季节性流感疫苗应用技术指南（2014—2015）》】 为加强对流感预防控制工作的技术指导，促进流感疫苗在我国人群中应用，中国疾病预防控制中心组织专家，综合国内外最新研究进展，国内首次基于证据编写了《中国季节性流感疫苗应用技术指南（2014—2015）》，并于 10 月向各省级疾控中心印发了该指南，供其对基层疾控中心进行技术指导时参考。

【中国疾病预防控制中心积极应对 2014 年登革热暴发疫情】 中国疾病预防控制中心积极应对 2014 年登革热暴发疫情。2014 年，我国出现登革热纳入法定报告传染病以来的最大规模暴发疫情，该中心围绕登革热疫情的应对开展了五方面工作：

1. 加强技术指导和支撑。2 月启动了登革热防治技术系列指南（包括病例监测、实验室检测、伊蚊监测与控制等）的起草工作，在组织征求各省专家研讨论证意见基础上，于 9 月正式下发全国指导防控工作。

2. 开展技术培训。3 月对去年疫情严重的云南省各地市的技术骨干进行了伊蚊监测和控制的培训，5 月对广东、福建、广西、云南、海南等 12 个重点省的技术骨干进行了新版防治技术指南的培训。

3. 做好疫情分析、研判和预警。3 月，在全国疾控系统传染病年会上对 2013 年疫情进行重点总结，提醒广东、云南等重点省做好暴发应对准备。7 月以《传染病专报》的形式上报国家卫生计生委疾控局并通报全国，对广东省广州市、佛山市和中山市，以及云南省瑞丽市发出了本地疫情暴发、扩散的高风险预警，并对广西、福建等省发出疫情本地传播的高风险预警。

4. 派专家参与广东、广西、云南和福建本地登革热暴发疫情应对，9 月—11 月开展全国登革热疫情专题日报、周报的编写与反馈，10 月组织专家对广东、福建、广西、云南和海南 5 省的登革热媒介伊蚊防控工作开展现场评估工作。

5. 总结 2014 年登革热疫情与防控经验。12 月组织召开了重点省份疫情和防控工作研讨会，对 2014 年登革热疫情特征、防控工作进行了系统梳理。

（李中杰、廖巧红、王丽萍、孙军玲、冯录召、陈秋兰）

卫 生 应 急

【监测预警与风险评估】 按时、保质完成重点传染病疫情及突发公共卫生事件系统及媒体的常规监测分析。完成《中国 2013 年法定传染病发病与死亡报告》相关内容的撰写。继续推进突发事件公共卫生风险评估。开展西非埃博拉出血热疫情、奥司他韦和扎那米韦防治流感效果、云南鲁甸 6.5 级地震、云南景谷 6.6 级地震、湖南人感染 H9N2 禽流感、中东呼吸综合征疫情、兰州水污染事件、海南“威马逊”台风等专题风险评估。12 月，国家卫生计生委应急办在海口举办省级突发事件公共卫生专题风险评估师资培训班，卫生应急中心负责制定培训方案、编制培训教材、组建师资队伍和承担部分授课任务。

【埃博拉出血热防控】 2014 年 3 月，西非发生埃博拉出血热疫情，并迅速演化为国际关注的突发公共卫生事件。中国疾控中心作为国家应对埃博拉出血热疫情联防联控工作机制的重要成员，切实履行党中央、国务院和联防联控工作机制的总体部署要求，迅速行动，全面动员，全力投入国内防控和援非抗疫两条战线的工作。卫生应急中心作为中国疾控中心应急响应工作的组织协调部门，在疫情监测和分析、风险评估、防控技术准备、物资保障、队伍派遣等中发挥了重要作用。在国内疫情防范方面，密切追踪国际疫情和防控进展，动态开展风险评估组织做好疫区来华人员的健康监测与管理、留观病例的检测和排查、境外公民疫情防范指导、制订国家应急预案和防控技术文件、开展应急演练、培训国家和省级疾控机构近 4000 人、积极参与了南京青奥会、天津达沃斯论坛、北京 APEC 会议等重大活动的卫生保障。在做好国内防控的同时，中国疾控中心先后组派了援非物资培训队（9 人）、赴塞先遣工作组（9 人）、第一和第二批移动 P3 检测队（共 7 人）、移动实验室建设工作队（5 人）、赴利比里亚先遣工作组（8 人）、非盟 CDC 筹备会工作组（2 人）、第一和第二批公共卫生师资培训队（共 26 人）、UNMEER 高级顾问（1 人）等 10 批次共计 67 人次的援非抗疫队伍（其中中心职工 37 人），向疫区运送防护物资并进行使用培训、派遣移动生物安全实验室、援建固定生物安全实验室并迅速开展检测、开展公共卫生师资培训、派遣专家参与联合国和世界卫生组织工作等。为实现党中央、国务院提出的国内“严防控、零输入”及援非抗疫“打胜仗，零感染”的目标作出了重要贡献。

【新发和再发传染病防控】

1．人感染 H7N9 禽流感疫情应对。继续关注人感染 H7N9 禽流感疫情并进行疫情数据、外环境监测数据、各地关闭活禽市场数据等的整理、分析，研判疫情进展，进行风险评估，组织与疫情相关省份的每周视频会议（3—5 月每周），分享全国更新疫情信息，对各省的防控工作随时提出各种技术建议，为国家防控决策提供依据；对人感染 H7N9 禽流感活禽市场管理措施进行现场调研；参与江西 H10N8 和四川 H5N6 等新亚型禽流感疫情的现场处置工作。2014 年下半年，疫情峰低于 2013 年同期。

2．中东呼吸综合征（MERS）疫情应对。2014 年中东呼吸综合征病例急剧上升，中国疾控中心积极开展应对输入性疫情准备工作，及时追踪国际疫情进展，对重要技术内容进行翻译，每月开展风险评估，组织修订完善防控技术方案，为多部委的联防联控会议提供风险评估意见和结论，为四部委联系下发的防止 MERS 传入的公告内容进行技术内容的修改和完善。分别于 5 月、10 月对新疆、甘肃、青海、西宁、云南等重点口岸城市开展了中东呼吸综合征防控工作督导。

3. 鼠疫防控工作。召开全国鼠疫监测工作会议，总结上一年度监测工作情况，交流各地鼠疫监测及防控工作经验。2014 年 7 月、10 月，甘肃酒泉发生 3 起人间肺鼠疫疫情，中国疾控中心及时派出专家前往现场指导当地开展疫情防控工作。此外，2014 年进一步完善内蒙古、河北、青海、甘肃等省市鼠疫自然疫源地监测资料；补充验证云南三江并流地区喜马拉雅旱獭及内蒙古陈巴尔虎旗蒙古旱獭潜在分布预测研究资料；继续开展鼠疫自然疫源地空间分布预测研究及监测流动点选择模型研究，并在总结研究内容基础上，撰写空间流行病学方向专题报告初稿及课题验收报告。

4. 西尼罗病毒病监测。完成 2013 年西尼罗病毒病监测工作总结，证实了当地的病毒及现症病例的存在。根据当地社会安全情况，调整监测内容，组织实施了 2014 年的现场监测工作，在市、县、乡三级 8 家医院监测 550 例病例。继续支持和指导喀什和新疆疾控机构不断提高和完善西尼罗病毒病监测能力。

【其他重要突发事件公共卫生应对】

1. 参与 WHO 菲律宾台风人道主义援助。2014 年 1—3 月，应急中心派出 1 名专家赴菲律宾参与 WHO 台风“海燕”人道主义援助行动，指导当地疾病监测系统的恢复、重建及灾后疫情防控，并主持建立了菲律宾台风“海燕”灾后首个省级疫情周报机制，该机制在菲“灾后无大疫”的疫情防控工作中发挥了不可替代的积极作用，得到了国际同行的普遍认可。

2. 云南地震灾害应对。8 月 3 日，我国云南鲁甸发生 6.5 级地震，造成了严重的人员伤亡和经济财产损失。中国疾控中心迅速启动应急响应，陆续派出 7 批 26 人次的专业技术人员赴地震灾区开展现场工作，在震后传染病防控、免疫规划、食品和饮用水安全、厕所和环境消杀以及卫生防疫形势和重点传染病风险评估等方面发挥了重要作用。协助国家卫生计生委疾控局编制完成《自然灾害传染病预防控制技术指南》提供给云南省疾控中心，紧急采购一批实验室应急检测试剂运抵地震灾区。10 月 7 日，普洱景谷发生 6.6 级地震，卫生应急中心再次组织派出 1 批 4 名卫生防疫专家赶赴灾区，指导现场开展灾后卫生防疫工作。

3. 海南威马逊台风灾害应对。7 月，我国海南省遭受强台风“威马逊”侵袭，强风和暴雨引发的风雹、洪涝等灾害对海南省造成了严重的人员伤亡并带来一系列公共卫生问题。应急中心组织派出 1 批 5 人应急队员赴灾区，协助当地开展灾后公共卫生风险评估、制定相关技术方案、研判灾后卫生防疫重点等工作。

4. 参与多起突发公共健康危害事件应对处置。主要有：参与北京顺义某食堂氟硅酸镁中毒事件的现场调查工作；甘肃省兰州市发生自来水污染事件处置；山西蘑菇中毒事件应急处置，协调专业机构开展蘑菇种属鉴定工作等；指导青海西宁某酒店食物中毒事件的现场调查工作；协调处置南京放射源丢失事件的应对处置；协助国家食品药品监督管理应对河豚毒素污染事件的风险沟通工作；协调应对云南云南省文山州广南县一起疑似椰毒假单胞菌酵米面亚种食物中毒事件。

5. 赴山西开展一氧化碳中毒事件高发原因调查。赴山西调研一氧化碳中毒事件高发原因调查，分析一氧化碳中毒事件报告现状，开展现场调查，提出防控建议。

【应急准备与应急能力建设】

1. 组织开展突发急性传染病应急处置和突发中毒技能竞赛全国复赛准备工作。主要包括：拟定相关方案，编制工作预算，向全国征集试题并下发竞赛基本训练题库，组织有关专家就竞赛具体形式和内容进行座谈，讨论商定复赛具体实施细节和评分标准。

2. 开展不明原因肺炎监测系统评估。与美国疾控中心合作开展不明原因肺炎监测方案评估工作，并完成调查方案撰写和讨论、调查问卷开发、预调查等，为2015年继续开展现场调查，完成分析和报告奠定了基础。

3．分析我国境外输入传染病疫情特点。系统收集2005—2013年我国传染病信息报告管理系统所报告的境外输入传染病数据，对境外输入传染病疫情进行整理、分析，以详细了解我国近年经境外输入方式而感染的传染病种类、数量、输出地、输入我国省份以及流行特征等，从而为输入性传染病防控工作提供科学依据。

4．开展食品安全事故应对准备。8月25—30日，应急中心在广西举办全国食品安全事故流行病学调查培训班，制定中国疾控中心食品安全相关能力和体系建设十三五规划框架。开展食物中毒事件相关的传染病和突发公共卫生事件的风险评估工作。追踪媒体报道的食品安全事件，对重点事件进行分析，协助有关省份协调食物中毒相关的检测工作，为国家食品安全风险评估中心提供食物中毒相关数据；探讨食源性疾病报告“网上织网”的可行性。

5．推进突发饮水安全事件应对准备。完成疾控机构突发水污染事件卫生应急指南编写；开展卫生行业专项《饮水安全事件卫生应急响应关键技术研究》，构建饮水安全事件卫生应急的体系框架，编制全国疾控机构突发水污染事件卫生应急能力评估工具，在全国范围选定2～3个省级饮水安全事件卫生应急重点示范区。

6．开展自然灾害情报的日常收集和风险评估。通过收集整理WHO、国家减灾网、民政部网站等主要网络媒体有关自然灾害的相关报道，及时获取国内自然灾害和受灾地区突发公共卫生事件的相关信息，为自然灾害引发公共卫生影响的有效准备和应对提供及时线索和依据。派员定期参加民政部和国家减灾委组织的月度季度自然灾害灾情会商，了解掌握全国灾害情况和下一阶段各类灾害预测预报信息。

7．加强灾害准备和应对的技术能力建设。通过检索国内外相关文献，总结中心历次自然灾害应急工作经验，组织专家编写《自然灾害公共卫生风险评估技术指南（初稿）》；组建中心重大自然灾害卫生应急先遣队共2支26人，涉及13个专业领域。7月，组织先遣队成员开展野外生存和紧急救助员培训，最终12名先遣队成员顺利考取民政部颁发的紧急救助员证书。

8．中心国家卫生应急队伍建设。7月17—18日举办卫生应急队伍野外生存技能培训班。培训内容包括各种常见的野外风险及野外生存的必要条件，如野外取火和净水的基本技能、检伤分类的概念、临时担架制作、伤员转运原则和方法、速降、简单的心肺复苏术等。继续做好中心国家卫生应急队伍建设项目执行，已完成卫生应急队伍11台仪器设备和8辆后勤综合保障车的采购工作，设备已供货并交付项目承担单位管理（传染病所、职业卫生所和辐射安全所）。

9．开展应急储备物资的更新和轮储项目。继续完成应急储备物资的更新和轮储工作，在去年顺利完成129种国产试剂招标采购工作的基础上，目前已完成其余五大类进口试剂和剧毒标准品的招标采购。

10．开展云南不明原因猝死应对准备工作。赴云南开展不明原因猝死事件应对准备的现场调研工作，总结既往工作进展，分析薄弱环节，提出应对措施。

11．完成《中国卫生应急十年（2003—2013）》的编写。应急中心作为中华预防医学会卫生应急分会秘书处，组织协调相关编委完成了《中国卫生应急十年（2003—2013）》的编写、统稿、定稿、审校、出版、购置、分发等工作。

12．开展卫生应急能力评估。2014年，应急中心于主要完成了全国31个省和新疆生产建设兵团、300多个地市及近3000个县（市、区）的能力评估数据的收集、整理和分析工作，完成《全国卫生部门卫生应急能力评估报告》。

【规范性技术文件的制定】

1. 应急中心组织相关专家完成了《中国疾控中心卫生应急发展规划建议》的编制工作。其中，共召开了 5 次研讨会，6 次修订建议稿，并通过与相关处所讨论和邀请外部专家全程参与、指导，按时完成了《卫生应急发展规划建议》的编制工作。

2. 应急相关教材编写。中心组织或参加了多个应急相关教材编写工作，如：《中华医学百科全书医学信息学卷词条》《突发事件快速风险评估指南》《风险评估理论与实践》《风险评估案例集》《山东威海金海湾医院聚集性肺炎事件监测的事后评估和改进建议》《食品安全法》《食源性疾病管理办法》《疾控机构食品安全工作规范》《监督机构食品安全工作规范》《食品标准整合工作方案》《中国 2004—2011 年毒蕈中毒事件监测分析》《2005—2012 年我国其他感染性腹泻事件监测分析》等。

【科学研究和国际交流】

1. 继续开展卫生行业专项《严重临床异常病例 / 事件监测试点研究。在 2012—2013 年对病例定义、医院信息系统调研及严重临床异常病例 / 事件监测系统开发的基础上，2014 年开展了基于医院电子病例的严重临床异常病例 / 事件监测的试点运行及自评估等工作，并按照项目管理要求，对试点医院多次进行督导，上报了项目阶段总结报告。目前上海市三家试点医院监测系统运行正常，正按照既定模式开展项目。

2. 开展卫生行业科研专项《卫生应急准备和处置关键技术研究与推广》子项目“突发公共卫生事件监测系统评价方法和指标体系研究”项目的研究。完成初步指标筛选和两轮 Delphi 专家咨询法论证。建立一级指标 4 项，包括组织体系、网络平台、监测报告、分析利用；二级指标 16 项，三级指标 70 项。

3. 完成了科技部重点课题《人感染 H7N9 禽流感关键流行病学特征研究项目》工作结题材料的整理以及审计工作。

4. 承担卫生行业专项《饮水安全事件卫生应急响应关键技术研究》，在回顾和梳理饮水安全相关的人群健康危害事件的基础上，分析事件应对的关键技术环节，构建饮水安全事件卫生应急的体系框架。

5. 应急中心承担了由北京大学公共卫生学院承担的“中英全球卫生支持项目产出三——中国全球卫生战略课题”中关于“公共卫生应急”子课题，并已完成了课题设计及初步的研究工作。

6. 协助国家卫生计生委于 9 月 10—13 日在北京举办亚欧突发事件卫生应急管理研讨会。会议邀请世界卫生组织、欧盟联合研究中心、美国疾控中心、法国卫生部等机构的专家作为专题报告人，来自亚欧会议成员国、中国疾病预防控制中心和国内部分省级疾控中心的卫生应急专家 70 余人参加了会议。

7. 中美 EID 项目继续按照备忘录精神开展新发和再发传染病领域的联合研究、监测检测、卫生应急、感染控制、健康沟通和能力建设等工作，合作领域不断拓宽和深化，并得到了双方的充分认可，为第三轮周期的合作奠定了坚实的基础。在 2013 年 H7N9 禽流感以及 2014 年埃博拉等重大传染病疫情应对过程中，项目积极与美国 CDC 在华团队密切合作，及时分享疫情信息、技术指南等重要信息，促进双方合作。

8. 2014 年 9 月，应急中心与香港中文大学医学院公共卫生及基础医疗学院灾害与人道救援研究所（简称 CCOUC）签订合作意向书。旨在建立双方良好合作关系的基础上，继续在科研、教育、培训等领域共同开展灾害应急领域学术活动，项目合作期为 5 年。

（李群）

结核病预防控制

【《全国结核病防治工作规划》指标顺利完成】 截至2014年12月底，全国登记报告活动性肺结核患者820 580例，去年同期登记新涂阳肺结核患者治愈率92.87%（256 195/275 855）（目标值85%）；涂阳肺结核患者密切接触者筛查率99.19%（605 146/610 105）（目标值93%）；报告肺结核患者和疑似患者总体到位率89.53%（915 834/1 059 708）（目标值88%）；转入患者到位信息反馈率96.45%（4997/5181）（目标值90%）；非户籍肺结核患者的治疗成功率92.88%（58 630/63 122）（目标值80%）；耐多药肺结核可疑者筛查率35.65%（15 329/42 996）（目标值45%）；艾滋病（HIV）流行重点县（市）新登记结核病患者HIV筛查率90.51%（93 656/103 478）（目标值60%）。

【政策和策略制定献计献策】 2014年上报给国家卫生计生委包括《结核病防治结合研究报告》、《金砖五国结核病专题研讨会报告》、《结核病检测技术评估结果及应用建议的报告》等在内的7个报告（其中政策建议报告2个、新诊断技术报告3个和政策参考报告2个）。

【树立全局和大局意识，做好技术支撑】 协助国家卫生计生委制定《全国结核病防治工作规划（2011—2015年）》终期评估方案，起草"十三五"规划，起草《2015年中央转移支付结核病防治项目方案》、《结核病防治工作情况汇报和加速控制结核病行动计划》、《国务院关于进一步加强结核病防治工作的通知》、《将结核病纳入基本公共卫生服务项目工作方案》等政策建议和报告。

【组织召开全国性业务工作会议】 组织召开全国性业务工作会议18次，部署全国省级结防工作，指导监测结核病疫情、开展健康促进、交流耐多药结核病防治经验、培训结核病/艾滋病病毒双重感染防治、学校结核病防治、实验室质量控制与新诊断技术研究等。

【制订技术规范和标准等技术性文件】 修订《结核病防治工作规范》《肺结核诊断标准》；起草制定技术指南、方案、手册等技术性文件，包括《结核病防治规范耐多药预防控制示范区方案》《结核病现场流行病学》《耐多药肺结核防治标准化培训教材》《结核病实验室检验操作规程》《中国医疗卫生系统结核感染控制工作方案（初稿）》等在内共计40余份。

【举办全国性专业技术培训班】 强化全国性专业技术培训，提高各级防治人员的业务能力。举办全国结核病防治规划培训班，提高学员各领域专业认知水平和技能，对落实防治规划具有重要的指导意义。针对西藏地区举办统计监测培训班，拓宽学员数据分析思路，提升数据应用能力。举办全国感染控制培训班，加强结核病感染控制工作，减少结核病在医疗卫生机构和不同环境场所中的传播，降低人员暴露于结核分枝杆菌的风险。全年累计举办全国性各类培训班共计35期，累计受训人数达到2900余人次。

【加强重点地区的业务指导工作】 针对江西省赣南原中央苏区开展结核病防治调研工作，促进赣南原中央苏区结核病防治工作的进一步发展。针对全球基金项目地区开展耐多药专项督导，确保延期项目顺利实施，促进指标完成，并探讨了项目结束后可持续性发展问题。开展重点地区结核病防治业务督导调研，涉及规划督导、联合督导、重大专项课题督导、国际合作项目督导、学校突发事件应急处置等，范围覆盖全国31省（市）50余地市。

【扩展耐多药肺结核防治覆盖率】 截至2014年12月底，全国共有30个省份制定了耐多药肺结核防治工作扩展计划，342 个地市中 147 个（43%）地市覆盖了耐多药肺结核防治工作。

【开展儿童及学校结核病防治工作】 协助国家卫生卫计委开展学校结核病防控工作自查，完成对河南和黑龙江的学校结核病自查工作的督导核查，以及对云南和山西学校结核病防治工作的现场调研。协助国家卫生计生委处置学校结核病疫情。

2014 年 8 月在京组织召开儿童结核病防治研讨会，就儿童结核防治存在的问题进行深入讨论，该会议旨在加强我国儿童结核病防治工作，研讨我国儿童结核防治框架和策略。

【强化流动人口结核病防治工作】 2014 年 1—6 月，全国发现非本地户籍人口的活动性肺结核患者数占全国的 7.4%。2013 年 1 月至 2014 年 9 月，对来自美国、英国等国家和地区的 33 名入境结核病患者及 91 名密切接触者进行了登记和追踪。

【结核菌 / 艾滋病病毒双重感染（TB/HIV）防治】 完成 2013 年全国 TB/HIV 防治工作年报数据收集和分析，并就数据质量和 2010 年以来的工作进展进行了分析。与性艾中心合作完成调整全国 TB/HIV 重点县名单，并报送国家卫生计生委。

【多种形式开展健康促进活动】 积极开展结防知识宣传与健康促进，协助国家卫生计生委完成 2013 年百千万结核病防治宣传志愿者活动评奖及 2014 年 3.24 世界结核病防治日健康促进大型活动。出版《中国结核病预防控制》刊物，利用“中国结核病防治”官方微博和“结核那些事儿”官方微信宣传普及结核病防治知识，微博粉丝达 335 万，在中心网站发布宣传稿件 767 篇，名列中心部门和各直属单位第三。组织在 10 省 22 万人群开展了结核病知晓率调查。

【加强实验室质量控制工作】 为全国实验室提供各项实验室相关技术支持、督导和培训。组织开展新技术及其质量保证工作的师资培训。完成药物敏感性试验及新检测技术的质量保证工作。2014 年省级抗结核药物敏感性试验考核结果：一线和二线抗结核药物敏感性测试均为优秀的省级实验室（15 个，42.86%）。地市级抗结核药物敏感性试验考核结果，一线和二线抗结核药物敏感性测试都为优秀的地市级实验室（12 省 43 个，42.86%）。

落实 2013 年耐药监测相关工作，完成所有培养阳性菌株的运输工作，开展菌种保藏、药敏试验、鉴定等工作，开展数据录入及分析工作。完成 2014 年耐药监测方案、启动 2014 年监测。

【推广结核病新诊断技术】 结核病实验室新诊断技术推广。在县区级结核病实验室，用 LED 显微镜代替传统光学显微镜，部分县区使用 GeneXpert 检测肺结核可疑者。在地市级结核病实验室，使用分子生物学检测技术 Hain/GeneChip + GeneXpert 代替传统药敏试验。患者督导服药辅助管理技术，用手机管理平台为患者提供新管理工具。举办全球基金新诊断技术培训班，推广新诊断技术在我国的应用。

国际合作项目配备快速检测设备覆盖了 30 个省 92 个地市 800 多个县区。中央财政 2013 和 2014 年每年支持中西部地市级配备传统药敏设备 59 套，县级传统培养设备 652 套，2014 年为 39 个地市配备快速检测设备。

【规范药品管理】 完成 2014 年度全国免费抗结核药品招标采购情况的数据收集和全国结核病监测信息中抗结核药品管理情况的季度分析。

【加强队伍建设，提高工作效率】 紧紧围绕结控中心职能和“十二五”规划，于 2013 年 10 月就开始着手制订 2014 年的工作计划，围绕全国结核病防治工作的需要，制定包括全国结防重点工作，结控中心、各个部门、每位同志的工作计划。在计划实施过程中实施实时监控，坚持工作例会制度，加强对计划执行的及时调控。做到早做计划、做好计划、实施好计划，2014 年全员总结工作在年底前已全部完成。

【加强预算执行】 严格遵守财务制度，运行防范“小金库”及其他财务违规行为的承诺机制。2014 年是结控中心中央财政经费和项目经费支出最多的一年，其中 2014 年中央财政经费支出 540 万元、全球基金项目支出 3.3 亿元人民币、中—盖项目支出 2896 万元人民币。人均预算执行约 600 万。

【加强沟通和提升团队凝聚力】 截至 2014 年 12 月底，结控中心有 47 名在编职工（其中硕士及以上学历占 74%，副高及以上专业技术职称 64%）。此外，利用各类合作项目经费聘任人员为 15 名，共计 62 名。通过全体会议、部门主任会议、主任例会成员走访各个部门等多种方式，加强主任办公会成员、部门间和职工间的沟通与合作，开展业务学习，营造凝心聚力、团结和谐的工作氛围。给年轻人压担子，多名年轻骨干脱颖而出。

【科学研究】 牵头“十二五”重大专项课题 3 项，“结核病流行与干预模式研究”、“我国分枝杆菌耐药性、流行的时空动态分布特征以及新型诊断技术的应用性评估研究”、“涂阴肺结核患者免疫治疗干预研究”。参与“十二五”重大专项课题 1 项，“结核病快速高通量检测技术与产品的研发”。承担国家自然科学基金课题 1 项，“早期诊断耐多药结核病的适宜技术研究”。按研究计划完成本年度课题调查验收、培训、强化督导、数据录入、整理分析，及研究报告的框架编写研讨。

【文章发表】 本年度结控中心在各类杂志发表文章 56 篇，其中英文文章 17 篇。2014 年 3 月在《柳叶刀》杂志发表了中国 1990—2010 年间结核流行病学国家调查数据的纵向分析。研究表明，20 年来我国结核患病率降低了一半以上，以科学文章的方式宣传我国结核病控制 20 年取得的显著成效，被选为“2014 年国内医学十大新闻事件”之一。

【加强国际合作项目和交流】

一、全球基金项目

2014 年 6 月中国全球基金结核病项目正式结束。在半年时间举办了 17 期培训班、培训 1600 余人；督导了 18 个省份，完成 1.9 亿元新设备采购及入关、安装和培训工作。完成了项目总结报告和分领域总结报告的撰写、定稿工作。

二、中盖项目

2014 年启动了中盖结核病预防控制综合模式现场的实施，项目的经验为国家卫生计生委新近拟定的《关于糖尿病、高血压和结核病综合防治管理方案》中结核病部分的内容提供了重要的参考依据，尤其是改革医保支付方式与管理、分级诊疗、理顺机构间职责与协作、定点医院补偿办法等方面。

此外，中心还承担其他国际合作项目如梅里埃基金会、礼来基金会、达米恩基金会、美国疾控中心结核病感染控制等项目实施管理。

三、国际交流

1. 2014 年 3 月 3—4 日，国家结控中心陈明亭副主任等 3 人参加了在印度尼西亚首都雅加达举办的第二届东南亚、西太平洋和南地中海地区国家遏制结核病伙伴论坛。来自东南亚地区印度尼西亚、印度、日本等 13 个国家及地区的代表约 120 人参加了此次会议。论坛最终认为各国有必要建立并进一步加强有效的合作伙伴关系，建议所有的国家应明确结核病控制方面存在的不足和优先领域，让更多的利益相关者参与其中，提高私营部门在国家结核病防治规划的参与程度，加强结核病控制筹资的可持续性，并加强各国之间合作伙伴的交流协作。

2. 2014 年 5 月 18—25 日，国家卫生计生委贺青华、杜黎、董乾，中国疾控中心陈明亭等 6 人赴意大利、瑞典两国进行学习交流。通过本次访问和参观，学习了国外先进的理念，包括传染性患者的半隔离性住院；结核病门诊护士承担健康教育、沟通、密切接触者筛查以及患者管理工作；医疗费用全免的政策保障。

3. 2014 年 9 月 30 日—10 月 4 日，中国疾控中心副主任刘剑君主任等一行 6 人参加了在莫斯科举办的“TB/HIV 双重感染流行威胁”结核病防治工作国际会议，并对俄联邦结核病研究中心、WHO 驻俄代表处以及礼来基金会驻俄代表处进行了访问。

4. 2014 年 10 月 28 日—11 月 1 日，国家结控中心王黎霞主任等一行六人参加了在西班牙巴塞罗那召开的第 45 届全球肺部健康大会。本届大会的主题是“社区主导，防控结核”。王黎霞主任在“我们是否能达到 2015 后目标”论坛上做了关于利用数学模型估算我国能够达到 2015 后目标的报告。

结控中心本年度组织因公派出参加会议和学术交流 25 批 62 人次（含港澳台 3 批共 13 人次），出访国家 / 地区共 16 个。接待外宾来访 13 批 27 人次。

【援疆援藏、振兴原中央苏区工作】 中心先后派出 6 批 8 人次赴新疆喀什南疆工作站进行技术支持，继王倪同志援疆满 1 年之后又选派李涛同志援疆 1 年。完成新疆“西部之光”1 人进修和 7 名实验室人员进修工作。开展涉及规划、耐药、TB/HIV、实验室等领域的督导调研、技术培训。帮助西藏疾控中心配备了快速诊断技术设备。在新疆伊利州和江西赣州市开展的主动发现试点工作初见成效。由结控中心支持的赣州市耐多药结核病控制工作在江西省起到了引领和示范作用。

2014 年 4 月 25—28 日，组织了由中国疾控中心王宇主任带队的江西省赣州市结核病防治工作调研，结控中心王黎霞主任等参加了此次调研。此次调研旨在进一步提升赣南原中央苏区结核病防治工作水平。

2014 年 5 月 14—16 日，中国疾控中心与比利时达米恩基金会联合举办了西藏自治区结核病统计监测培训班。来自西藏自治区 7 个地市及部分县区级负责结核病监测及防治的业务骨干共 30 余人参加了此次培训。国家卫生计生委疾控局贺青华副局长、结防处刘海涛副处长、中国疾控中心结核病预防控制中心王黎霞主任、比利时达米恩基金会医学顾问刘振天等出席开幕式。

2014 年 9 月 23—24 日，世界卫生组织结核病防治双年度合作项目新疆伊犁州结核病防控试点启动暨培训会议在新疆伊犁州召开。来自中国疾控中心结控中心，新疆维吾尔自治区和伊犁州疾控中心，伊宁县政府、卫生局、疾控中心和定点医院，温亚尔乡政府、宗委会、教育部门、卫生院，以及各试点村的相关领导、专家和工作人员共 60 余人参加了此次会议。

（王黎霞、陈明亭、赵雁林、张慧）

免疫规划

【工作概况】 2014年免疫规划中心认真完成中国疾控中心和国家卫生计生委疾控局领导安排的各项任务，为国家免疫规划相关政策制定、服务体系建设和管理提供技术支持，负责预防接种、疫苗针对疾病、疑似预防接种异常反应监测和评价，参与相关重大公共卫生事件调查处置、开展疫苗和预防接种相关科学研究和适宜技术推广，负责全国预防接种技术指导和专业培训，积极开展预防接种宣传教育及国际合作。

一、继续完善三大监测系统建设

包括接种率、疑似疫苗不良反应（AEFI）和疫苗针对传染病专病监测。截至2014年10月以乡为单位接种报告完整率达到95.5%，接种国家免疫规划疫苗2.32亿剂次；二类疫苗接种0.6亿剂次。截至11月，AEFI报告14.5万，比去年同期增加16%。急性迟缓性麻痹（AFP）、麻疹等等专病个案监测的质量进一步提高。

二、完成技术支持工作情况

组织召开咨询会、评估会、工作推进会、论证会等共计40次。上报卫生计生委疾控局疫情形势研判和风险评估、脊灰灭活疫苗（IPV）试点方案等重要技术建议16件。随同上级有关部门和领导领导调研22次并完成专题调研报告。

三、完成技术指导和工作部署情况

2014年下发监测方案、技术指南等全国性文件10个。免疫中心深入地方开展技术指导、调研等累计497人次，平均每人有10余次深入基层。其中指导麻疹等疫情调查处置13次、指导AEFI监测和处置11次。全年召开工作部署会议7次；完成专题培训9次，综合培训1次，累计培训700余人。

四、工作报告和信息反馈情况

2014年完成《中国维持无脊髓灰质炎进展报告》《中国疫苗监管评估报告》（AEFI部分）《中国消除麻疹进展报告》（英文、中文）（中文累计30万字），并报国际相关组织。完成AFP、麻疹疫情各52期，AEFI舆情监测周报39期，完成免疫规划工作简报和免疫规划信息化动态月报12期；上述周报、月报均报告或反馈有关部门和31个省份和新疆建设兵团等疾控机构。

五、卫生应急工作

在鲁甸地震灾区卫生防疫工作中，免疫中心共派出5名专业人员，加入到中国疾控中心派出的各批工作队中，协助当地开展的卫生防疫工作。尤其是群体性接种甲肝疫苗、麻腮风疫苗整个过程中，发挥了重要作用。

在乙肝疫苗事件处置过程中，免疫中心全体参与了此事的处置过程，主要工作包括事件的调查、事件性质的评估、事件对免疫规划影响的动态评估、媒体沟通、健康教育、事件应对措施的制定和实施等。

在援非抗击埃博拉疫情工作中，余文周同志参加了中心派出的首支工作队，安志杰同志在塞拉利昂参加当地培训工作。此外，免疫中心组织专人跟踪埃博拉疫苗研发进展，已完成埃博拉疫苗研究进展专辑第一期。后续根据中心统一部署将进一步推进此项工作。

六、科研工作

组织起草脊灰灭活疫苗纳入国家免疫规划试点相关的研究方案，为手足口病 EV71 疫苗的免疫策略实施提供技术准备，继续开展“十二五”国家科技重大专项研究工作，“乙型肝炎病毒免疫预防新策略的研究”课题进展顺利，完成了全国 30 岁以下人群乙肝血清流行病学现场调查及标本采集工作。自 2012 年免疫中心起牵头甲流防控成果的申报工作，2014 年获得了国家科技进步一等奖，涉及全球领先的八项工作中，疫苗占了三项。

七、援疆援藏工作

2014 年免疫中心派出 32 人次，赴新疆，尤其是南疆开展人员培训、技术指导、疫情风险评估、健康教育等项工作。自 6 月份起，免疫中心定期有 2 人在南疆工作站工作，持续到 2015 年 6 月。2014 年为新疆南疆筹集经费并派出师资举办培训班 3 期，培训学员 200 余人派出。派出赴西藏人员 15 人次，主要援助内容涉及免疫规划综合培训、免疫规划信息化建设、疫苗针对疾病血清学调查方案的制定和实施等项。

八、国际合作工作

2014 年，免疫中心国际合作项目共 18 个。其中与 WHO 合作 8 个、与美国 CDC 合作 4 个、与其他国际组织合作 6 个。两次派出短期专家参与 WHO 西太区国家的技术指导工作，3 人参与 WHO 技术指南制定工作。

九、健康促进与宣传沟通工作

协助国家卫生计生委宣传司和疾控局，组织开展 4.25 全国儿童预防接种日的相关宣传活动。协助国家卫生计生委宣传司和疾控局开展“7·28”世界肝炎日宣传活动。协助开展乙肝疫苗事件相关的媒体沟通和健康教育活动。

【全国免疫规划信息化建设进展】 2013 年 12 月 26 日，中国疾病预防控制中心下发了《关于启用国家免疫规划信息管理系统的通知》(中疾控办便函〔2013〕760 号)，从 2014 年 1 月起，全国范围启用免疫规划信息管理系统，开展疫苗、冷链、接种率、疑似预防接种监测报告。2014 年 1 月 24 日，中国疾控中心召开国家免疫规划信息管理系统部署暨培训视频会议。2014 年 4 月，中国疾控中心发布了《预防接种信息管理系统数据交换技术指南(试行)》(中疾控疫发〔2014〕127 号)。2014 年 7 月 8—11 日，在黑龙江省哈尔滨市召开全国免疫规划信息管理系统师资培训班。

【扩大国家免疫规划实施进展】 2014 年扩大国家免疫规划项目儿童常规免疫工作，继续按照国家免疫程序对 0～6 岁儿童实现疫苗全覆盖。根据全国免疫规划监测系统，2014 年 1—10 月全国 99.00% 的县、96.56% 的乡以月为单位进行了接种率报告，全国共报告接种 11 类免疫规划疫苗 328 227 285 剂次，各疫苗分剂次报告接种率均在 95% 以上。

【新疑似预防接种异常反应信息管理系统开始启用】 2014 年 11 月 1 日，中国疾控中心开始启用中国免疫规划信息管理系统疑似预防接种异常反应(AEFI)功能模块，开展 AEFI 个案的网络报告；新的网络报告系统已延伸至乡级防保组织和接种单位。新系统与原 AEFI 信息管理系统并行 2 个月后，于 2015 年 1 月 1 日正式实施，同时停止了原系统的 AEFI 报告功能。

【进一步完善全国麻疹监测系统】 根据国家卫生计生委办公厅《关于进一步加强麻疹监测工作的通知》(国卫办疾控函〔2013〕484 号)要求，中国疾控中心组织对《全国麻疹监测方案》(2009 年版)进行修订，并于 2014 年 2 月 21 日印发(文号为中疾控疫发〔2014〕36 号)。根据新修订的《全国麻疹监测方案》，中国疾控中心对麻疹监测信息报告管理系统进行了相应升级和完善，主要包括优化监测病例流行病学调查和实验室检测结果录入界面、增设监测病例分类模块、调整统计分析报表、增加实时统计分析功能等。同时，为规范和指导各级疾病预防控制机构使用升级后的麻疹监测信息报告管理系统，保证麻疹监测工作质量，中国疾控中心于9月份印发了《麻疹监测信息报告管理工作规范（2014年版）》。

【开展全国乙肝血清流行病学调查】 为掌握我国现阶段不同地区1～29岁人群乙肝病毒表面抗原流行率和乙肝病毒感染率，为评估“十二五”乙肝防控目标完成情况提供参考数据，同时为制定“十三五”乙肝防控目标，进一步完善乙肝疫苗策略提供科学依据，2014年9月国家卫生计生委疾控局下发文件，召开启动会部署全国乙肝血清流调工作。2014年10—12月，在全国31个省（自治区、直辖市，未包括香港、澳门特别行政区和台湾地区）的160个疾病监测点共完成3万余名1～29岁人群常住人口的现场流行病学调查和血标本采集，全部标本已在病毒病所进行乙肝病毒血清学指标检测。

【脊髓灰质炎灭活疫苗使用策略国际研讨会在京召开】 为稳妥完成我国脊髓灰质炎（脊灰）疫苗免疫策略的转变，中国疾控中心免疫规划中心于2014年3月25日在北京召开脊灰灭活疫苗（IPV）使用策略研讨会，会议邀请世界卫生组织、联合国儿童基金会、比尔和梅琳达·盖茨基金会等国际组织专家和国内相关领域专家，就脊灰疫苗序贯免疫程序、降低脊灰疫苗相关麻痹病例、风险沟通策略、疫苗接种技术等问题进行了深入交流，为我国制定科学制定IPV疫苗使用策略提出建议。

【完成中央财政投入对免疫规划的作用评价项目】 2014年10月，中国疾控中心完成了为期一年的儿基会合作项目，即中央财政投入对免疫规划的作用评价，该项目对我国中央财政对国家免疫规划10年的投入及其产生的效果进行了全面的分析和评价，并对今后中央财政的免疫规划投入提出了建议，为完善我国免疫规划的筹资机制提供了依据。

【完成《中国疫苗监管评估报告》】 2014年4月，中国疾控中心与国家药品不良反应监测中心共同完成《中国疫苗监管评估报告》并提交国家卫生计生委和世界卫生组织。该报告涵盖了中国AEFI监测的法规制度、质量管理体系、人力资源管理、定期监测活动、监测系统运转、发现和调查重大疫苗安全性问题的能力、监管行动、信息反馈与沟通等方面，系统阐述和总结了中国AEFI监测工作开展以来开展的工作和取得的成就。

【中国AEFI监测通过世卫组织国家疫苗监管体系（NRA）再评估】 2014年4月14—18日，世卫组织专家组通过对中国疾控中心和国家药监相关部门的考核，以及对湖北省和重庆市的现场检查，对我国AEFI监测工作给予了高度评价。我国AEFI监测再次以高分通过了世卫组织的NRA评估，标志着我国疫苗上市后监测工作继续保持国际先进水平。

【第一期AEFI因果关联评估参考要点制定项目完成】 2014年11月，中国疾控中心完成了世卫组织合作项目第一期（15种）AEFI因果关联评估参考要点制订，并启动第二期（5种）AEFI因果关联评估参考要点制订，该项目对于规范我国AEFI调查诊断工作具有重要意义。

【2013年预防接种异常反应监测信息概况发布】 受国家卫生计生委委托，中国疾控中心于2014年12月30日，与国家药品不良反应监测中心联合在中国疾控中心网站发布了2013年全国预防接种异常反应监测信息概况，保证了预防接种异常反应监测信息的公开和透明。

【开展云南鲁甸地震灾区卫生防病工作】 2014年8月3日云南鲁甸6.5级地震发生后，免疫规划中心在第一时间做出响应，针对灾区卫生防病工作重点，开展了灾区各县市疫苗针对传染病风险评估，为灾区开展卫生防病工作提供技术支撑。随后，免疫规划中心专家王华庆、宁桂军、张国民和刘大卫等赶赴灾区，开展免疫规划灾后评估，协助鲁甸县、巧家县制定群体性预防接种方案，协助开展培训和现场接种准备工作，并开展接种现场督导和接种后评估技术指导等工作。

【免疫中心专家进驻中国疾控中心南疆工作站开展援疆工作】 2014 年 6 月 6 日，免疫规划中心郑景山主任医师和孙校金助理研究员作为第一批援疆队员进驻中国疾控中心南疆工作站。2014 年 9 月 14 日，免疫规划中心第二批援疆队员余文周主任医师和吴振华助理研究员进驻南疆工作站。2014 年 11 月 16 日，免疫中心流病二室主任张国民和研究实习员崔健作为第三批援疆队员进驻南疆工作站。免疫规划中心援疆专家积极指导南疆地区常规免疫工作，帮助南疆地区提高免疫规划工作水平。重点参与了南疆地区常规免疫管理，预防接种服务流程方案起草，儿童家长预防接种知识态度行为调查，常规免疫服务模式探讨，开展免疫规划宣传沟通活动，协助当地开展全国乙肝血清流行病学调查的培训和现场组织实施及督导工作，开展疏勒县麻疹疫情暴发调查及南疆甲肝疫情调查、处置等工作。

【媒体报道的乙肝疫苗事件得到平息】 2014 年 1 月 3 日，中国疾控中心协助国家卫生计生委和国家食药总局联合召开 2013 年 12 月媒体报道的乙肝疫苗事件第二次新闻通气会，通报对事件的最终调查结果，认为该事件与接种乙肝疫苗无关，并回答了记者关注的相关问题。至此，该事件在媒体报道 20 天后得到平息。

【完成中国维持无脊灰证实报告】 按照世界卫生组织要求，结合中国实际工作情况，完成中国维持无脊灰证实报告，报告总结了 2013 年以来维持无脊灰主要工作，同时，提出我国维持无脊灰工作目前遇到的困难及挑战。报告在取得中国消灭脊灰证实委员会专家签字后，提交世界卫生组织西太区。

【完成 2014 年野病毒输入传播风险评估】 为防范脊灰野病毒的输入和传播，识别脊灰野病毒输入传播高风险地区，对不同风险级别地区进行分类指导，参照世界卫生组织脊灰输入传播风险评估方法，分别用人群免疫情况、AFP 病例监测系统运转情况及与脊灰野病毒流行国家接壤等数据，按既定标准统一评分，完成了省（市、自治区）、地（市）、县（区）三级野病毒输入传播风险评估工作。评估结果上报国家卫生计生委疾控局，并反馈各省。

【完成中国消除麻疹进展报告】 按照世界卫生组织要求，结合中国实际工作情况，完成中国消除麻疹年度进展报告。报告总结分析了 2013 年以来全国麻疹疫情及消除麻疹工作进展情况，针对工作困难及挑战提出相应策略措施建议。报告经中国消除麻疹证实委员会主任签字后，提交世界卫生组织西太区和国家卫生计生委疾控局。

【印发《全国麻疹监测方案》】 根据国家卫生计生委办公厅《关于进一步加强麻疹监测工作的通知》（国卫办疾控函〔2013〕484 号）要求，2013 年中心组织对《全国麻疹监测方案》（2009 年版）进行修订，于 2014 年 2 月 21 日印发（中疾控疫发〔2014〕36 号）。

【升级麻疹监测信息报告管理系统】 根据新修订的《全国麻疹监测方案》，对麻疹监测信息报告管理系统进行了相应升级和完善，主要包括优化监测病例流行病学调查和实验室检测结果录入界面、增设监测病例分类模块、调整统计分析报表、增加实时统计分析功能等。

【印发《麻疹监测信息报告管理工作规范（2014 年版）》】 为规范和指导各级疾病预防控制机构使用升级后的麻疹监测信息报告管理系统，保证麻疹监测工作质量，于 9 月份印发了《麻疹监测信息报告管理工作规范（2014 年版）》。

（李黎、王华庆、崔富强）

公共卫生政策研究与健康传播

【工作概况】

公共卫生政策研究：组织相关处室起草中心中长期发展规划，经多轮征求各方意见，已于 2014 年 12 月 12 日中心职代会讨论通过；编写《中国新闻“两会特刊”》专辑，对两会代表和委员进行疾控事业健康发展政策呼吁；完成联合国儿童基金会委托的增补叶酸纳入基本公共卫生服务可行性研究项目；参与国家卫生计生委组织开展的疾控工作评估机制和指标体系研究。

媒体沟通和新闻宣传：在埃博拉防控、鲁甸地震救灾防病中，迅速启动风险沟通与健康传播机制，安排专访，组织宣传活动；与清华大学合作创办了《中国疾控与健康传播》季刊，加强与各级疾控机构健康传播领域工作交流。

公共卫生健康教育：开展埃博拉防控健康教育工作，制作系列宣传材料，并通过网站、微博、微信等途径开展健康传播；完成德宏州艾滋病宣传手册项目；开展中心 2013 年度摄影图片征集评选活动。

专门条目：

【制定《2015—2020 年中国疾控中心发展规划》】 1 月，中心启动了《2015—2020 年中国疾控中心发展规划》的编制工作，制定了编制方案和进度安排。3 月，中心组织召开规划编写工作布置会，5 月，召开规划编写工作专项建议汇报会，7 月初，完成规划初稿。7—10 月，先后征求了省级疾控中心负责人、中心机关各处室和各直属单位、外部人力资源和社会管理专家、国家卫生计生委相关司局人员意见，对规划进行修改完善，形成送审稿。12 月 12 日，中心职代会讨论通过发展规划。

【开展埃博拉防控应急健康教育】 2014 年 8 月始，中心开展应急埃博拉健康教育工作，面对不同需求的公众翻译印制宣传海报，制作动画片 2 部，编印出版《埃博拉被打败》漫画书，通过中心网站、国家卫生计生委网站、12320 微博等途径进行宣传教育。并结合西非当地情况，设计英文海报，完成英文宣传漫画书，经国家卫生计生委、中国疾控中心援非队伍发放至西非 11 国。

【《中国疾控与健康传播季刊》创刊】 8 月 15 日，中心与清华大学健康传播研究所合作创办的《中国疾控与健康传播》季刊正式发布。该刊物聚焦全国疾控热点，密切跟踪媒体、社会化媒体疾控舆情动态，设有“季度综述、季度聚焦、专家访谈、主任专栏、热文排行、舆情地图、境外传真、舆情日历、沟通贴士”等栏目，免费发放给全国省级疾控机构及中国疾控中心各直属单位。

【编印中国新闻“两会特刊”《促进疾控事业健康发展》专辑】 中心与中国新闻社合作，共同编写了中国新闻“两会特刊”《促进疾控事业健康发展》专辑。该专辑系统梳理了疾控事业的发展成就，紧扣全面深化改革的热点，指出要加强对疾控体系的顶层设计，政府主导，体现公益，疾控工作不能靠“创收”维持。在 3 月 4 日人大会议开幕前，通过大会统一渠道送至两会的分组会场以及代表和委员驻地，分发给两会代表和委员参阅。同时还编印了专辑纪念版，发放至中心各部门及各省级疾控中心。

【埃博拉出血热防控中的媒体沟通】 2014 年 7—8 月，埃博拉出血热疫情引起了国内外媒体的高度关注。根据中心统一部署，启动风险沟通与健康传播机制，开展媒体沟通，回应社会关切。中国疾控中心领导及有关专家在中心的协调和安排下接受了中央电视台《新闻 1＋1》《东方时空》《新闻联播》《24 小时》《深度国际》《对话》《面对面》《中华之光讲堂》的采访。随着疫情发展和中心援非工作进展，为了引导科学防控，中心主动开展宣传，先后组织了“科学家与媒体面对面”“国家卫生计生委埃博拉出血热知识解读媒体通气会”“国家卫生计生委专题在线访谈”“中国网在线访谈”“在京部分媒体走进中国疾控中心埃博拉防控一线活动”“病毒病所埃博拉诊断试剂研制工作媒体座谈会”以及北京青年报、健康报专版相关专题的制作工作。8 月 25 日，制作完成中国疾控中心专家谈埃博拉防控核心信息视频，分四集放在中心网站、优酷网等供浏览。

此外，开展中国疾控中心埃博拉防控报道搜集以及舆情分析工作，每日报送有关领导和专业部门。截至 12 月 31 日，通过百度信息检索，搜索到关于中国疾控中心埃博拉防控工作进展媒体报道 550 篇，向中心门户网站推送埃博拉专题信息 100 条，上传视频信息 22 条，舆情专报 14 期。向国家卫生计生委提交埃博拉出血热健康教育核心信息及释义。

（王林、郭浩岩、周莹）

公共卫生监测与信息服务

【内部组织机构优化和职能调整】 11—12月，开展科室调整和岗位聘用工作，调整后设6个科室，聘任科室负责人13名。4月，生物医学与环境科学杂志工作调整至学术出版部归口管理；12月，卫生统计工作调整至流行病学办公室归口管理，常规传染病监测工作调整至传染病预防控制处归口管理。年初在岗职工38人(不含长期休病假1人，下同)，聘用人员3人，国家人口与健康科学数据共享平台派遣至信息中心工作人员4人。年底在岗职工35人。

【全民健康保障信息化工程相关工作】 配合国家卫生计生委完成《全民健康保障信息化工程项目建议书》编制及《公共卫生信息系统工作方案》统稿工作。协助疾控局完成传染病动态监测、慢性病及其危害因素监测、精神卫生监测、免疫规划监测、健康危害因素监测、疾病预防控制与爱国卫生资源管理服务六个应用系统86项业务指标，36个业务信息采集表单最小数据集的需求梳理与论证工作。

【网络直报系统与区域人口健康信息平台实现数据交换】 8月1日，在试点地区浙江省宁波市鄞州区正式启动基于区域人口健康信息平台的传染病监测数据自动交换。

【多个业务信息系统投入应用】 职业病与职业卫生信息监测系统，农村饮用水监测信息系统，预防艾滋病、梅毒和乙肝母婴传播管理信息系统正式投入应用。12月，10个中心直属单位的内部业务门户系统正式投入应用。

【业务信息系统和数据中心运行维护】 维护26个全国业务信息系统，各系统总体运行稳定。年均3000余名职工通过OA系统实时办公，系统累计流转公文总数达94万份。中心网站全年浏览量达516万次。管理和维护数据中心及容灾中心624台设备、8条网络线路稳定运行。

【开展容灾演练】 5月24—25日，成功完成数据容灾演练，表明容灾备份中心具备了在数据中心不可用的情况下保障核心应用系统持续提供服务的能力。

【信息安全等级保护测评】 完成2014年度中国疾病预防控制信息系统、免疫规划信息系统、协同办公平台、门户网站和视频会议系统共五个业务应用系统，以及承载系统的信息网络的信息安全等级保护测评工作。测评结果均为“基本符合”，信息网络安全风险评估等级为中级，未发现高风险，达到预期目标。

【重要信息系统安全升级改造】 12月19日，安全升级改造后的传染病信息报告管理系统、艾滋病综合防治信息系统等重要系统投入应用，实现了病例个案隐私数据的加密处理和日志管理等功能。

【数据共享服务】 公共卫生科学数据中心稳定运行，全年有来自全球120个国家和地区的近20万人访问，浏览量近100万。全年接受数据服务申请472份，用户下载数据3万余次，下载数据量达45GB。实现中心本级和直属单位的期刊数据库共享，全年共12个中外文全文库，以及3个单刊可供中心用户使用。

【全国法定传染病信息报告质量和管理现状调查】 受疾控局委托，组织开展9个省份的法定传染病信息报告质量和管理现状抽样调查工作，共调查235家机构，收集个案数据

2384 份、调查表 235 份。完成《2013 年全国法定传染病信息报告质量和管理现状评估调查报告》。

【开通“中国疾控动态”官方微信】 4 月，开通“中国疾控动态”官方微信，向公众发布疾控工作信息和疾病预防知识，全年共发布图文、视频消息 411 条，关注用户数达 6564 人。

【鲁甸地震应急信息支撑保障】 恢复传染病网络直报，鲁甸县 16 家县级医疗机构及乡镇卫生院在灾后第六天全部恢复网络报告。组织修改症状监测系统，开发村级和安置点手机报告应用程序，实现疫情监测的直报点由原来的乡镇卫生院延展至村卫生室或安置点医疗点。绘制地震灾区地形地貌、乡镇人口分布、人口分布和医疗服务点位置等 5 张地图，辅助支持救灾工作。

【埃博拉出血热防范和应对信息支撑保障】 在网络直报系统的疾病名称中增加“埃博拉出血热”，发布埃博拉出血热留观病例管理功能。在《全国传染病与突发公共卫生事件监测日报》中增加“埃博拉出血热”信息分析。绘制非洲疫区地理分布图、病例分布图等 92 张地图，提供决策使用。制作“EBOLA 核心全文文献资料包”和“EBOLA 文献数据包”，提供专业科技文献支持。梳理中心网站和相关网站埃博拉出血热信息，在中心网站建成埃博拉出血热专题。

【信息化人才培养】 北京航空航天大学的信息化人才联合培养工作取得实质性进展。9 月 20 日，8 名来自中心不同业务领域的学员正式在北航开班上课，其中信息中心 3 人参加了学习，专攻大数据应用。

【教学工作】 全年完成生物医学信息、医学现场调查方法、卫生信息技术、卫生统计学 4 门课程共 358 学时教学任务。5 名硕士研究生通过答辩毕业。

【援疆援藏】 在新疆喀什地区组织开展传染病网络直报技术培训，覆盖 12 个县区以及农三师 17 个团场，取得良好效果。积极帮助培训及推进西藏疾控中心门户网站建设。承担了新疆和西藏疾控中心各 1 人专业技术进修。

【应用科研】 2014 年在研课题项目包括 973 项目、国防科工局项目、国家科技重大专项等，均按计划完成研究工作。参与或独立申请国家自然科学基金面上基金课题、国家科技支撑计划课题、国际合作课题等 6 项。

【流行病学动态数据采集平台（EDDC）推广应用】 全年使用 EDDC 作为技术支撑开展了 4 个全国性在线调查和 3 个中心内部在线调查，涵盖慢性病、实验室生物安全、教育培训等多个领域。

（马家奇、苏雪梅、傅罡）

公共卫生管理

【梳理和汇总环境与健康领域主要工作与思路建议】 按照在中心主要领导指示，就目前空气污染和饮水安全问题，分别于2014年3月26日和4月23日向委领导作专题汇报。根据委领导要求，组织相关专家，就环境卫生专业概念和职能任务；饮用水卫生工作进展与资源整合；现有生活饮用水卫生标准梳理及修改建议；空气污染对人群健康影响监测（2013年）工作情况；空气污染人群健康影响监测数据共享机制建议；土壤（重金属）污染对人群健康影响监测和专项调查工作思路以及需要国务院、部委间、部委内协调解决的问题等6项具体工作进行了系统梳理。

【研究加强饮用水和环境卫生工作】 作为中心业务管理协调部门，组织环境所和改水中心就各级卫生计生部门饮用水和环境卫生工作任务，城市饮用水卫生监测、农村饮用安全工程水质监测、防病改水监测信息系统整合、空气污染对人群健康影响监测、土壤污染（特别是重金属污染）对人群健康影响监测和专项调查工作等进行了梳理和总结，并向国家卫生计生委进行了报告。本年度12月开展了吉林省、上海市、重庆市、云南省、陕西省、新疆维吾尔自治区共6个省（市、自治区）省级疾控机构饮用水卫生监测专项工作督导调研，掌握了督导省份饮用水卫生监测专项工作的开展情况并形成了《2014年饮用水卫生监测专项督导调研工作报告（初稿）》。

【组织协调空气污染（雾霾）人群健康影响监测工作】 不断跟进此监测项目的阶段完成情况，并派员参加项目工作交流会及培训会，及时将项目进展情况反馈中心分管领导及疾控局相关处室；会同环境所专家收集国内外与雾霾污染有关的文献资料，并对英文版本的文献进行了翻译，形成中英文对照版，编辑成册，供有关人员学习。本年度3月组织召开雾霾健康影响监测与快速评估专家咨询会，同时组织开展石家庄市雾霾对人群健康急性影响前期调查工作。

【组织召开食品放射性监测与风险评估工作会】 会议对各省（自治区、直辖市，除西藏外）疾控中心和职防院所负责食品放射性监测与风险评估的工作人员进行了培训，并对相关实验室监测技术做指导，同时，就食品放射性监测与风险评估工作开展经验交流。

【举办PM2.5监测、成分分析及质量控制交流培训班】 会议对来自全国77个雾霾健康影响监测点实验技术人员以及中国疾控中心相关人员，就2014年空气污染（雾霾）健康影响监测项目总体方案及要求进行了介绍，并对PM2.5监测方法、PM2.5中重金属、离子的实验室分析方法和质量控制进行了培训。

【组织召开重点职业病监测与职业健康风险评估项目工作交流与研讨会】 此次会议向参会代表系统地介绍了重点职业病监测与职业健康风险评估项目工作方案的修订情况，就中国疾控中心已报送国家卫生计生委的新方案做了解读。

【举办农村集中式供水工程卫生学评价和水质监测技术培训班】 培训班对西南部地区省级及地市级疾控中心饮水卫生专业技术人员就农村集中式供水工程的相关政策和要求进行了普及解读。

【组织召开健康危害因素监测工作交流会】 会议听取了全国及部分省市2014年重点职

业病监测、生活饮用水卫生监测、空气污染对人群健康影响监测和医疗卫生机构医用辐射防护监测工作实施情况和经验介绍并研讨了在“十三五”传染病重大专项中增加公共卫生项目的相关议题。

【突发公共卫生事件应急处置】 我处雷苏文副处长和刘东山副处长分别作为中国疾控中心卫生防疫队队长和现场专题调研组成员，先后赴云南鲁甸震区开展卫生防疫工作。承担完成了《云南鲁甸地震抗震救灾卫生防疫工作评估报告》。我处作为中国疾控中心鲁甸地震抗震救灾技术组组长单位，协助完成信息收集工作，组织专家对相关技术文件进行修改。

（刘东山、孙维哲）

慢性病防治与社区卫生

【深入推进全民健康生活方式行动】 全民健康生活方式行动不断扩大和深入，截至2014年12月31日，全国启动行动的县（区）数达到2401个，占全国县（区）总数的77.23%，东中西部地区均已达到行动实施方案中2015年目标要求。按照疾病预防控制工作绩效评估标准（2012年版）要求，全国开展行动的县（区）数为205个，占全国总县（区）数的6.60%。全国完成各类健康支持性环境建设（健康社区、健康单位、健康食堂、健康餐厅/酒店、健康学校、健康步道、健康加油站/健康小屋、健康一条街、健康主题公园等）32 989个，其中2014年新建成6191个。2014年全国利用全民健康生活方式行动日、高血压日、糖尿病日开展系列宣传活动和健康讲座次数共计19 292次，媒体报道6607次。全民健康生活方式行动不断深入学校和社区，全国有2169所学校开展了快乐10分钟活动，全国培训健康生活方式指导员共129 105名，其中2014年新招募68 061名。

【开通全民健康生活方式行动微信公众号】 2014年，全民健康生活方式行动国家行动办加强信息化建设，对门户网站和工作信息管理系统进行改版和升级，及时掌握各地工作动态，并于6月开通行动微信公众号（qmjkshfsxd），利用新媒体加强健康生活方式宣传，取得良好反响。截至12月底，微信公众平台共推送405条信息，送达101.6万人次，图文页阅读45.3万人次，收藏转发3.5万余人次。

【召开第三届中国健康生活方式大会】 2014年8月21—22日，在北京中国职工之家饭店召开第三届中国健康生活方式大会，会议由中国疾病预防控制中心主办、国家卫生计生委疾控局支持，会议主题为"健康生活方式与健康服务"。会议既有对《国务院关于促进健康服务业发展的若干意见》的权威解读，有国内外慢性病防控及健康生活方式理论与实践的最新进展介绍，也有地方健康生活方式特色介绍和展示，还按照"从孩子做起养成健康生活方式—改变不良生活方式—健康管理服务—促进健康养老"的主线设计了专题单元。会上还专门组织了嘉宾访谈、中国健康知识传播激励计划办公室"微"运动以及健康生活方式指导员才艺展示等环节，通过增强互动使大家积极参与到健康活动中，亲身感受健康生活方式的魅力和乐趣，整个活动还通过微信全程直播，使全民健康生活方式理念进一步深入人心。来自世界卫生组织、美国疾控中心、国家发改委、中共国家机关工委、全国老龄办、高校、学会协会、企业、各省卫生行政部门和疾控机构、部分社区代表等158个单位共300多人参加了会议，15家媒体参会并进行了会议相关报道。

【召开2014年全国疾控系统慢性病防控和营养工作会议】 2014年10月13—14日，由中国疾控中心慢病社区处主办的"2014年全国疾控系统慢性病防控和营养工作会议"在广西南宁召开。梁晓峰副主任全面总结了2014年慢性病防控与营养工作，国家卫生计生委基层司鄂啟顺处长、中国疾控中心王若涛研究员分别介绍了国家基层医改工作进展和预期寿命用于评估的反思和探索；北京安贞医院周生来副主任做了防治结合推进慢性病管理的思考与实践专题报告。大会同时听取了卫计委疾控局关于2015年慢病与营养监测整合的各项要求；来自广西壮族自治区、山西省、重庆市、陕西省、河南省和福建省疾控中心的慢病科/所长分别介绍了各省慢性病防控与营养特色工作的开展情况。另外，参会代表在14

日上午列席了国家卫生计生委主办的慢性病监测与信息化工作推进会，听取了关于“中国居民慢性病与营养监测工作方案解读及总体安排”的大会报告。本次会议总结和交流了全国疾控系统2014年开展的慢性病防控与营养工作，为顺利开展2015年慢病与营养工作奠定了基础。

【完成全国疾控系统学校卫生工作调查】 全面完成全国疾控系统学校卫生工作调查工作。问卷调查涉及全国各省和新疆建设兵团的32家省级疾控中心和464家地级疾控中心，并在全国6个省级疾控、7家地市疾控中心及11家县级疾控中心进行学校卫生工作访谈。初步掌握了全国学校卫生工作现状，并形成报告。

【完成中国老年健康影响因素2014年跟踪调查】 为积极应对人口老龄化，收集老年健康相关数据，分析老年健康水平及影响因素，为基本公共卫生服务老年健康管理技术指导提供依据，与北京大学合作在22个省（自治区、直辖市）以及8个长寿地区开展中国老年健康影响因素跟踪调查工作。调查内容涉及老年健康的多个维度，包括生活方式、心理健康、认知功能、生活自理能力及体检指标等，调查对象涉及近10 000人。

【初步完成中国居民慢性病与营养监测整合工作】 受国家卫生计生委委托，中国疾控中心慢病处承担中国居民慢性病与营养监测整合相关工作。经过现场调研、多轮专家论证和定稿后，制定完成《中国居民慢性病与营养监测工作方案（试行）》，并通过国家卫生计生委印发全国。同时，慢病处组织慢病中心、营养所和控烟办等制定6项专项技术方案，包括中国成人慢性病与营养监测技术方案（试行）、中国儿童与乳母营养健康监测技术方案（试行）、中国居民慢性阻塞性肺病监测技术方案（试行）、中国居民心脑血管事件报告技术方案（试行）、农村义务教育学生营养健康状况监测技术方案（试行）、中国食物成分监测技术方案（试行），并印发全国。2014年10月20—24日，于北京组织3期中国居民慢性病与营养监测培训班，共计培训省级、地市和监测县工作人员350人。

【开展中国慢性病基线数据综合分析工作】 为满足《中国慢性病防治工作规划（2012—2015年）》和WHO《全球非传染性疾病预防和控制综合监测框架》指标要求，系统分析中国居民主要慢性病死亡、患病、发病、危险因素和疾病负担现状与趋势，初步建立权威的数据信息报告与发布机制，慢病处组织慢病中心、营养所和控烟办开展中国慢性病基线数据综合分析工作。利用多项国家监测数据，结合文献检索等方式，并综合运用统计学建模等方法得到分析结果。撰写了《中国慢性病与营养状况报告（2014年）》。

【组织开展第四次全国慢性病防控能力调查】 组织开展第四次全国慢性病防控能力调查，调查对象为全国省（自治区、直辖市）地市和县区所有疾病预防控制中心及随机抽取的3000家基层医疗卫生机构（包括1500家社区卫生服务中心和1500家乡镇卫生院）。本次调查工作于2014年9月3日正式启动，2015年1月完成网络填报工作。通过本次调查可描述各级各地全国慢性病防控能力（包括政策能力、基础配置能力、教育培训能力、合作能力、早期发现与监测能力、干预与管理能力、评估能力、科研能力等8个模块）；评估各级慢性病防控综合能力；分析和评价2008年、2009年、2011年和2013年慢性病防控能力变化趋势。2014年继续开展2012年全国慢性病防控能力调查报告出版工作，完成数据清理、数据分析和报告撰写等工作，《中国慢性病预防控制能力调查2011》将由中国协和医科大学出版社出版。

【淮河流域癌症综合防治项目】 2014年是扎实稳步推进淮河项目的重要之年。2014年淮河项目继续做好死因监测、出生及出生缺陷监测、农村居民饮用水水质卫生监测以及环境医学调查，积极推进前瞻性队列研究和癌症预防干预工作，重点开展了阶段性评估工作，组织撰写了《淮河流域重点地区癌症综合防治项目阶段性进展报告（2007—2012）》，为淮河流域癌症综合防治工作打下了坚实的基础。在国家卫生计生委疾控局的支持下，7 月淮河项目联合环保部、水利部、住建部、科技部、农业部等八部门开展淮河流域癌症综合防治工作现场调研，并与卫生、环保等多领域专家完成联合报告的初稿，切实加强了部门间工作交流和沟通。11 月与国家癌症中心共同组织召开“2014 年淮河流域癌症综合防治工作会议”，会议重点是总结 2013 年淮河流域癌症综合防治工作并部署下一步工作。

（吴静、翟屹、李园、殷召雪、石文惠）

流行病学应用与实践

【工作概况】 作为中国疾控中心流行病学工作领域的组织、协调、实施和指导部门，流行病学办公室2014年承担了中心142名研究生流行病学教学管理和学位评定委员会第八分委会26名研究生学位申请工作，成功举办第八届全国流行病学应用与实践系列培训班，多次为公共卫生各个领域研究提供技术支持和培训授课，积极开展国内外流行病学学术交流和应用研究。2014年工作取得的主要进展包括：

1. 针对当前我国最高发，严重危害居民健康的肺癌资料进行整理、分析肺癌国内外流行数据、分布特征、危险因素、临床表现、预后和预防控制策略措施、以及经典研究和防控案例，编辑《癌症专刊——肺癌专辑》，为癌症防治的医疗卫生工作和国家相关策略制定提供参考。

2. 为了评价《国家基本公共卫生服务规范（2011年版）》的实施情况和效果，从患者行为改变的角度提出了开发社区慢病管理效果评价工具的研究构想，并针对社区《高血压患者健康管理服务规范》，提出了高血压患者健康管理服务依从性测量工具的研究框架。

3. 开展不同区域气候敏感疾病的响应和适应机制研究，完成海南省高温热浪对人群健康的风险和适应的初步人群研究调查，初步完成气候—健康脆弱性综合评估方法和脆弱性指数计算的指标体系初建。

4. 关注国内酒后驾驶现况及其对道路安全的影响，系列整理了国内酒后驾驶流行现况的资料，收集、梳理了国内外酒后驾驶干预的有效措施和经典案例，为国内酒后驾驶干预项目提供技术支持。

5. 加强与美国密歇根大学的交流合作，协商制定了互派交流学者的具体工作机制，并派出人员完成了交流学习。

【流行病学学科建设】 承担中心硕士研究生流行病学课程的教学任务及教学管理工作，完成了2014年142名硕士研究生的流行病学授课和考核，并在2013年教学的基础上对教学、考核方式做出调整和改革，取得了良好效果。

配合教育培训处完成中心2014年研究生招生入学工作，组织完成硕士、博士研究生流行病学入学考试出题、阅卷及面试等相关工作。

承担中心第四届学位评定委员会第八分委会研究生学位初审工作，完成所辖中心机关、慢病中心和妇幼中心2014年拟毕业26位研究生的学位申请材料收集和审核工作。

【举办第八期流行病学方法培训】 2014年6月23—27日，第八期全国“流行病学应用与实践系列培训班”在广西南宁顺利举行，来自福建、江西、湖南、广西、四川、重庆、贵州和云南8个省（自治区、直辖市）的30余名业务骨干参与了本次培训。

围绕公共卫生数据的整理、分析和利用的主题，本次培训采用专题讲座和小组练习相结合的参与式培训方式，授课老师在理论讲解之后，引导学员进行了实操练习和汇报。通过4天8个单位的培训，学员对培训内容有了系统、深入的学习，了解了运用简单、实用的工具进行数据分析的方法，并进行了充分的交流。培训后的问卷评估显示，本次培训得到学员的一致认可，取得了良好的培训效果。

流行学继续教育培训是开展疾控特色流行病学学科建设的主要内容。2014 年，流病办在总结七年培训经验的基础上对培训项目加以改进，定期开展需求评估调研，结合基层流行病学技术水平，尝试以流行病学方法为基础、流行病学工具为核心、解决实际问题为目的设计培训内容，以省级师资培训为重点，试点区域性、参与式培训，以提高培训的针对性和实用性，建立“国家和省级疾控机构分工合作，省级师资培训和基层推广培训相结合”的流行病学培训网络体系。

【开展 973 气候—健康脆弱性综合评估研究】 开展不同区域气候敏感疾病的响应和适应机制研究，完成海南省高温热浪对人群健康的风险和适应的初步人群研究调查，初步完成气候—健康脆弱性综合评估方法和脆弱性指数计算的指标体系初建，参加气候变化与健康研究方法培训班，参加美国、新西兰、澳大利亚、瑞典及山东大学联合举办的气候变化与国际学术研讨会。

【进行癌症流行病学研究—编辑《癌症专刊——肺癌专辑》】 针对当前我国最高发，严重危害居民健康的肺癌资料进行整理、分析肺癌国内外流行数据、分布特征、危险因素、临床表现、预后和预防控制策略措施、以及经典研究和防控案例，编辑《癌症专刊——肺癌专辑》，为癌症防治的医疗卫生工作和国家相关策略制定提供参考。

【扩展外联，开展流行病学合作】 2014 年流病办除与美国密歇根大学合作 MOU 管理办公室、美国密歇根大学学者交流项目管理办公室建立了长期合作关系之外，也和国际酒精政策中心保持了长期合作，包括整理国内酒后驾驶流行现况的资料，梳理国内外酒后驾驶干预的有效措施和经典案例，为国内酒后驾驶干预项目提供技术支持。在国内与武汉大学，中国人民大学，北京师范大学，中南大学，东南大学，山西医科大学等也都建立了合作关系。

【提出“以患者为中心的高血压患者健康管理服务评估逻辑模型”及相应的评估工具包研究方案】 社区慢病管理是深化医疗卫生改革、促进基本公共卫生服务均等化的重要措施。流病办针对《国家基本公共卫生服务规范（2011 年版）》中慢病管理的各个环节，从第三方评估者的角度，综合分析慢性病健康管理工作环节、内容和影响因素的基础上提出以患者为中心的慢性病健康管理服务评估逻辑模型，并以此为框架，开发一套评估工具包。

（皮晚笛、么鸿雁）

控烟工作

【开展 2013 全球青少年烟草调查中国部分项目】 全球青少年烟草调查（Global Youth Tobacco Survey）——中国项目是受国家卫生和计划生育委员会宣传司委托，中国疾病预防控制中心控烟办公室组织实施的。本次调查是中国首次采用全球统一的标准方法，针对青少年开展的，兼具国家代表性和省级代表性的专项调查。该调查覆盖中国 31 个省（市、自治区），336 个监测点，共 1020 所学校参与调查，回收问卷 155 117 份，总体应答率 98.0%。调查内容包括：烟草使用、烟草依赖及戒烟、二手烟暴露、烟草制品获得与价格、控烟宣传、烟草广告和促销、对烟草的认知和态度，以及学校无烟政策等情况。调查的现场工作于 2013 年底完成，中国疾病预防控制中心控烟办公室于 2014 年上半年组织完成了数据清理、分析工作，撰写《2014 中国青少年烟草调查报告》，该报告于 2014 年世界无烟日主题宣传活动中由中国疾病预防控制中心王宇主任发布。

【开展 2014 中国成人烟草调查项目】 为监测全国烟草流行现状，中国疾病预防控制中心受国家卫生和计划生育委员会委托开展 2014 中国成人烟草调查项目。调查在中国 31 个省（自治区、直辖市）336 个监测点中开展，监测对象为 15 岁及以上的城乡常住人口。2013 年 7 月起，中国疾病预防控制中心控烟办公室分批分期对各监测点开展了现场调查和管理培训，对现场调查进行标准化培训和严格的调查员考核，考核合格后开始现场调查工作。截至 2014 年底，共对 18 个省 184 个监测点开展了现场调查和管理培训，培训项目人员 400 余人，其中 13 个省初步完成现场调查工作，并按计划进行数据回收工作。

【完成中国城市成人烟草调查项目】 2013 年 7 月—2014 年 8 月期间，中国疾病预防控制中心控烟办公室与美国疾病预防控制中心合作实施中国城市成人烟草调查项目，该项目在长春、鞍山、沈阳、天津、南昌、洛阳、兰州、唐山、杭州、青岛、深圳、克拉玛依和哈尔滨等 14 个城市开展，项目采用全球统一的研究设计和问卷，并根据中国国情进行适当调整，使用掌上电脑设备通过入户调查的方式收集数据，设计样本量为 45 030 例，共完成调查 38 962 例，完成率达 86.5%。此项目对于掌握中国代表性城市的烟草流行特征、指导中国控烟政策制定及措施具有重要意义。

【利用国际烟草控制政策评估项目（简称“ITC 项目”）数据开展控烟政策倡导】 ITC 项目中国调查是针对中国成年人吸烟行为以及烟草使用相关知识、信念、看法和态度的一项前瞻性调查，总体目标是测量《国际烟草控制框架公约》相关的主要控烟政策对社会心理和行为的影响，项目分别于 2006 年、2008 年、2010 年、2011 年开展了四轮调查。2014 年，结合中国目前控烟履约进程，中国疾病预防控制中心控烟办公室利用项目数据撰写了多份报告，开展政策倡导。2014 年 4 月 8 日，世界卫生组织与 ITC 项目在北京联合发布《中国烟盒健康警示》报告，33 家中文、8 家英文主流媒体对该报告进行了报道。翻译了《烟草控制》烟草价格专刊，在 10 月 22 日举办的烟草价格税收研讨会上发布。使用项目数据，撰写了公共场所禁烟、烟盒健康警示、禁止烟草广告等 3 份报告，作为对《公共场所控制吸烟条例（送审稿）》、《中华人民共和国广告法（修订草案二次审议稿）》的意见建议，提交给国务院法制办、全国人大常委会法制工作委员会。

【编印《两会特刊—控烟专刊》】 2014年3月，中国疾病预防控制中心与中国新闻社合作，共同编写了中国新闻报“两会特刊”（中国控烟工作专辑），供两会委员和代表了解烟草危害以及国内外控烟工作情况。该特刊获得两会委员和代表对控烟工作的支持，更好地推进中国的控烟履约进程。

【中美创建无烟工作场所伙伴项目一期顺利结束】 为推动和支持企业创建无烟工作场所，原卫生部和美国卫生与公众服务部于2012年共同发起中美创建无烟工作场所伙伴项目。中国疾病预防控制中心控烟办公室作为项目执行机构，负责开展各项工作。项目共招募285家中外企业，为其提供培训、创建无烟环境所需的宣传材料和其他技术支持；修订印刷了《无烟企业创建指南及工具包》，并下发至所有参与项目的企业；举办4期创建无烟工作场所培训班及1期主题为“创建无烟工作场所”的搜狐公益论坛。项目于2014年9月正式结束。

【建设全国戒烟门诊服务体系】 为搭建全国戒烟门诊体系，规范诊疗程序，加强全国戒烟门诊能力建设，为中国3亿吸烟者提供戒烟帮助服务，中国疾病预防控制中心控烟办公室从中国31个省（市、自治区）及新疆生产建设兵团选取96家医院，指导建立戒烟门诊。2014年共举办3期全国戒烟门诊培训班及现场观摩学习，再版了《戒烟门诊操作指南》，并开发戒烟门诊宣传材料。

【《国外无烟环境法律法规汇编》出版发行】 2014年9月10日，中国疾控中心控烟办公室杨杰研究员主编的《国外无烟环境法律法规汇编》一书由中国民主法制出版社正式出版发行。

【官方微博“@无烟中国”正式启动】 2014年9月12日，中国疾病预防控制中心控烟办公室正式启动官方微博“@无烟中国”，该微博权威发布国内外控烟新闻和进展，及时反映中国控烟动态，着力打造成为国内讨论控烟有关问题的互动平台。

（肖琳、冯国泽、南奕、王继江、王立立、杨杰、王卉呈）

12320 全国公共卫生公益电话建设与管理

【工作概况】

一、加强内涵建设，注重考核评估

建立国家与各省之间的扬言处理机制，实现群众诉求无地域限制；编写 12320 管理规范，细化 12320 考核评价指标体系并制作考核评价表，在 13 个省份试用 12320 业务数据结构，促进各地 12320 卫生热线建设与管理的科学化、标准化和规范化。举办参与式培训班分别培训管理人员和骨干咨询员各近百名，举办了信息录入和统计分析培训班，并继续强化培训基地建设，促进队伍建设，提高服务质量。全年陆续对 9 个省进行了现场调研，全面掌握机构整合后各地 12320 建设情况，开展分类指导，并针对 12320 和 12356 两条热线的整合进行了重点调研。组织各省卫生计生委 12320 主管处室负责人对 7 个省进行了交叉督导评估，委托第三方开展了两次外部评价，通过督导评估促进各地发现问题，完善建设。

二、强化新媒体利用，深化戒烟服务功能

通过 @ 全国卫生 12320 官方微博发布微博 4344 条，开展微活动 15 次，目前微博粉丝总数 610 万，影响力在新浪“十大医疗卫生微博”和腾讯“十大卫生系统机构微博”排名中均名列榜首。官方微信发布图文信息 1321 条。组织开展 12320 戒烟干预扩大试点工作，完成 10 个试点省市基线调查 11 549 例，征集戒烟者 1670 人，427 人正式进入干预流程，1 个月维持戒烟比例达 21.75%。组织编写了戒烟咨询和戒烟干预 2 套服务指南，推动正式启动中央转移支付 12320 戒烟咨询服务重大专项，将 12320 戒烟干预从试点推向了全国，并将 12320 热线作为法定热线写入控烟条例。继续配合卫计委开展整顿医疗秩序、打击非法行医专项行动。配合 CFETP 办公室开展公众禽类接触电话调查。承担国家卫计委委托的卫生计生科普平台建设工作。

三、深化舆情监测，提高应急能力

积极配合卫生应急中心，做好埃博拉出血热疫情应对，通过 12320 官方微博发布埃博拉出血热原创微博 1607 条，转发微博 1083 条，阅读量共计 361.5 万次，开展舆情监测日报，向国家卫生计生委和中国疾控中心有关部门报送《12320 卫生热线埃博拉出血热舆情监测日报》141 期。年初针对人感染 H7N9 禽流感疫情，发布人感染 H7N9 禽流感相关微博 81 条，总阅读量近 275 万次，报送日报 6 期。在云南鲁甸地震等多次地震后，及时在官方微博和微信发布地震逃生和自救互救等相关信息。按时开展日常监测工作，完成月报 12 期，节假日专报 7 期，工作简报 12 期，专项行动月报 9 期。

四、加强品牌宣传，扩大社会影响

继续在“12320 主题宣传日”策划组织开展全国范围的系列宣传活动。策划设计主题宣传海报 2 款并组织发放近 2 万份，举办了 12320 市民一日体验活动，在《健康报》发表了题为《12320：满足健康需求就是目标》的文章，通过官方微博开展“12320 咨询员小故事”展播活动及有奖问答、铁杆粉丝评选活动，通过官方网站开展了“您了解 12320 卫生热线吗？”的在线调查。全年累计在 12320 官方网站登载信息 251 篇，在中国疾控中心网站登载信息 45 篇，在国家卫生计生委网站登载信息 9 篇。制作了《12320，助您戒烟成功》健康教育宣传片以及“12320，戒烟我帮您”宣传海报，并每月向《生活与健康》杂志“健康问答”专栏供稿。国际护士节期间积极组织开通12320短信息平台的省份编发宣传信息，累计发送437023条。

五、推进对外合作，扩大国际影响力

在APEC的支持下，组织编写了《12320卫生热线卫生应急工作手册》，成功举办APEC经济体卫生热线应对突发公共卫生事件能力建设研讨会，12320开始进入国际视野。与UNICEF继续合作开展12320妇幼健康信息资源库和数据录入结构建立项目及儿童家长免疫规划满意度调查项目。开展了EID“公众传染病信息需求研究”和“12320微博平台健康传播效果评估研究”。陪同UNICEF的代表考察了北京市12320。

【开展现场调研和全国现状调查】 2014年，全国12320管理中心陆续对山西、江苏（南京、镇江）、河北（石家庄、邯郸）、陕西、甘肃、上海、辽宁、青海、江西等9个省市进行现场调研，深入了解运行情况，共同分析目前面临的困境，有针对性地开展分类指导，督促各地加强重视，加快建设，完善服务，扩大影响。按照国家卫生计生委今年的工作要点，针对12320卫生热线和12356阳光计生热线两条热线的整合进行了重点调研。10月，组织各地开展了2014年全国12320卫生热线建设现状调查和工作总结，从组织管理、制度建设、系统建设、人员情况、服务能力、宣传情况等方面全面掌握机构整合后各地12320管理与建设现状，为下一步有针对性地管理和指导各地12320建设摸清情况，梳理脉络。截至12月底，全国共有28个省（市、区）开通了12320卫生热线。各地12320卫生热线1至12月受理量约324.9万人次，比去年同期增长43.4%。

【召开全国12320卫生热线工作会议】 2014年10月，全国12320管理中心召开了全国12320卫生热线工作会议。会议指出大力加强12320服务体系建设，是践行党的群众路线的具体体现，是深化医药卫生体制改革、加强和创新社会管理的客观要求，是提高全民健康素养水平的重要保障。会议强调要深刻认识新形势下加强卫生热线建设的重大意义和深远影响，认真查找问题，发现薄弱环节，切实理顺管理体制，明确功能定位，做好统筹规划与全方位保障，注重加强基础建设，大力提高热线服务质量，强化品牌宣传，以“顺应百姓健康需求、解决突出问题、提高群众满意度”为宗旨，与时俱进，开拓创新，真抓实干，把推进12320建设发展作为开展践行党的群众路线教育实践活动的重要抓手，切实解决群众反映强烈的突出健康问题。会议还对12320戒烟干预扩大试点工作进行了阶段性总结，对12320卫生热线戒烟咨询中央转移支付重大专项工作进行了安排与部署。

【建立扬言处理机制】 全国12320管理中心初步形成国家与各省之间的扬言受理转办机制，即省级平台受理的外省诉求信息报送全国12320管理中心，由该中心转发至当地卫生计生委，实现群众诉求无地域限制。2013年10月至2014年9月共受理转办扬言来电8件。

【编写《12320卫生热线管理规范》】 全国12320管理中心认真梳理了12320卫生热线的岗位职责、管理制度、工作流程和应急预案，组织编写了《12320卫生热线管理规范》，以期进一步规范和统一各地12320的运行和管理，提高全国12320卫生热线整体服务水平和服务质量。

【细化《12320卫生热线考核评价指标体系》】 全国12320管理中心完善了《12320卫生热线评价指标体系》，评价指标体系包括基本保障、机构建设、服务运行、社会评价4个一级指标，政策保障、资金保障、组织管理、制度建设、基础设施、队伍建设、服务内容、服务方式、服务工作量、服务水平、宣传、群众和员工评价13个二级指标，以及46个三级指标，并根据各指标权重制作了考核评价表。以期加强对各地 12320 的考核，科学评估各地 12320 的建设管理水平与服务能力。

【试用《12320 卫生热线业务数据结构》】 为进一步规范 12320 卫生热线业务数据信息的收集与分析，5 月 1 日至 6 月 30 日，全国 12320 管理中心在 13 个省（区、市）12320 试用了 12320 卫生热线业务数据结构。试用期间各地在本地录入平台中记录受理内容后，均在试用系统中按要求做好电话分类和信息录入，记录分类判断中存在的问题和需要改进的建议，并提交试用报告。

【举办 2014 年全国 12320 卫生热线咨询员培训班】 9 月，全国 12320 管理中心举办了 2014 年全国 12320 卫生热线咨询员培训班。来自全国的近百名业务骨干参加了培训。培训班从狂犬病、高血压、热线戒烟干预和新生儿喂养护理等方面进行培训，并采用参与式培训方法，将小组讨论、录音点评、角色扮演、模拟咨询、有奖抢答等活动贯穿培训始终，充分调动了咨询员的参与积极性，激发了咨询员的学习热情。

【举办 2014 年全国 12320 卫生热线管理人员培训班】 12 月 28—30 日，全国 12320 管理中心举办了 2014 年全国 12320 卫生热线管理人员培训班。来自全国 30 个省（区、市）的卫生计生委 12320 卫生热线工作主管处室负责人、12320 卫生热线管理人员近百人参加了培训。培训班从关于深化医改和健康服务业的若干问题、健康促进与控烟履约、项目管理、呼叫中心管理等方面进行了授课。

【举办 2014 年全国 12320 卫生热线信息录入和统计分析培训班】 4 月，全国 12320 管理中心举办了信息录入和统计分析培训班，来自 13 个省（区、市）的 12320 卫生热线管理人员和业务数据信息负责人近 60 人参加了培训。培训班介绍了新开发的 12320 卫生热线业务数据结构，讲解了 12320 业务数据信息录入和统计分析的方法，学员分组进行了业务数据信息录入操作训练，并讨论了业务数据结构试用和今后在全国推广中可能存在的问题。

【加强培训基地建设】 今年，全国 12320 管理中心继续加强北京和上海培训基地建设，统一规范培训内容、学习要求和申请赴培训基地学习流程，建议新建设省份 12320 卫生热线派员到培训基地参加轮训，促进省市间的交流学习，以提高全国 12320 卫生热线管理人员和咨询员的整体业务能力。2014 年 1—11 月北京培训基地共完成 3 批次 15 名学员的培训工作，上海培训基地共完成 2 批次 7 名学员的培训工作，培训均达到了预期效果。

【开展服务质量评估】 为发现各地 12320 卫生热线在服务中存在的问题，有针对性地提出改善服务水平的可行性建议，全国 12320 管理中心组织开展了内部和外部评估。11 月和 12 月，全国 12320 管理中心对 7 个省市进行交叉督导评估，促进各地之间互相学习、了解工作；组织开展了两次第三方外部评估，采用电话神秘来电者监测方式实施，评估内容包括 12320 卫生热线的接通情况和咨询员在接待礼仪、沟通技巧、问题解决上的表现等 14 项具体指标。

【继续做好官方微博和官方微信】 继前年开通 @ 全国卫生 12320 官方微博以来，全国 12320 管理中心一直秉承“传播健康知识、倡导健康生活、加强信息沟通、及时了解民情”的宗旨，积极通过官方微博发布公众关注的热点健康信息和卫生政策信息，加大健康知识传播力度。2014 年 1 月至 12 月，共发布微博 4344 条，举办微活动 15 次，切实有效地拉近了 12320 与公众的沟通距离。微博粉丝总数约 610 万人。同时，全国已有 19 个省市 12320 卫生热线开通了官方微博，初步形成协同、高效的 12320 微群，建立起宣传联动机制。2014 年，在综合关注人数、微博数、活跃度和传播力等多方面因素评比后，@全国卫生12320官方微博在新浪“十大医疗卫生微博”和腾讯“十大卫生系统机构微博”排名中均名列榜首。

2014年1月至12月，全国12320官方微信共发图文信息1321条，内容涵盖儿童健康心理、女性养生、高血压自我保健、如何饮食控制脂肪肝、失眠改善、颈椎病预防等时令和实用话题。官方微信还不断创新服务模式，针对“儿童预防接种日”，发起“集赞送礼”活动；为应对高温季节的到来，创新采用案例分析和热点解答的方式，提醒公众高温天气下如何预防中暑。此外，还积极响应和配合卫生计生委和中国疾控中心有关部门的相关活动，针对“埃博拉出血热”、“世界肝炎日”、“世界狂犬病日”等分别做了专题健康知识普及。

今年，全国12320管理中心努力做好微博和微信的“双微”联合运行，积极发布健康知识、卫生政策和实事新闻，力求充分借助新媒体服务技术，满足更广泛人群的健康需求，实现新闻宣传和健康促进的有机融合，在卫生计生政务信息公开、解读卫生计生政策、引导社会舆论等方面发挥应有的作用。

【加强戒烟服务】 自2013年10月国家卫生计生委宣传司启动12320卫生热线戒烟干预扩大试点工作以来，截至2014年10月，10个戒烟干预试点省市已完成基线调查11 549例，掌握了12320来电者的吸烟基本情况；征集戒烟者1670人，其中427人正式进入热线戒烟干预流程，戒烟成功率（维持戒烟1个月）达21.75%，成功戒烟人数（维持戒烟1个月）共计147人。

通过组织各试点省市不断总结热线戒烟干预经验，进一步实践和完善了《12320卫生热线戒烟干预流程》，编制和完善了《12320卫生热线戒烟干预服务指南》和《12320卫生热线戒烟咨询服务指南》，使热线戒烟干预有章可循，有据可依；并于10月底正式启动中央转移支付12320戒烟咨询服务重大专项，实现零的突破，将12320戒烟干预从试点推向了全国，并将12320热线作为法定热线写入控烟条例。

【开展人感染H7N9禽流感电话调查】 1月，全国12320管理中心在4个省市针对公众的禽类接触、对活禽市场管理的态度和对人感染H7N9禽流感的防护及认知情况开展电话调查，电话调查对象1555人。

【开展“进一步整顿医疗秩序 打击非法行医”专项活动】 全国12320管理中心组织各地12320通过热线、网站、微博、微信、短信等立体服务平台宣传非法行医的危害，引导群众自觉抵制非法行医，同时启动专项行动舆情月报机制，要求承担打击非法行医专项行动投诉举报受理的18个省（区、市）12320卫生热线进一步完善非法行医投诉举报受理流程，每月报送投诉举报和咨询受理情况。1—9月，共受理专项行动投诉举报1854件、咨询220件，受理案件涉及罚款37.578万元，没收违法所得9.0053万元。

【整合卫生计生科普平台建设】 8月，全国12320管理中心8月组织召开了卫生计生科普能力建设研讨会，制定了《科普媒体联盟管理办法》、《卫生计生科普专家库管理办法》和《专家指导组管理办法》的初稿。

【继续开展日常卫生舆情监测】 继续开展日常卫生舆情监测工作，完成《12320卫生热线舆情月报》12期、《12320卫生热线节假日舆情专报》7期、《工作简报》12期、《12320卫生热线进一步整顿医疗秩序打击非法行医专项行动舆情监测月报》9期，报送国家卫生计生委和中国疾控中心相关部门。

【应急监测】 今年人感染H7N9禽流感疫情发生后、埃博拉出血热疫情持续蔓延、云南鲁甸地震后等，全国 12320 管理中心均积极通过热线、网站、微博和微信平台做好咨询解答和信息发布，引导舆论导向，消除公众紧张情绪；同时立即启动舆情监测日报机制，及时分析公众关注热点。针对人感染 H7N9 禽流感疫情，自 1 月 1 日至 2 月 8 日，通过 12320 官方微博发布人感染 H7N9 禽流感相关微博 81 条，总阅读量近 275 万次；官方微信发布 7 条图文消息，阅读量近 5000 次，分享转发 500 余次。向国家卫生计生委和中国疾控中心有关部门报送《12320 卫生热线 H7N9 禽流感疫情舆情监测日报》6 期。

针对埃博拉出血热疫情，自 8 月 11 日至 12 月 31 日，向国家卫生计生委和中国疾控中心有关部门报送《12320 卫生热线埃博拉出血热舆情监测日报》141 期。共计受理埃博拉出血热相关公众咨询 161 件次，通过 12320 官方微博发布埃博拉出血热原创微博 1607 条，转发微博 1083 条，阅读量共计 361.5 万次。

云南鲁甸地震后，12320 卫生热线迅速启动应急机制，在第一时间发布了地震逃生、自救互助、震后防病防灾、灾情动态等相关微博 60 余条，同时积极组织各地 12320 官方微博相互转发，扩大地震相关知识科普的受众范围，增强传播效果。相关微博共被网友转发评论近 2500 次，阅读总量超过 220 万次。

【组织开展全国 12320 主题宣传活动】 3 月 20 日，全国 12320 管理中心继续在“12320 主题宣传日”策划组织开展全国范围的系列宣传活动，今年的宣传主题是“12320，健康进万家”。当日，该中心举办了 12320 卫生热线市民一日体验活动，在《健康报》发表题为《“12320”：满足健康需求就是目标》的文章，通过官方微博开展“12320 咨询员小故事”展播活动及有奖问答、铁杆粉丝评选活动，通过官方微信发布图文消息专题介绍 12320，通过官方网站开展了“您了解 12320 卫生热线吗？”在线调查。

还积极组织各地结合自身实际，开展了媒体推介、体验座谈、广场宣传、短信发送、新媒体宣传等丰富多彩的宣传活动。13 个省份在 3 月 20 日发送统一的宣传短信共计 6 034 285 条，各地原创短信 6 870 845 条；18 个省份 12320 官方微博共发布原创微博 1670 条，转发全国及其他省份微博 898 条，被转发次数总计 18 309 次；11 个省份 12320 官方微信发布原创图文消息 170 条，转发全国及其他省份图文消息 103 条，被分享次数共计 16 484 次。

【其他宣传活动】 2014 年，除在《健康报》刊登宣传文章，全国 12320 管理中心在 12320 官方网站登载信息 251 篇，在中国疾控中心网站登载信息 45 篇，在国家卫生计生委网站登载信息 9 篇。此外，还向《生活与健康》杂志“健康问答”专栏供稿。国际护士节期间积极组织开通 12320 短信息平台的省份编发宣传信息，累计发送 437 023 条。

还制作了多种宣传资料。年初，组织设计了“12320，健康进万家”两款宣传海报，共计发放海报近两万份；加印了《12320 健康伴你行》八周年回顾画册；为配合国家卫生计生委 12320 戒烟咨询服务重大专项的启动，打造 12320 戒烟热线品牌，制作了《12320，助您戒烟成功》宣传片，同时制作发放了两款“12320. 戒烟我帮您”宣传海报。

【与联合国儿童基金会合作开展 12320 卫生热线妇幼健康信息资源库和数据录入结构建立项目】 今年全国 12320 管理中心与联合国儿童基金会继续合作开展 12320 卫生热线妇幼健康信息资源库和数据录入结构建立项目，开发了适合 12320 卫生热线平台的妇幼健康信息资源库及妇幼健康相关数据标准，为规范妇幼健康咨询指导和舆情监测工作打下基础。

此外，还合作开展了儿童家长免疫规划满意度调查项目。通过 12320 卫生热线开展免疫规划满意度电话调查，调查对象覆盖甘肃省兰州市和河北省石家庄市的 2805 名儿童家长，调查内容涉及接种人员服务态度、技术水平、接种门诊环境及可及性、儿童家长获取免疫信息的渠道等方面。

【在亚太经济合作组织的支持下，举办APEC经济体卫生热线应对突发公共卫生事件能力建设研讨会】 在APEC的支持下，全国12320管理中心组织编写了《12320卫生热线卫生应急工作手册》，于9月底举办APEC经济体卫生热线应对突发公共卫生事件能力建设研讨会。来自澳大利亚、印度尼西亚、菲律宾、泰国、越南5个APEC经济体的卫生热线高级主管官员和相关领域的技术专家，世界卫生组织（WHO）和美国疾控中心驻华办事处的专家，国家卫生计生委有关司局领导，中国疾病预防控制中心有关部门负责同志，来自北京、江苏、云南、甘肃4省（市）卫生计生委12320主管处室负责人和12320管理中心负责人及部分专家共约50余人参加了会议。与会代表就该中心组织编写的卫生热线卫生应急手册框架进行了细致深入地研讨，就卫生热线建设、卫生应急响应、卫生热线在应对突发公共卫生事件中的工作思路和发挥的作用进行了热烈的讨论，并深入探讨了卫生热线在应对突发公共卫生事件中的重要意义，同时结合自身工作经验，对手册框架中的相关问题提出了很多有价值有建设性的意见和建议。此次会议为APEC经济体提供了卫生热线应对突发公共卫生事件能力建设的交流与互动的平台，加深了各经济体对卫生热线及其在卫生应急中作用的认识，为下一步完善卫生热线卫生应急手册提供了思路，指出了方向。

【在中美新发和再发传染病（EID）项目支持下开展相关研究】 在EID项目支持下，开展了“公众传染病信息需求研究”，以了解公众对肝炎、流感、手足口病、结核4种传染病的咨询信息需求，制订12320卫生热线信息资源库中4种传染病的咨询解答数据结构，据此充实更新12320信息资源库的相应内容，提高咨询员解答效率和准确度，同时便于更准确地监测公众对4种传染病的咨询需求。开展了“12320微博平台健康传播效果评估研究”，依托@全国卫生12320官方微博开展信息发布、微访谈等健康传播活动，研究如何通过信息的传播力和引导力等客观指标与网民主观评价两个方面，对官方微博的健康传播效果以及网民的传染病信息需求进行评估，为下一步以网民的传染病信息需求为基础，更有针对性、最大限度地发挥微博平台的健康传播作用积累经验，为利用新媒体等多渠道开展传染病疫情风险沟通起到强有力的支持作用。

【陪同联合国儿童基金会相关代表赴北京12320参观考察】 6月，全国12320管理中心陪同联合国儿童基金会驻中国办事处卫生与营养处处长谢若博（Robert Scherpbier）先生一行赴北京市12320考察。详细了解了全国12320的整体情况，以及12320的组织构架、平台资源、服务功能、咨询内容尤其是妇幼方面的咨询内容及公众关注热点，并了解北京12320的基本概况。与会人员就如何利用12320综合服务平台（热线、短信、微博、微信等）开展妇幼健康咨询指导、舆情监测和电话调查，促进妇幼卫生服务、提高妇幼健康水平进行了深入讨论。

（崔颖、王蕾）

人力资源管理

【中心人员基本情况】 截至 2014 年 12 月 31 日，中心共有正式职工 2228 人，其中管理人员 164 人，专业技术人员 1928 人，工勤人员 136 人。

【加强干部选拔任用和干部队伍建设】 中心管理的处级以上干部 118 名，其中直属单位领导班子成员 51 名，机关处级干部 67 名。2014 年共新选任干部 27 名。干部选拔任用工作涉及 10 个直属单位和 21 个机关处室，开展了 4 个批次共 22 个处级干部职位的民主推荐，全年进行考察谈话达 331 人次。认真执行直属单位党政主要领导的选任工作，用 5 个月时间，就完成了营养与健康所所长、环境所所长和传染病所党委书记 3 个直属单位党政主要领导的选任。完成了 4 个直属单位党委书记选拔程序，完成上报病毒病所等 3 个直属单位主要领导选拔任用方案，完成 3 个直属单位副职的选任。配合委人事司在中心开展了中华预防医学会副秘书长的民主推荐工作。

【做好干部监督和民主管理工作】 组织完成 110 名处级以上干部《领导干部个人有关事项报告表》的填写、信息录入和汇总上报工作，制定因私护照管理制度，对处级干部因私出国（境）证件重新进行了收缴和登记，制定实施处级女干部延缓退休制度。按照廉政风险 A 级防控要求，将中心干部选任的文件和通知等在 OA 办公平台进行公布，便于群众监督。

【开展岗位聘任工作】 2014 年 6—7 月份完成了 2011—2013 年符合条件人员的岗位聘任。聘后专业技术高、中、初级岗位结构比例为 38%、39%、23%。

【牵头组织、准备和落实绩效工资】 主动跟进人社部关于绩效工资和特岗津贴的进展，按照文件和委人事司要求开展了调研测算，上报了中心绩效工资实施方案等若干材料。积极向人社部申请 2007 年至 2012 年特殊补贴经费，已得到认同批复。根据文件和财政部专员办审核要求，研究确定了实施绩效工资后工资、津贴补贴项目和标准，2015 年 1 月 1 日起实施，同时指导直属单位做好 2009—2014 年绩效工资补发测算。

牵头组织直属单位和机关处室工作职责和岗位说明书的修订和撰写工作，为实施绩效考核做好基础准备。

【加强编制和机构管理】 完成了中心机关和直属各单位的机构和人员编制核查，已报中编办备案。这是中心成立以来首次对每个法人单位的机构设置、人员编制、领导职数配备等情况进行梳理、核查和信息录入。

【编写人才规划和申报人才工程建设项目】 按照中心统一安排，经查阅文献，反复修改，编写完成《2015—2020 年人力资源发展规划专项建议书》，对中心人才队伍建设和科学管理提出了建设性思路。为配合人才规划的实施，编写申报了中心人才工程建设项目，提出人才引进、培训等工程规划。

【组织公开招聘和人才推荐工作】 按照程序通过公开招聘接收高校毕业生 66 人，引进留学人员 10 人，社会招聘 3 人。并为中心培养的 101 名毕业研究生办理派遣、档案和户口迁移等手续。2014 年是人才推荐和评奖评优最集中、最多的一年，全年推荐 23 次，推荐个人 143 人次，集体 6 个。结控中心参比实验室获第五届“全国专业技术人才先进集体”。

【组织专业技术资格申报】 共有 212 人申报，其中申报正高 48 人，副高 105 人，中级

59 人。通过评审 171 人，总通过率为 81%。还组织了工程等小系列人员到有关部委申报专业资格。

【继续开展人才上下互派培养】 接收培养西部之光访问学者 4 名，新疆特培学员 3 名，进修人员 49 名，中心 12 名专业技术骨干下派锻炼。推荐中组部、团中央第 15 批博士服务团成员 2 名，第七批援疆人才 4 名。

【组织新职工岗位培训和人事干部专业培训】 2014 年 11 月，组织 120 余名 2014 年新职工进行为期 2 天的岗前培训，使新职工了解了中心的基本工作流程和方法，感受疾控工作的责任和意义；组织人事干部进行人事档案管理、绩效管理、岗位说明书撰写等方面的培训，打牢了人事干部的人事专业工作基础。

【保障日常工作正常开展】 办理 25 名职工解决夫妻两地分居申报手续；办理中心法人证书和组织机构代码年检、借用等管理工作；办理因公出国（境）政审 616 人次。负责人力资源信息管理系统的维护和使用，并对直属各单位进行相关指导。

【加强劳资和综合管理等日常工作】 工资和统计工作。完成中心机关在职和退休职工工资、津补贴等计算、通知发放等工作，全年调整工资 1200 余人次；完成 449 人失业和工伤保险基数核定、缴纳和变更工作；完成上报人事统计报表 20 多套（份）。

规范外聘人员管理。2014 年中心机关管理外聘人员 95 人，新签合同 31 份。拟定了《外聘人员管理制度》，做好外聘人员招聘、备案和劳动合同签订、管理等基础性工作，为 21 人办理解除合同手续和计发经济补偿金等。

（郭利娜）

基础设施建设

【一期工程卫评验收】 一期工程职业病防护设施于2014年9月29日通过国家安全生产监督管理总局组织的现场检查竣工验收，2014年12月16日取得国家安全生产监督管理总局《建设项目职业病防护设施竣工备案通知书》。

【一期工程环保验收】 一期工程环境保护于2014年12月9日通过国家环保部组织的现场检查竣工验收，2015年1月22日取得环保部备案批复文件。

【一期工程概算调整】 一期工程调概完成，并于2014年7月10日取得《国家发展改革委关于调整中国疾病预防控制中心一期工程投资概算的批复》，其中批复总建筑面积由76 848平方米调整为77 942平方米，总投资由67 113万元调整为68 649万元，批复追加投资1536万元。

【一期工程预算执行】 截至年底，一期工程批复的全部投资完成99.83%，还剩0.17%因故未执行完成。

【一期工程竣工财务决算】 与审计处、规财处密切配合，现基本完成，待各方核对确认后，即可报经中心主管领导审定后上报国家卫计委审批。

【车库工程】 中心于2014年3月将初步设计及概算上报卫计委审批。

【参与二期工程立项工作】 参与二期项目建议书的编制论证，现该项目建议书已通过卫计委组织的专家论证审定，并已上报国家发展改革委。

【参与生物安全四级实验室工程立项工作】 本项工作刚刚启动，已确定中心入围名单中的中技国际招标公司为项目建议书编制单位的招标代理机构；现招标文件已编制完成，12月26日招标公告已挂网公示。

【参与援塞固定生物安全实验室工程建设】 根据中心援塞项目联合工作组的分工，基建处负责固定实验室项目的设计、施工管理、工程验收等项工作。在中心领导统一指挥下、在相关处室互相配合下开展工作。

截至目前为止完成以下工作：①完成勘察报告并签订合同；②完成初步设计及投资概算并通过专家评审；③完成施工图设计并通过专业机构强制条规审查；④完成参建各方对施工图的会审和技术交底；⑤完成对柴油机房设计变更及各方确认；⑥工程于2014年11月16日正式开工建设，11月20日举行奠基仪式，预计2015年2月10日竣工验收并正式交付使用，目前工程进展基本顺利，预计工期目标可以实现（详见其他主要参与部门汇报）；⑦我处派出蒋晋升副处长赴塞负责现场施工管理并参与相关协调工作，时间从开工至竣工交付使用。

（张利民、薄珊珊）

科 研 管 理

【中国疾病预防控制中心 2014 年科研项目基本情况】 2014 年度列入中国疾控中心科研计划管理的总课题数达 323 项，与去年相比增加 107%；实际获得科研经费 122 351 万元，增加 128%。经费来源渠道如下：国家级课题 276 项，经费 111 399.76 万元；省部级课题 47 项，经费 10 951.15 万元。2014 年度新获准课题 97 项，争取经费 17884 万元。

【持续推进中国疾病预防控制中心科研成果转化和奖励申报】

1．组织申报国家奖 1 项。由中国疾控中心牵头，多家完成单位共同完成的“我国首次对甲型 H1N1 流感大流行有效防控及集成创新性研究”荣获国家科技进步一等奖。这是我中心首次获得此殊荣，15 位获奖专家中有 6 位来自我中心。

2．组织申报中华医学奖 6 项，获得二等奖 1 项，三等奖 1 项，国际合作奖 1 项；组织申报北京市科学技术奖 2 项，获得三等奖 1 项；组织申报华夏医学科技奖 4 项，获得二等奖 1 项。

3．2014 年全年，中国疾控中心共发表论文 1383 篇，其中 SCI 收录 459 篇，出版专著 68 本，主编 39 本，参编 29 本；获得专利 24 项。

【规范和完善中国疾控中心各项科研管理制度】 发布了《中国疾控中心伦理委员会管理办法》及实施细则。起草了《学术委员会章程》和学术委员会建议名单、《科研论文发表管理办法》、《科研项目管理规定》、《成果管理规定》及《科研诚信相关行为规范》等文件。

【制定“十三五”科研发展规划】 牵头组织中国疾控中心相关处室共同起草了《中国疾控中心科研发展规划(2015—2020)》。此外，还牵头组织有关专家参加国家卫生计生委“十三五”科技发展规划的制定。

【组织召开 2014 年中国疾控中心科技管理学术会议】 2014 年 12 月 16—17 日在京召开了 2014 年中国疾控中心科技管理学术会议，对科研项目立项、实施和管理进行了讨论、分析和总结，中国疾控中心各直属单位介绍了科研管理与科技工作进展情况，交流科研管理经验，并对该中心科研项目管理规定、成果管理规定和科技论文发表管理规定等进行了深入的交流与探讨。会议还特邀新疆自治区疾控中心的领导和专家参会，建议建立咨询专家库，根据实际需求开展科技援疆；提出要建立健全中国疾控中心的科技信息管理系统，及时监控课题的实施进展，随时发现问题解决问题，提高科研质量。

【加强医学科研诚信与伦理管理】

1．2014 年 1 月至 2014 年 12 月期间，中国疾控中心伦理委员会共对 19 个项目开展了伦理学审查，其中会审 9 项，函审 7 项，快速审查 3 项。

2．2014 年 12 月 18—19 日，组织召开 2014 年中国疾控中心科研诚信与伦理研讨会，邀请多位伦理学专家、公共卫生专家针对公共卫生领域的伦理问题进行培训，对该中心伦理委员会工作管理办法与实施细则进行了解读，详细讲解了国家卫生计生委新近出台的《医学科研诚信和相关行为规范》，与会人员与各专家教授就会议内容展开了热烈的讨论。

【参与埃博拉防控科普及宣传工作】 积极参与埃博拉出血热防控工作，牵头组织制作了《埃博拉出血热预防控制》宣教幻灯，发布在中国疾控中心网站热点栏目，应邀赴广东讲述“埃博拉出血热预防控制”；完成《埃博拉出血热医学伦理公共知识问答》，以问答形式较为全面系统地解释了埃博拉防控中的伦理学问题，供普通公众和从事埃博拉出血热防治的相关人员阅读和参考；特邀加拿大卫生署邱香国博士，进行“埃博拉疫苗和治疗的进展：研发有效应对埃博拉病毒感染的疫苗和疗法”讲座。

【配合科技部经费巡视检查】 配合科技部经费巡视小组于 2014 年 7 月先后两次前往中国疾控中心检查 973、863 有关课题。责成相关单位认真执行科技部要求，严肃进行整改，严格科研经费的使用、管理和审计，加强对科研人员行为规范的教育，更加完善单位内部相关制度的制定，并根据检查意见及时上报整改办法。

【配合传染病重大专项监督组实地调研和座谈交流】 科技部科技评估中心组织相关领域专家于 2014 年 12 月 12 日对中国疾控中心能力建设和三病防控 4 个领域方向、10 个传染病重大专项课题开展实地调研和座谈交流。与会专家充分肯定了中国疾控中心取得的成果，并提出了改进的建议和意见。

【邀请牛津大学微生物学专家来访】 中国疾控中心邀请牛津大学微生物学专家 Derrick Crook 于 2014 年 11 月 29 日访华，与中科院微生物所、中国疾控中心有关专家在京召开结核分枝杆菌检测技术发展国际交流会，初步建立合作意向，为今后的结核检测国际合作奠定基础。

（王吉春、杨曦）

国际合作与交流

【工作概况】 2014年，中国疾控中心共执行因公出国（境）任务257批463人次，出访了48个国家和地区。组团赴西非执行埃博拉防控任务10批35人次，在非执行援非抗疫任务天数累计达1751天。来自26个国家或国际组织的164批570人次外宾访问中心。主办和承办国际研讨会11个，国际培训班13个。2014年国际合作项目已完工32个，正在执行94个，新成功申请项目8个。

【制定中国疾控中心国际合作发展规划】 中国疾控中心制定了《中国疾控中心国际合作发展规划（2015—2020年）》。《规划》明确了未来五年的发展目标是以世界卫生组织和美国疾控中心合作为核心、以周边国家和发展中国家合作为重点、逐步探讨全球卫生合作模式的国际交流合作平台策略，实现引进先进技术、理念和管理经验及专家资源，推动疾控策略的实施，促进科技创新和全球卫生合作，为有效应对国内外公共卫生问题和重大事件提供技术保障，提升中国疾控中心的核心能力和国际影响力的发展目标。

【举办中国疾控中心第十一届元宵节国际联谊会】 2014年2月14日，中国疾控中心第十一届元宵节国际联谊会在中国疾控中心举行，国家卫生计生委领导、各国际组织驻华机构、外国驻华使馆、国际非政府组织等国际友人以及中国疾控中心领导和专家约150人欢聚一堂，共叙友情，共谋合作。

【参与世界卫生组织（WHO）卫生对话活动】 2014年2月25日，8月20日和11月11日，中国疾控中心王宇主任受邀参加WHO系列卫生对话活动，分别就中国烟草控制、南南卫生合作：卫生合作发展趋势、全球卫生应对：中国的角色等话题与国内外嘉宾学者交流观点，探讨解决方案，畅谈未来合作之路。

【四国卫生部长访问中国疾控中心】 2014年4月4日，蒙古国卫生部部长那•乌德瓦勒女士一行8人访问中国疾控中心，双方表示将就共同关注的边境地区传染病防控等领域建立信息常规沟通机制，合作开展研究和培训。2014年4月15日，加拿大卫生部长罗那•安布罗斯女士一行7人访问中国疾控中心，双方就传染病防治、公共卫生监测、慢性病防治、卫生应急以及生物安全和实验室能力等进行交流，并表示将进一步扩大和深化交流与合作。2014年8月14日，法国社会事务与卫生部副部长让•德波普先生一行5人访问中国疾控中心，双方就埃博拉疫情防控，耐多药结核病及其医源传播控制，空气污染与健康等问题进行了交流和讨论。2014年8月27日，阿根廷卫生部部长胡安•路易斯•曼苏尔先生一行13人访问中国疾控中心，双方就卫生应急和慢性病防治进行了交流，并表示将在卫生应急领域和热带病方面加强交流。

【王宇主任应邀在美国“2014年阿斯彭思想节—聚焦健康”专题论坛做嘉宾】 应美国阿斯彭思想节组委会的邀请，王宇主任作为唯一一位来自中国的嘉宾出席了在美国科罗拉多州阿斯彭市召开的2014年阿斯彭思想节—聚焦健康的专题论坛。6月25日，王宇主任与美国疾控中心主任Tom Frieden博士和美国国家传染病和变态反应研究所的所长Anthony.S Fauci博士同台参加了“全球疾病威胁”专题论坛，并再次与美国疾控中心主任Tom Frieden博士同台参加“卫生联盟——中美共享舞台”专题论坛。王宇主任精彩地分享中国疾病防控的经验和有效应对疾病威胁的观点。

【2014 年中美疾控中心主任年会在美国召开】 2014 年 6 月 26 日，中美疾控中心主任年会在美国科罗拉多州阿斯彭市召开。中国疾控中心王宇主任率团一行 4 人与美国疾控中心 Thomas Frieden 主任等 4 名美方专家参加了会议。会议回顾了中美疾控中心自 2013 年年会以来双方在传染病和慢性病防控、中国现场流行病学培训、山东减盐与控制高血压等合作项目进展以及面临挑战；围绕全球卫生安全议程，重大传染病和慢性病等公共卫生热点问题进行了讨论，并提出了下一步合作重点。

【中国疾控中心与法国研究机构签署战略合作备忘录】 2014 年 9 月 18 日，中国疾控中心与法国国家卫生与医学研究院、法国巴斯德研究院和梅里埃基金会签署了战略合作谅解备忘录，旨在加强中法两国在预防和控制传染病领域的合作，为全球公共卫生的发展做出贡献。2014 年 11 月，中国疾控中心和法国公共卫生监测研究所函签了合作谅解备忘录，双方将在疾病监测技术、环境卫生等领域进一步密切合作。

【《中国疾病预防控制中心因公临时出国管理办法》出台】 2014 年 9 月 23 日，中国疾控中心制定下发《中国疾病预防控制中心因公临时出国管理办法》。《管理办法》包括六章，39 条和 11 个附件，对中心因公临时出国管理工作的职责分工、审批程序、规范措施、监督检查等做了比较全面和系统的要求。

【中法艾滋病研究技术座谈会在北京召开】 2014 年 10 月 20 日，作为中法建交 50 周年系列文化交流活动之一，中国疾控中心和法国驻华使馆在北京联合召开了“中法艾滋病研究技术座谈会”。2008 年诺贝尔医学奖获得者、艾滋病病毒发现者之一、法国巴斯德研究院的弗朗索瓦丝•巴尔 - 西诺西（Franoise Barré-Sinoussi）教授在会上介绍了在艾滋病感染研究模型和免疫学机制方面的最新研究进展。20 余名中法艾滋病知名专家参加了会议。

【中国疾控中心王宇主任赴非盟参加非洲疾病预防控制中心多国特别工作组会议】 2014 年 10 月 29—30 日，为落实刘延东副总理关于积极参与非洲疾病预防控制中心建设的指示精神，王宇主任率领由国家卫生计生委和中国疾控中心有关专家组成的中国卫生代表团前往埃塞俄比亚，参加了在非洲联盟总部召开的建设非洲疾病预防控制中心多国特别工作组会议，并在会上介绍中国疾控体系建设和疾病防治工作经验。

【中国疾控中心冯子健副主任就任联合国埃博拉应对特派团团长高级顾问】 2014 年 11 月 14 日，中国疾控中心冯子健副主任应邀赶赴利比里亚，就任联合国埃博拉应对特派团团长高级顾问，为期三个月，参与西非埃博拉出血热疫情防控工作。

【第八届中日韩传染病论坛在韩国召开】 2014 年 11 月 26 日，第八届韩日中传染病论坛在韩国济州岛召开。来自中国疾控中心、日本国立感染症研究所、韩国保健福祉部及韩国疾病预防控制中心的 20 余名专家参会。与会专家围绕登革热、细菌耐多药，以及近期麻疹疫情与消除麻疹工作进展等进行了交流与讨论，就未来合作重点进行了探讨。

【英格兰公共卫生署署长邓肯•塞尔先生一行访问中国疾控中心】 2014 年 12 月 5 日，新成立的英格兰公共卫生署署长邓肯•塞尔先生一行 4 人访问中国疾控中心，与王宇主任等有关专家举行了会谈。双方表示未来将在多个领域开展人员互访、数据分享、举办学术研讨会、联合开展科研和发表论文等的合作。

【中国疾控中心世界卫生组织（WHO）合作中心工作取得进展】 2014 年，WHO 慢病社区综合防控合作中心续任至 2018 年 3 月 30 日。国家脊灰实验室顺利通过了 WHO 的现场认证。疟疾、血吸虫病和丝虫病合作中心加强中非血吸虫病防治试点工作和锥虫病临床诊断与治疗。职业卫生合作中心向WHO提交了2006—2012年评价报告。

【加强海峡两岸传染病防控合作】 2014年，中国疾控中心与台方交换两岸传染病疫情等共32期，与台方交换两岸流感疫情周报7期，手足口疫情双周报9期，全国法定传染病疫情概况月报6期。成功协办海峡两岸传染病防治工作组第四次会议。

【开展国际交流合作专家现状调查】 2014年11—12月，在中心范围内组织开展了国际交流合作专家现状和对外合作需求调查工作。400多名中级以上的专业人员通过中心流行病学动态数据采集平台填报了调查表，初步构成了国际交流合作专家资源库。

（王晓琪、胡虹、胡静然、邹运铎、刁菲、丁旭虹、王晓宁）

教 育 培 训

【中心成立研究生院】 2014 年 6 月，中国疾病预防控制中心成立研究生院，并设立研究生教育咨询委员会。教育培训处在中心将中国现场流行病学培训项目归并统一管理基础上，增设综合管理部、教学管理部、学生管理部、学籍学位管理部、博士后管理部等部门。

【首次实施专业公共卫生人才培养项目】 2014 年中国疾病预防控制中心首次实施“专业公共卫生人才培养项目”，国家财政专项支持中心研究生教育工作。印发研究培养经费支出标准、收费管理办法，印发《中国疾病预防控制中心研究生基本助学金管理办法（试行）》、《中国疾病预防控制中心研究生学业奖学金管理办法（试行）》等配套文件。

【研究生招生工作】 开展 2014 年硕士生招生复试、录取工作。组织开展 2014 年博士生命题、阅卷、复试、录取工作。组织办理研究生新生户口迁移工作。2014 年全年招收各类研究生 183 人，其中博士生 50 人，学术型硕士生 61 人，全日制 MPH 硕士生 31 人，在职 MPH 硕士生 41 人。制订 2015 年研究生招生计划，编制发布招生目录，完成硕士研究生入学考试考务准备工作。

【研究生学位课程开设】 2014 年中国疾病预防控制中心研究生院集中开设了 44 门课程共计授课 2440 学时，由病毒病所、寄生虫病所、性艾中心组织开设专业课程 4 门，授课 349 学时。

2014 年 12 月，组织开设应用型硕士研究生现场实践讲座活动，围绕国内外公共卫生与疾控工作进展、近期公共卫生热点问题的处置等进行讲授。

【开展研究生教学工作研讨】 2014 年 7 月，召开中国疾病预防控制中心教学工作总结会，反馈课程授课效果初步评价结果，推动中心研究生课程教学方式的多样化、教学内容的适用化和教学管理规范化发展。

【举办中心第一届研究生英语演讲比赛】 2014 年 12 月，举办中心第一届研究生英语演讲比赛。比赛分为硕士组决赛和博士组决赛。演讲题目为“Make a difference”。每位选手比赛时间 5 分钟（3 分钟演讲、2 分钟问答），围绕颂扬疾控精神、歌颂疾控感人事迹等主题，说明对个人价值观、理想信念的深刻影响。

【开展 2014 级在职公共卫生硕士课题选题工作】 组织开展 2014 级在职 MPH 课题工作，落实 43 名在职 MPH 硕士生的导师和课题。

【研究生参加李嘉诚基金会全国暑期医学生医疗服务学习活动】 2014 年 7 月 20 日至 7 月 27 日，受李嘉诚基金会扶贫办的邀请，由中国疾病预防控制中心（以下简称中心）教育培训处周海城副处长带队，4 名 2013 级学术型硕士研究生赴辽宁省参加了为期一周的“李嘉诚基金会 2014 年全国医学生暑期医疗扶贫暨服务学习计划”。

【建立研究生授课教师信息库】 2014 年共收集整理 239 位课程授课教师，建立授课教师信息库。

【组织开展研究生课程教学大纲编写】 组织课程负责单位开展课程教学大纲的编写和完善工作；开展课程教学评估及学生满意度调查。

【研究生学籍注册】 完成 2014 年夏季毕业生学历电子注册。2014 年毕业研究生 141 人，其中博士生53人、学术型硕士生63人、全日制MPH硕士生25人；开展2014级研究生新生审核备案，注册新生学籍141人，其中博士生50人、学术型硕士生60人、全日制MPH硕士生31人；办理学籍异动手续：延期毕业10人，退学1人，更换导师6人，休学5人等。

截至2014年底，中心在读研究生544名，其中博士生157名，学术型硕士生182名，全日制MPH硕士生87名，在职MPH硕士生98名，协和公共卫生学院硕士生20名。

【审核2014年研究生学位授予资格和增补学位委员会委员】 2014年6月，组织召开中心第四届学位评定委员会第三次会议；增补梁晓峰、冯子健为第四届学位评定委员会委员。启动中心第五届学位评定委员会换届工作。

2014年授予博士学位51人，硕士学位62人，公共卫生硕士专业学位51人。评选中心2014年优秀博士学位论文6篇（一等奖1名、二等奖2名、三等奖3名）。协和公共卫生学院硕士11人通过硕士学位审核。2014年开展学位论文查重检测，依据研究生发表文章新标准审核学位。

【研究生导师队伍建设】 2014年度增选博士研究生导师9名，硕士研究生导师24名，MPH导师9人，转入硕士生导师3人。举办研究生导师培训，培训研究生导师138人。推行副导师制度，印发研究生副导师管理办法（试行），完成进入课题阶段在读研究生副导师备案。

【研究生奖助体系建设工作】 2014年累计落实572名在读研究生每月基本助学金和伙食补助的核定发放工作。组织开展2014年研究生学业奖学金和优秀研究生评选工作，评选出学业奖学金获得者93名，优秀研究生54名。

为56名在读研究生提供了困难补助；组织5名研究生申报北京高校低保家庭毕业生就业一次性补贴和北京市高校残疾人毕业生就业一次性补贴。

组织教学区和各直属单位设立研究生管理助理（简称助管）岗位，其中固定助管岗位34个，聘任学生61名；临时助管岗位累计工时587.5小时，核定发放助管费用。

【研究生意外保险和医药报销】 为在读研究生办理交通综合意外保险874人次。实施在读非定向研究生医药费用到中心机关报销的流程，落实每月研究生医药费的报销工作。

【直属单位研究生住房补助】 调查各直属单位为研究生租赁集体宿舍情况，落实中心各直属单位学生住宿补助233人次。

【研究生党团建设】 组建2014级研究生党团支部，组织开展党团活动。2014年5月组织召开中心第二届研究生代表大会，在中心及各直属单位分别成立研究生会。

【协和公卫学院研究生管理】 组织2012级、2013级协和公共卫生学院研究生开展助学金发放、奖学金评选、优秀毕业生评选、中期考核、学年鉴定等，协助开展毕业生派遣等工作。

【研究生奖助学金专项调研活动】 到中国中医科学院、中国林业科学院开展研究生奖助学金、“三助”专项调研活动。

【研究生教育会议交流】 参加2014年全国公共卫生学院院长/系主任联席会议；全国第十届学位与研究生教育评估学术会议；2014年全国医药学学位与研究生教育学术年会；科研院所研究生教育工作网2014年年会等。

【研究生教育国际合作】 2014年接受北卡罗来纳大学吉林斯全球公共卫生学院1名MPH学生参加为期2个月的暑期实习。

【博士后进出站】 2014年博士后进站8人（2名外籍人员），出站13人，截至2014年12月31日在站博士后24人。

【获得博士后科学基金资助】 2014年传染病所博士后许磊（合作导师：刘起勇研究员）获中国博士后科学基金一等资助8万元；寄生虫病预防控制所博士后韩甦（合作导师：曹建平研究员）获准中国博士后科学基金二等资助5万元。

【2014年全国疾控机构教育培训工作会议】 2014年12月组织召开2014年全国疾控机构教育培训工作会议，推动中心与地方疾控机构、院校在继续医学教育、公共卫生人才培养等方面的交流与合作。

【国家级继续医学教育培训项目】 2014年获批国家级继续医学教育培训项目70项（其中国家级继续医学教育项目50项、传染病预防控制国家级继续医学教育基地项目20项），实际举办60项。申报2015年新项目45项，备案项目17项，基地备案项目14项。组织制定了继续医学教育项目管理标准化操作程序，以及国家级继续医学教育项目现场督导评估方案。2014年9月组织召开中心国家级继续医学教育项目管理工作会议。

【探索公共卫生医师规范化培训制度】 组织编制《预防医学科住院医师规范化培训细则》、《预防医学科专业基地认定细则》。参与公共卫生医师规范化培训现场调研和相关方案编制工作。2014年9月组织召开公共卫生医师规范化培训专家研讨会议，探讨分析开展规范化培训所面临的问题和挑战。

【中国现场流行病学培训项目现况和招生毕业情况】 2014年9月举办CFETP第十二期学员毕业答辩会和毕业典礼，23名CFETP学员符合毕业标准，顺利毕业。

2014年10月下发“中国疾病预防控制中心关于开展2014年中国现场流行病学培训项目招生工作的通知”（中疾控教发〔2014〕380号），启动CFETP第14期学员招生。

自2001年9月至2014年12月，CFETP已累计招收了13期、244名学员，毕业生达191人。

【中国现场流行病学培训项目学员培训工作】 2014年派遣64名学员在中国疾控中心和15个省及地方现场培训基地参加培训实践，共开展了474项工作，包括专业活动210项（应急现场调查83项，监测项目82项，专题调查45项），埃博拉应对工作72项，为国家和地方提供咨询、培训等其他技术服务类工作192项。

【组织开展研讨和调研，明确中国现场流行病学培训项目下一步发展战略】 2014年中心和CFETP举办了多种形式的研讨和调研活动。2月和4月，中心分别召开了CFETP发展研讨会和指导教师研讨会；5—8月，CFETP对14个省及地方培训基地进行了现场调研等；组织开展全国各级疾控中心现场流行病学培训项目信息调查。通过研讨，进一步明确了CFETP未来发展定位为“以培养国家级人才及省级骨干为主，并适当向西部倾斜”；今后的工作思路为“继续强化两年制的传统培训模式，着力加强指导教师队伍建设、提升指导能力，逐步扩大招生规模并增加国家CDC学员数量”。

【《中国现场流行病学报告》发行】 2014年，CFETP共编辑发行了24期《现场报告》，自2010年6月《现场报告》创刊至2014年12月，已累计编辑发行97期。

【创办《中国现场流行病学培训项目工作简讯》】 2014年1月开始，CFETP创办《工作简讯》，每月一期，将CFETP项目相关工作和学员培训情况进行小结，增加工作透明度，宣传培训工作，倡导培训理念，成为CFETP又一个重要的信息交流平台。

【推动并帮助中国疾控中心创建流行病学周报】 2014年2月20日，中心召开创办流行病学周报工作研讨会。对周报的名称、内容、出版发行形式、创办步骤、承办部门等进行了认真讨论。CFETP根据中心领导要求和建议，修订了周报样刊，并积极联络美国CDC专家，研讨下一步推进事宜。

【参加重大卫生问题应对、调查和研究】 承担国家卫生计生委活禽经营市场H7N9禽流感病毒传播的危险因素研究。2014年1—3月，CFETP先后组织开展了对广东、江苏、浙江以及上海市和北京市的活禽经营市场禽流感病毒传播危险因素进行了现场调查。

CFETP积极参加埃博拉病毒病疫情应对。2014年8—12月，先后调遣14名学员参加中国疾控中心埃博拉卫生应急技术组和信息组的相关工作；CFETP教师参加中心应急工作组组织的技术方案研讨、疫情形势分析，并先后组织校译17篇国际上有关埃博拉出血热防控技术指南和文献。申涛老师赴塞拉利昂参加了为期两个月的援助西非公共卫生师资培训工作。

此外，CFETP积极回应国际流行病学培训项目和公共卫生干预网络（TEPHINET）向全球FETP征求毕业生和学员参加国际组织埃博拉出血热应对，向TEPHINET推荐了9名毕业生和学员供遴选。

参与国家卫计委关于广东省某中学双足疼痛综合征流行的调查。2014年3月25日，CFETP应邀参加了国家卫生计生委专题研讨会，并于5月5—6日，参加了由国家卫计委疾控局、医政医管局组织的国家专家组，赴广东，与广东省和佛山市相关专家就该事件进行了现场调研。

CFETP参与中国疾控中心组织的雾霾对人群健康影响调查研究工作研讨和石家庄现场调研，起草了雾霾对人群健康急性影响调查方案。

根据中国疾控中心工作需要和要求，CFETP启动开展有关精神障碍患者治疗现状调查等。

【举办中国现场流行病学培训项目第九届年会交流活动】 2014年9月16—17日，中国疾控中心举办CFETP第九届年会，近300人参加，其中来自CFETP、9个省及地方和中国兽医FETP的学员进行了38个口头报告和32个海报展示。CFETP年会已成为全国FETP学员交流的重要学术平台。

【继续加强与中国兽医现场流行病学项目（FETPV）合作】 2014年2月13日和9月2日，CFETP与FETPV先后举办了两次工作研讨会，并就共同举办暴发调查培训模块的联合课程，指导教师合作和技术交流，重点公共卫生领域问题现场联合调查，以及西部地区流行病学技术人员现场流行病学的联合培训等事宜初步达成合作意向。

【承担澳门卫生局现场流行病学培训班授课】 2014年4月8—12日，受澳门特别行政区政府卫生局邀请，CFETP荣誉顾问曾光、项目指导老师裴迎新和申涛赴澳门承担了澳门卫生局现场流行病学培训班授课任务。澳门疾控中心、6个区公共卫生工作专业人员共43人参加了本次培训。

【举办专题培训班】

2014年4月21—25日，CFETP举办为期5天的地理信息系统（GIS）在公共卫生中的应用培训班。

2014年6月9—13日，开展了为期一周的环境流行病学培训。

2014年6月17—18日，举办了现场流行病学项目评估培训班。

2014年8月12日，举办了“伤害预防和公共卫生”以及“伤害的公共卫生监测和CFETP的机遇”为主题的讲座。

2014年8月20日，开展了关于“高血压的预防、治疗、控制和减盐”的主题讲座。

【继续开展国际交流，举办援外培训班】 举办2014年亚洲国家现场流行病学官员研修班。2014年7月31日—8月19日，受商务部与国家卫生计生委的委托，CFETP第二次与国家卫计委国际交流与合作中心合作，承办了2014年亚洲国家现场流行病学官员研修班，来自吉尔吉斯斯坦、马尔代夫、缅甸、巴勒斯坦、斯里兰卡、东帝汶和也门等7个国家的20名公共卫生专业人员参加了本次培训。

加强与东盟10+3现场流行病学培训网络（FETN）交流。2014年2月21日和6月13日CFETP两次参加东盟10+3 FETN视频会议，交流培训项目工作进展和现场调查情况等。2014年4月2—5日CFETP参加东盟10+3现场流行病学培训网络（FETN）执委会第五次会议，与各国FETP既交流工作经验，加深了了解，也为将来进一步合作奠定了良好基础。

2014年12月，CFETP参与了东盟10+3 FETN加强埃博拉应对准备和合作研讨会。

【中国现场流行病学培训项目继续支持学员参加国际学术活动】 2014年4月，CFETP第12期学员刘波和黄永参加了美国第63届EIS年会，刘波的口头报告“2013年中国甲型H7N9流感危险因素”和黄永的海报“2013年中国江苏人感染甲型H7N9禽流感的可能较长潜伏期的调查”，获得了在场专家的肯定和好评。2014年2月，第12期学员张麒参加了老挝现场流行病学科学写作培训班，张麒的“2010年中国成人严重牙周疾病患病率和相关因素研究”被评为优秀论文。

【继续与美国CDC、全球FETP成员的交流合作】 2014年，美国CDC常驻CFETP专家George Conway、两次来访的美国CDC全球卫生中心FETP部主任Linda Quick博士等多名专家，就CFETP发展和培训进行广泛交流。

2014年11月，CFETP派员参加了全球流行病学培训项目和公共卫生干预网络（TEPHINET）FETP项目主任会议。

（周海城、戴政、施国庆、马会来）

编 辑 出 版

【组织召开中国疾控中心学术出版工作会议】 2014 年 7 月，出版部组织召开“中国疾控中心 2014 年学术出版工作会议”。国家新闻出版广电总局新闻报刊司原巡视员张泽青、国家卫生和计划生育委员会宣传司副巡视员王华宁、中国疾控中心副主任冯子健、中国健康教育中心卫生部新闻宣传中心报刊管理部主任吕书红出席会议。

会议围绕中心期刊未来发展方向和如何进一步提升办刊水平进行了深入的讨论。会议就以下两点达成共识：①学术出版是中国疾控中心工作的重要组成部分，应在认真贯彻落实新闻出版广电总局及国家卫生计生委管理要求的基础上，做好学术出版工作并根据国家相关政策完善相应的管理制度，进一步加强编辑队伍建设。②应该通过走精品化、专业化道路提升中国疾控中心学术期刊水平，打造中国疾控中心学术出版品牌，办出精品杂志。

围绕工作现状和特色办刊经验，与会期刊编辑部进行了交流与分享。本次会议为中心学术出版工作进一步发展明确了方向和思路。

【组织召开主办期刊编辑委员会会议】 学术期刊编委会的稳定运行是确保杂志学术质量稳步提升的重要组织保障，出版部于 2014 年 3—9 月，先后组织、支持、推动《中国疫苗和免疫》、《环境卫生学杂志》和《中国妇幼卫生杂志》等召开编委会会议，总结和研讨杂志工作及未来发展，指导编辑部下一步工作重点，有力地推动了杂志的发展。

【组织召开编辑部主任工作会】 为及时传达上级期刊主管单位有关会议精神，加强交流与学习。学术出版部组织中国疾控中心主办及承办学术期刊编辑部主任会议，部署中国疾控中心工作任务，交流、研讨相关问题。

【开展期刊审读，加强出版规范管理】 为全面提升中国疾控中心主办期刊出版质量，学术出版部于 2014 年年初组织出版领域的专家对中国疾控中心主办的 8 种学术期刊的出版及编校质量进行了全面审读，并于 5 月组织召开“中心主办期刊质量评估结果沟通会”，对审读结果进行深入分析和研讨。

【期刊年检工作】 按照北京市新闻出版局及国家卫生和计划生育委员会的要求，组织中国疾控中心主办的 8 种学术期刊，完成 2014 年度《期刊出版许可证（副本）》的年审及年检工作。

【编辑队伍能力建设】 为不断提升中国疾控中心学术期刊编辑队伍的业务能力，进一步提高期刊的学术影响力，打造期刊创新发展的专业人才队伍，学术出版部有计划开展编辑业务培训，并组织期刊编辑参加出版行业举办系列培训活动。

【学术期刊出版】 如期完成《生物医学与环境科学（英文版）》（BES）杂志全年 12 期的编辑出版工作，《BES》杂志在 SCI 中的影响因子比上一年度再进一步，达到 1.257；完成《中国妇幼卫生杂志》全年 6 期的编辑出版工作，《中国科技期刊引证报告》（2013 年）发布的质量评估数据，《中国妇幼卫生杂志》影响因子为 0.722。

（赵文华、张群、段江娟）

规划财务管理与审计

【预算管理方面】 严格执行《中国疾病预防控制中心部门预算执行管理实施办法》，进一步完善预算管理责任制，努力做到既保证预算高效执行，又保证费用支付的正确性。截至2014年12月底，全中心和中心本级当年预算执行率分别为89.25%和86.49%。

1. 预决算编报情况

（1）完成2013年度部门决算、卫生计生、国有资产、固定资产投资等报表的编报工作。在按时按要求完成报表编制工作的同时，注重报告内容和质量的提升，在国家卫计委通报表扬2013年度部门财务决算工作先进单位中，我中心11家单位在列。

（2）完成2015年部门预算编报工作。在预算编报通知中提出明确要求，科学细化预算、依标准测算费用、按要求填报项目绩效，依据中心工作安排审核预算，最大限度的避免漏报和重复申报预算。预算审核时，充分听取专家的意见，做到上会（主任办公会）项目均有专家论证。在集体决策的基础上上报。

（3）按照国家卫计委通知要求，按预算申报程序认真完成了中心2016—2018年项目申报和项目库建立工作。

（4）完成其他专项预算编报任务。一是上半年按照国家卫计委实施绩效工资的意见，按照绩效工资和疾控特殊岗位津贴标准，认真梳理各年度发放情况，及时汇总上报了中心绩效工资、疾控特殊岗位津贴追加预算，同时，上报了2007—2012年专家特贴及高风险补贴经费追加预算。二是按照国家发改委对调整中心一期工程建设投资概算的批复，上报了一期工程建设调增投资追加预算。

（5）2014年获得公共卫生人才培养项目，研究生的培养费问题得以解决。

2. 预算执行监督情况

（1）严格按预算审核支付资金。认真进行费用支出审核，在预算符合性、票据合规性、依据充分性、签批完整性等多方面进行把控，既保证预算快速执行，又保证费用正确支付。

（2）严格“三公经费”预算管理。公务用车费用实行部门定额和单车核算双重控制，因公出国（境）费用实行事前审核和预算确认制度、公务招待费严格按照部门定额和公务接待的最新规定执行，多项举措保证了“三公经费”在预算内执行。

（3）严格按规定使用净结余资金。净结余资金的使用严格按照先报批再使用的原则进行，截至目前，中心未出现违规使用净结余资金的情况。

（4）坚持预算执行进度通报制度。按月通报全中心以及中心本级当年、历年财政预算执行情况，对预算执行较慢的部门及时了解情况并及时催促提醒，为加快预算执行起到了积极的推动作用。

（5）按照国家卫生计生委要求，组织开展中心2014年预算执行情况自查自纠工作，并将自查自纠报告上报了委财务司。

【财务管理方面】

1. 财务制度完善落实情况。2014年，新制订财务制度和规定16项，主要文件如下：

根据财政部新的会议、培训、差旅、因公出国管理办法，规财处及时修订印发了《中国疾病预防控制中心关于执行新的会议费标准的通知》（中疾控财发〔2014〕3 号）、《中国疾病预防控制中心关于执行新的培训费标准的通知》（中疾控财发〔2014〕5 号）、《中国疾病预防控制中心关于执行新的差旅费标准的通知》（中疾控财发〔2014〕26 号）、《中国疾控中心规财处关于会议及培训费支付有关事项的通知》（中疾控财便函〔2014〕2 号）、《中国疾病预防控制中心关于其他人员讲课差旅等费用参照标准的通知》（中疾控财发〔2014〕64 号）、《中国疾病预防控制中心关于执行新因公临时出国经费管理办法的通知》（中疾控财发〔2014〕66 号）、《中国疾病预防控制中心转发财政部　国家外专局因公短期出国培训费用管理办法的通知》（中疾控财发〔2014〕131 号）和《中国疾病预防控制中心转发关于加强公务机票购买管理有关事项的通知》（中疾控财发〔2014〕189 号）。

为落实和完善事业单位内部控制规范，规财处及时下发了《中国疾控中心关于报送部门内部控制情况的通知》（中疾控办便函〔2014〕64 号）、《中国疾病预防控制中心关于成立内部控制工作领导组和风险评估小组的通知》（中疾控财发〔2014〕94 号）、《中国疾病预防控制中心规财处关于现金库存限额的规定》（中疾控财便函〔2014〕64 号）、《中国疾病预防控制中心关于单位内部控制规范执行情况的报告》（中疾控报财发〔2014〕101 号）和《中国疾病预防控制中心关于完善落实内部控制自查有关制度制定的通知》（中疾控财发〔2014〕287 号）；

为加强科研经费管理，规财处制订了《中国疾病预防控制中心民口科技重大专项财务管理办法（试行）》（中疾控财发〔2014〕176 号）、《中国疾病预防控制中心关于转发民口科技重大专项后补助项目（课题）资金管理办法的通知》（中疾控财发〔2014〕52 号）；

为保证原始票据真实有效，杜绝假发票，规财处印发了《中国疾病预防控制中心规财处关于确认发票真实性后再报账的通知》（中疾控财便函〔2014〕37 号）。

2. 认真执行公务卡支付制度。在执行中心公务卡管理实施细则的基础上，印发了《关于公务卡使用中有关问题的说明》系列讲解，进一步完善了公务卡执行中的具体操作规范。

3. 配合基建处完成新址一期工程基建竣工决算工作。向委托审计机构提供财务账簿和有关材料，并及时做好沟通工作，对委托审计机构汇总分摊的数据进行核对，并与有关处室一同对基建形成的固定资产进行实物盘点核对。

4. 按照新事业单位财务制度和会计制度要求，完成财务系统升级建账工作。

【落实内部控制规范方面】

1. 组织落实完善内部控制规范。对照事业单位内部控制规范，组织开展了中心内部控制对照梳理、查找漏洞和不足、落实完善工作。中心各处室查找内部控制不足 10 余项，各处室拟通过建立和完善相关制度改进和加强内部控制规范。上报了中心内部控制规范执行情况的报告。

2. 及时进行岗位调整，完善处内岗位职责。财务部门内部坚持轮岗制度，明确职责，做到不相容职务相互分离。对照岗位说明书，落实岗位职责。强化了人员的岗位责任意识，并严格遵守不相容职务相互分离的原则，落实内部控制规范。坚持内部复核与督导检查制度。

【人员培训和教育方面】

1. 中心财务人员培训情况。一是完成中心财务人员 2014 年度会计人员继续教育工作。二是组织召开了中国全球基金项目 2013 年度财务年会暨财务总结培训，中心财务人员参加了培训。

2. 坚持财务处长会议制度。年度内组织召开了 10 次财务处长会议，学习有关文件制度，布置有关工作任务，并对财务管理中发现的问题和情况进行充分讨论，集思广益，不断提升直属单位财务管理水平。

3. 坚持处务会制度，以会代培。年度内召开了7次由全处人员参加的处务会，在通报最新情况、布置工作任务的同时，对工作中遇到的疑问进行解答，对发现的问题和情况进行充分讨论并及时纠正。

【接受审计检查方面】 2014年，接受财政部、科技部、审计署等各项专项审计检查14项：

1. 接受审计署特派办2013年11月入驻我中心审计检查预算执行和其他财政收支情况以及决算（草案）的情况，审计工作延续到2014年3月。

2. 4月接受美方对中美新发传染病合作项目的财务督导。

3. 5月接受科技支撑计划“人感染H7N9禽流感应急防控研究专项”课题结题验收审计。

4. 5月接受兴华会计师事务所对中国全球基金项目2013年财务年度审计。

5. 5月接受“气候变化对人类健康的影响研究”课题审计。

6. 6月接受“国家人口与健康科学数据共享平台”后补助经费审计。

7. 7月接受国务院三峡办委托中审华寅五洲会计师事务所对我中心接受的三峡经费的检查审计。

8. 7月接受科技部科研经费巡视检查组对“超灵敏诊断现场检测”课题审计。

9. 7月接受国家卫生计生委科教司对卫生行业专项课题“实验室生物安全战略与规划研究”和“生物实验中的人畜共患病安全问题及其对策研究”预算执行情况报送审核。

10. 9月接受财政部江西专员办“小金库”专项治理检查审计。

11. 10月接受财政部北京专员办人员经费数据专项审核。

12. 接受全球基金地方代理机构每半年一次对中国全球基金项目财务报表的核查。

13. 11月接受国家卫计委委托事务所开展的年度审计。

14. 12月接受审计署2014年度预算执行和财政收支审计。

【其他工作】

1. 及时为中心职工投保交通综合意外险和西部意外伤害险，为援非埃博拉防控人员投保意外伤害险和疾病身故险。

2. 按照财政部文件要求，清理中心中央政府性债务报表并上报国家卫计委。

3. 按照中心要求编写中心五年发展规划后勤保障部分内容规划建议并报编写组。

4. 完成中心事业单位国有资产产权登记工作。

5. 按照中央国家机关住房资金管理中心要求，完成中心房改房售房款和维修资金清理和划转工作。

6. 按照国家卫生计生委要求，完成财务人员基本情况数据库信息的更新工作。

【事前审计】

1. 完成中心本级143份经济合同签订前的审计工作，审计资金量达2.64亿元，提出修改建议364条，审减金额80万元，送审部门基本上均按照内审意见进行了纠正。

2. 完成了艾滋病、结核病、疟疾项目共4套全球基金报表上报前的审计工作，审计资金量达4.06亿元，纠正错误金额2298万元，有效的确保了上报数据的真实性、准确性。

【专项审计与检查】

1. 对河北、山东、四川、新疆、上海5个全球基金项目省（市）共18个项目点的经费进行了审计，审计金额为1518万元，提出审计纠正意见30条，分项目出具了6份审计报告下发各省项目办，同时抄送项目依托单位、国家项目办、中心规财处等部门。

2. 对宁夏、湖北、江苏、陕西4个中盖结核病项目省共25个项目点经费进行了审计，审计资金额为936万元，提出审计纠正意见73条，出示了4份审计报告发至各省项目办，同时抄送项目依托单位、国家项目办、中心规财处。

3. 对河南西平县、安徽东颍区、江苏盱眙县、山东巨野4个淮河流域肿瘤项目县经费进行了审计，审计金额为97.3万元，提出审计纠正意见21条，出示了审计报告发至慢病社区处，抄送规财处。

4. 按照中心人力资源处的委托，对王彪峰、陈晨两位处长担任公司法定代表人期间的经济责任进行了审计，审计资金量为4303万元。

5. 按照卫计委财务司的要求，组织中心本级及11个直属单位开展了严肃财经纪律和“小金库”专项治理自查自纠工作。组织召开了工作布置会议，汇总上报了中心本级的自查报告，同时汇总上报了中心12个单位的自查报告。

6. 参与卫计委财务司审计处交办的对审计署检查发现问题的4个委属单位问题的核实及纠正落实督导工作。

7. 组织会计师事务所对中国全球基金艾滋病、结核病、疟疾项目2013年度中央执行机构经费的审计工作，审计资金量为2.6亿元。起草了选择会计师事务所的招标需求文件，下发了审计通知，组织召开了审计进点会、问题反馈会，并上报了全球基金年度经费审计报告，同时将审计报告发至各项目办及PR有关部门。

8. 组织会计师事务所对中国疾控中心11个直属单位2014年预算执行和其他财务收支审计工作。起草了招标需求、签订了审计合同、制定了审计工作计划方案，下发了审计通知，组织召开了11个直属单位参加的审计工作布置会议，派人到现场督导了会计师事务所的审计工作。

9. 组织并协调各处室配合财政部江西专员办完成对本单位严肃财经纪律和“小金库”专项检查工作。

【内部审计委派试点】

1. 审计委派人员在环境所和病毒病所开展的主要工作

（1）完成两个派驻单位共234份经济合同签订前的审计工作，审计金额4100万元，提出修改建议119条，同时还提供合同、采购咨询服务100多条建议。

（2）委派人员对2个派驻单位现金、银行存款、票据、印章等财务管理内控情况共进行了3次突击检查，进一步规范了管理。

（3）对派驻单位的固定资产管理进行了抽查，并对存在的问题向所领导提出了管理建议。

（4）抽查了部分会计凭证，对付款、发票、合同签订与执行等佐证资料进行了检查，对管理中存在的不规范情况和薄弱环节，提出了很好的改进建议。

（5）委派人员按照所领导的要求，对环境所大自然公司2013年10月—2014年8月的财务及资产管理情况进行了专项审计检查。

（6）委派人员协助各单位完成严肃财经纪律和“小金库”专项检查工作。

（7）完成单位外审的委托工作，同时对外部审计发现的问题的整改落实情况进行了追踪核实检查。

（8）对部分专项课题的结题决算进行了检查复核。

（9）完成所领导及中心审计处交办的各项审计工作和任务。

2. 审计委派工作管理

（1）对2名审计委派人员上报的2014年内审工作计划进行了修订，并及时批复下发各单位执行。

（2）每月认真查看委派人员上报的工作日志报表和重大事项报表，及时将重大事项反映的重要问题报告主管领导。

（3）召开审计委派工作例会4次，讨论研究并及时解决工作中存在的问题。

（4）及时回答审计委派人员日常咨询的业务工作与问题，耐心帮助和指导委派人员开展各项工作，把审计处作为他们坚强的后盾鼓励和支持他们。

（5）定期向派驻单位领导了解委派人员的工作情况。

（6）起草了下一步扩大审计委派的初步工作方案讨论稿。

【修订完善审计管理制度】 修订并印发了《中国疾病预防控制中心直属单位主要领导干部及企业负责人经济责任审计规定》、《中国疾病预防控制中心内部审计工作暂行规定》，进一步完善了审计工作流程和职责。

【业务培训】

1. 为了提高内审人员的业务水平，购买了12套内审人员审计实务讲座网络培训教材，发给直属单位内审人员学习。

2. 对11个直属单位内审人员进行了一期内审业务培训，培训内容为近2年审计署审计卫计委系统发现的主要问题及案例讲解和新出台的财务制度讲解。

3. 组织内审人员参加卫计委财务司经济大讲堂、内审人员再教育、COSO内部控制新框架、内审新定义（确认与咨询）等学习。

【其他审计工作】

1. 移交了2011—2013年合同审计档案及2005—2013年全球基金外审报告档案。

2. 催收了31个全球基金项目省2013年度外审报告36份，统计汇总了各省审计发现的问题，按要求将各省外审报告提交给了全球基金驻华代表处（LFA）。

3. 向卫计委财务司审计处按时上报了中心2014年1—4季度内部审计工作季度报表。

4. 对本处室2014年底固定资产进行了清查和盘点，经核查账实相符。

5. 参与援建塞拉利昂P3实验室建设的相关工作，如参加与商务部合同谈判、合同审核修改、文件会签、有关会议等工作。

6. 对11个直属单位内部审计机构设置、人员等情况进行了摸底调查，为下一步审计委派提供了基础资料和相关信息。

（张雁、袁灵华）

设备条件管理

【规范工作程序】 2014年初发出中国疾病预防控制中心关于加强采购管理工作的通知（中疾控设发〔2014〕91号），从采购计划管理、落实采购工作相关部门职责到强化采购过程、推行实验室试剂耗材集中采购、加强采购工作的监督几个方面做了要求。对中心采购管理工作做了更加科学、规范、有序规定。

【采购工作】 2014年设备条件处依照《政府采购法》和《中华人民共和国招标投标法》及财政部、国家卫生计生委、我中心发布的各项法规和文件要求，在中心领导领导下，与中心规财处、审计处、纪监室、法律顾问、招标代理公司及各申请采购部门共同协调配合的基础上，采用公开招标、竞争性谈判、协议供货等多种采购方式完成采购工作，共计接受各类申请委托采购项目101项，完成采购项目101项，总计采购预算约为30 837万元，总计中标金额约为28 588万元，共签订采购合同137份，节约资金约2249万元，资金节约率约为7.3%。其中财政资金采购项目79个，采购金额约为8882万元，包括中心本级各处室的采购项目、中心各直属单位及中心本级的2014年大型设备采购项目，尤其是在中心领导带领下及招标代理公司的通力合作下，顺利完成了共涉及中心9个单位和部门，采购各类设备112台件的预算总金额为5464万元的《中国疾病预防控制中心公共卫生服务能力建设项目》。国际合作项目22个，其中全球基金采购项目17个，采购金额约为19 255万元；中盖采购项目5个，采购金额约为451万元。

【采购进口产品审批上报工作】 2014年共接受中心机关及各直属单位等共18份采购进口产品请示文件的上报申请，金额约153 030万元。我处按照财政部、卫计委的申报规范要求，进行逐项审核修改及时上报卫计委、财政部。经追踪审批进度，目前已有16份申请已获财政部批复，金额约78 918万元。

【批量采购及信息统计上报工作】 全年完成中心批量集中采购申报工作共425次，包括申报采购便携式计算机273台，传真机27台，复印机16台，复印纸2567箱，台式计算机320台，打印机100台，空调机112台，碎纸机12台，扫描仪15台。其中包括：中心本级申报采购便携式计算机107台，传真机13台，复印机9台，复印纸655箱，台式计算机72台，打印机27台，空调机44台，碎纸机7台，扫描仪1台。

【固定资产管理工作】 2014年新增设备类固定资产1439台件，资产总值4298万元；调剂设备345台件；报废设备267台件，设备原值663.1万元；无偿调拨设备约3330余台件，设备原值约4050.7万元。报废设备处置2批次，报废设备残值1.42万元，全部上交规财处。截至2014年年底，中心本级在用设备类固定资产17 578台件，原值27 897万元。2014年共完成国际合作项目3166台件固定资产、205万件（份）物品材料，总值约19 000万元的各类采购物资的审核登记、分发、验收和调拨工作。为加强中心机关设备类固定资产管理，我处于2014年12月23日下发了《中国疾病预防控制中心关于2014年度中心机关核查设备类固定资产的通知》（中疾控设便函〔2014〕75号）。按照通知要求，正在对中心机关62个资产管理部门的专用设备和一般设备（电气设备、电子产品、文艺体育、仪器仪表、通讯工具和家具用具等），17 578台/件设备类固定资产进行核查。

【大型设备购置项目及预算项目库的审核与申报工作】 根据中心的统一要求，2014年5月，我处就2015年大型设备购置项目的审核与上报工作进行了具体组织和部署，将中心寄生虫病所等9个单位的10个公共卫生能力建设项目列为2015年延续项目进行申报，预算总金额约为7800万元。对信息中心、辐射所等7个单位编制的7个新增项目，专门组织相关领域专家进行了论证、修改和审核，最终申报预算金额约为5600万元。按时完成了中心2015年度大型设备购置项目的预算审查及上报工作。2014年10—11月，按照国家卫生计生委“关于建立部门预算项目库的通知”要求，为做好中心2016—2018大购预算项目库规划编制工作，使预算项目库编制更加系统、科学、合理，我处组织专家对中心各单位、部门编制的大购预算项目库初稿进行细致的讨论、论证和修改。最终共有19个项目进行申报，预算总计约为4.6亿元。

【培训学习】 分别于2014年上半年和下半年组织举办了两期中心政府采购政策解读与操作方法培训会，邀请国采中心负责政府采购的专家就政府采购相关法规政策、采购程序及具体操作方法等进行了详细解读和培训，培训会上国采中心专家与与会人员进行了深入座谈交流，在现场解答了大家所提出的相关采购问题。两次培训会中心直属各单位、机关各处室负责政府采购的相关同志共130多人参加了培训。2014年我处派出4批11人次参加由中央国家机关政府采购中心及委财务司组织的政府采购管理培训班。我处全体人员还进行了仪器设备技术知识培训，培训内容涵盖了理化分析仪器和光学分析仪器等专业技术知识。

【惩防体系建设工作】 设备处积极配合中心权力运行监督机制建设，注重廉政风险防控教育学习，公开明示项目、业务管理权运行流程。项目采购过程全程邀请中心纪监室参加，并按要求每月在中心内网上填写发布采购权运行情况公示表和国有资产处置、管理权运行情况公示表。

【文档管理工作】 2014年设备条件处收文464份，各类请示报告194件；发文34件，便函91件，新闻稿4篇。向中心领导提交书面请示、合同、付款等文件264份；完成10卷采购项目文档归档工作。所有文件档案齐全，接受和接办的文件和事情做到件件有着落，事事有结果。

（王茂武、王强）

实验室管理

【参与非洲埃博拉疫情防控工作】 根据埃博拉防控工作需要，实验室处积极组织专家论证并编写了《埃博拉出血热个人防护技术方案指南（第一版）》，并绘制了《埃博拉出血热个人防护技术流程图（第一版）》。在埃博拉防控工作不断深入后，及时修订指南，适时编制了第二版。

【协调落实援助塞拉利昂生物安全实验室建设项目工作】 参与国家卫生计生委科教司组织召开的援非生物安全实验室建设项目方案中援助国家确定、实验室建设形式与规模、工作模式、派出人员和经费预算等援非生物安全实验室工作方案的起草、论证。

援非生物安全实验室建设项目得到国务院正式批复后，作为中心援塞生物安全实验室建设项目工作技术牵头部门，在中心领导下，实验室处会同军事医学科学院，组织中心相关部门共同编制上报了《援塞拉利昂生物安全实验室建设项目实施方案》；并积极协调应急办与商务部相关部门，尽快落实了固定生物安全实验室设计、监理、土建施工、实验室安装调试工等单位。为尽快启动固定生物安全实验室建设做好准备。

实验室处组织中心相关部门，11 月 3 日与商务部经济合作局签订《援塞拉利昂生物安全实验室技术合作项目内部总承包合同》，为项目运转实施提供经费保障，项目开工建设会，会同基建处，与建设等各方单位协调沟通，推进建设工作顺利进行。

为确保实验室建设进程，解决塞拉利昂物资紧缺的问题，实验室处负责落实专机运输工作。此次运输物资共计 81 328 公斤，包括固定实验室建设的全部材料、机电设备，生物安全实验室仪器设备及实验耗材，宣传培训材料以及培训用设备等。货机包机于塞拉利昂当地时间 12 月 21 日安全抵达弗里敦，为固定生物安全实验室的建设提供了基本保障。

【组织论证生物安全四级实验室建设工作】 根据中心领导指示，实验室处收集整理国内外有关生物安全四级实验室参考资料，调研中科院武汉病毒所及哈兽研 BSL—4 实验室建设情况，组织专家论证研讨，提出中国疾控中心生物安全四级实验室建设方案，经 8 月 22 日中心主任办公会讨论后，报国家卫生计生委规划司；并协助国家卫生计生委规划司组织召开多次专家论证会，编写国家卫生计生委主任办公会生物安全四级实验室建设专题汇报材料，以及上报国务院材料等工作。

实验室处确定项目建议书编制项目招标公司，并公开招标项目建议书编制单位，于 12 月 26 日上网发布招标信息；并拟组建中国疾病预防控制中心生物安全四级（BSL-4）实验室建设领导小组和办公室，确定成员名单。

【推进中心病原微生物菌（毒）种保藏中心组建】 实验室处 3 月上报了《中国疾控中心病原微生物菌（毒）种保藏中心规划（组建）工作方案》；6 月下发了《中国疾控中心关于做好病原微生物菌（毒）种保藏中心组建工作的通知》；5 月召开了保藏中心规划建设工作启动研讨会，7 月至 11 月多次召开工作研讨会。

实验室处 9 月确定保藏中心申报保藏病原微生物菌（毒）种范围和种类，10 月完成《中国疾控中心病原微生物菌（毒）种保藏中心运行管理办法（征求意见稿）》制定，正在制定保藏中心组织和制度管理文件体系。

在做好中心保藏中心组建工作的同时，按照国家卫生计生委科教司要求，实验室处协助科教司于 2 月、3 月组织召开两次人间传染的病原微生物菌（毒）种保藏机构规划建设工作研讨会，协调鼠疫保藏中心和保藏专业实验室规划建设，全面推进全国规划的保藏机构组建工作。

【开展多项培训】 为强化实验室工作人员安全意识，提高安全技能，实验室处面向中心直属各单位及全国各省级疾控机构，有针对性地开展各项培训。包括两期病原微生物运输管理培训班（2014.4.9—12，成都；2014.7.22—24，西宁）、黑龙江省实验室管理培训班（2014.7.30—8.1，哈尔滨）、两期实验动物从业人员培训班（2014.5.20—21，北京；2014.10.21—22，北京）、实验室主任和安全员暨实验室监督检查员培训班（2014.12.8，北京），累计培训 6 期，约 560 人次。

【严格监督检查】 实验室处组织专家对中心各有关直属单位进行定期的季度实验室监督检查和不定期的抽查，特别是为确保 APEC 期间实验室安全，组织开展了专项检查。同时，积极组织相关直属单位迎接卫计委、北京市卫生局等外部机构的检查。

【举办第八届实验室安全周】 2014 年 4 月 21—25 日实验室处组织开展了主题为“查隐患　抓落实　保安全”的第八届实验室安全周活动。活动期间，实验室处统一制作了安全周主题宣传画、展板，并在中心网站上设专栏进行报道。在活动期间，各直属单位在中心的统一部署下，结合实际开展了内容丰富、形式多样、各具特色的活动。

【完成 2014 年病原微生物运输审批及运输相关协调工作】 依据《可感染人类的高致病性病原微生物菌（毒）种或样本运输管理规定》进行跨省运输至中国疾控中心的高致病性病原微生物菌（毒）种运输审批工作，2014 年实验室处共办理 157 个运输准运证书，涉及十余种病原。依据《关于加强医用特殊物品出入境管理卫生检疫的通知》要求，2014 年实验室处共办理了 31 个医用特殊物品出入境申请，其中出境 9 个，入境 22 个。按照国家民航总局新修订的要求，实验室处编制了《中国疾病预防控制中心感染性物质航空运输培训制度》及《感染性物质航空运输培训大纲》，完善了培训教材，并进行了培训备案。

【实验动物管理工作顺利进行】 2014 年实验动物中心加强内部建设，修订了麻醉品库人员出入记录、麻醉品领用申请单、麻醉药库存管理记录表，兽医岗职责；新编制了实验动物动态信息表；起草了实验动物中心收支管理办法初稿；组织开展应急演练等。本年度共承接了中心直属单位的实验动物饲养协议共 21 个，涉及动物实验项目 23 个；按计划完成了最后一批计 18 套猴负压饲养柜及 11 套兔负压饲养柜的安装、调试、检测及培训，至此实验动物中心所有饲养设备全部配齐；并且顺利完成了实验动物许可证年检工作。实验室处作为中国疾控中心实验动物福利伦理审查委员会秘书处，为直属单位开展动物实验伦理审查 4 个。

【疾控机构实验室网络建设】 实验室处积极组织进行实验室网络建设现场调研，梳理现状，并分专题多次召开专家论证会，编制疾控机构实验室网络建设方案、“十三五”全国疾控实验室网络建设方案、各级疾控实验室职能等技术文件，为卫计委疾控局提供技术支持。

【继续开展援疆、援藏工作】 2014 年 5 月 27—28 日，实验室处在西藏林芝举办了西藏区实验室管理培训班。来自西藏区疾控中心及 6 个地（市）疾控中心的实验室检验人员 32 人参加了培训。此次培训除理论授课外，结合西藏区疾控机构实验室工作人员基础知识较为欠缺的实际情况，特别安排了现场演示和实验室现场手把手培训环节。将培训内容形象化、具体化，提升了大家的兴趣，增强了培训效果。

根据新疆疾控中心援疆工作需求和中心领导批示，10 月 27—30 日实验室处组织有关专家为新疆疾控中心举办了援疆实验室检测技术培训班，培训约 30 余人。

【开展国内及国外业务交流】 2014 年 6 月 24—25 日，中国疾控中心与中国动物疫病预防控制中心和中国人民解放军军事医学科学院第三次合作，在内蒙古呼和浩特市联合举办了全国病原微生物实验室管理培训班，全国业内共 130 余人参加。

为推动全国疾控机构实验室质量管理工作，进一步总结和交流各地疾控机构实验室质量管理工作的经验，实验室处于 2014 年 8 月 14 日在大连组织召开了实验室质量管理工作研讨会。全国部分省（自治区、直辖市）、市疾控中心的实验室质量管理负责人共 20 余人参加了会议。

为推进中美合作项目，实验室处邀请美国疾控中心专家 XIN LIU 博士来华交流，探讨中美项目的开展，参与中美项目在贵州的现场调研活动，并受邀在 2014 年度第二期全国病原微生物运输管理培训班进行报告，交流国际感染性物质运输的经验。

（王子军、赵赤鸿、魏强、卢选成、李思思）

离退休人员管理

【中心离退休人员基本情况】 截至 2014 年 12 月 31 日，中心及直属单位离退休人员共计 1341 人，其中离休干部 72 人，退休干部 1054 人，工人 215 人。党员 661 人。中心全年新增退休人员 53 人。机关现有离退休人员 140 人，其中离休干部 8 人，退休干部 116 人，工人 16 人。党员 102 人。

【认真落实“两项待遇”】 贯彻落实中组部等部委下发的文件通知，调整了离休干部护理费标准、离退休干部死亡一次性抚恤金标准、调整增加了离退休费。

【召开老干部新春团拜会】 中心领导通报工作情况，中心班子成员和科室代表与老干部座谈交流。

【开展走访慰问老干部活动】 在元旦、春节、“十一”前夕，中心领导亲自带队，走访慰问生活困难、老党员、老干部 46 人，关心他们的身体情况和实际困难，把组织的温暖送到了老同志家中。

【帮助离退休支部开展工作】 帮助离退支部开展了多种活动，党员积极参加，过好组织生活，按时收缴党费。

【增加八个合同医院】 中心为在职职工和离退休老同志看病就医提供方便，在原有定点合同医院不变的基础上，增加了八个合同医院。

【更换工资卡信息收集工作】 根据中心“关于职工个人在北京建设银行开设银行存款账户以实施代发工资的通知”，积极配合做好机关老同志更换工资卡的信息收集工作。

【代收老干部医药费报销单据】 每月为老同志收取医药费单据，统一拿到中心办理报销手续，全年共收 517 人份，药费总金额约 160 万元。

【开展健康体检工作】 协助做好年度的健康体检，有 89 位老同志进行了体检。为 20 人选择定点医院、变更就近医院办理申报手续。

【为老干部庆贺生日】 为 21 位老同志庆贺生日，祝福他们健康长寿。

【看望住院的老干部】 凡老干部因大病重病急病住院，我们都在第一时间及时看望，共看望了 50 余人次。

【接待卫生计生委老干部参观新址】 5 月 6 日，国家卫生计生委机关离退休老干部一行 150 余人到中心新址参观座谈，梁东明书记致欢迎辞，王健副书记介绍了中国疾控中心基本情况和工作情况。

【发放离退休干部居家养老调查】 贯彻习近平总书记在教育实践活动总结大会上的重要讲话精神，落实中组部《关于进一步加强新形势下离退休干部工作的意见》，会同直属单位对离退休人员现状需求情况开展了调查，发放了调查表 300 余份，并对回收的调查表进行归纳、整理。

【订购学习材料和书籍】 为便于离退休老干部阅读和学习，订购报纸杂志 300 余份。

【开设兴趣班】 为实现“老有所为”搭建平台。开设了摄影班、手工班、舞蹈班，邀请有经验的老同志和专业舞蹈老师授课，老同志间积极参与，相互学习，相互交流。

【老干部舞蹈表演】 邀请并推荐老干部排练的舞蹈在委里、中心联欢会上、老干部团拜会上演出，他们的表演得到了委领导和中心领导的支持和好评。

【摄影比赛活动】 9 月份，以同心共筑“中国梦”之一——“我的退休生活”为主题，开展摄影比赛活动，32 人参加了比赛，150 多幅摄影作品在南纬路、潘家园老干部活动室展出。

【书法绘画活动】 10 月份，在中心直属单位开展了书法绘画展览活动，将老同志 40 多幅作品在潘家园老干部活动室展出。

【加强老干部活动室建设和管理】 充分利用活动场所，全年各单位老同志约有 1700 多人次到老干部活动室参加党组织生活会、棋类比赛、唱歌等活动。

【布置老干部活动室学习专栏】 为加强学习和宣传，每月定期布置学习专栏，全年共出专栏 12 期。

【参观游览活动】 组织老同志前往昌平农业嘉年华、密云古北水镇等春秋游、重阳节参观活动。

【参加并召开离退休工作经验交流会】 中心组织召开离退休工作经验交流会暨培训学习会，并参加委离退局老干部工作人员培训班及离退休干部数据库的培训，进一步完善了各单位离退休人员数据库，同时完成 2014 年中组部离退休干部统计报表工作。

（田占平）

安全保卫管理

【加强消防安全教育】 为提高中心职工的安全意识，提高职工防范火灾、处理初期火灾的能力，保卫处在深入宣传消防四个能力建设的基础上，6 月份组织中心义务消防队、保安、物业人员，到昌平北七家消防中队进行防火演练，11 月制作张贴消防宣传展板，加深中心职工对消防知识的认识。通过举办以上活动，扩大了消防安全工作的影响，提高了职工消防意识和扑灭初期火灾的技能。

【开展消防安全工作】

1. 建立健全安全防火制度。年初设计制作了中心安全检查工作记录表，每月不定期的组织有关人员开展安全大检查，及时堵塞漏洞、消除安全隐患。

2. 组织安全督导、检查。年内重大节假日、重要时间节点，组织相关处室对直属单位进行安全督导检查、专项检查，对发现的安全隐患，结合各单位实际情况提出建议。

3. 维修消防器材、加强消防监控系统管理。6 月、11 月两次对中心园区、南纬路的消防器材进行维修保养，更换灭火器。多次加强中控室的管理，使消防报警和监控设备正常运转。

【开展车辆安全管理工作】

1. 加强职工交通安全教育，特别是驾驶人员，强化安全意识，提高遵守交通规则的自觉性。

2. 按照地方交通安全委会要求，在全国“两会”及 APEC 会议等重要时期，做好车辆限行工作。

【圆满完成研究生招生安保工作】 配合中心研究生院圆满完成了中心 2014 年研究生考试试卷命题及试卷阅卷的安全保卫工作，先后出动保卫力量 60 余人次。

【圆满完成中心突发环境事件应急预案编制工作】 中心保卫处牵头并主笔，中心实验室处、公卫处、运管中心、应急中心共同参与，历时半年，在 9 月份完成了《中国疾病预防控制中心突发环境事件应急预案》编制工作。

（陈峰、邹斌、侯惠亭）

后勤管理与园区运营

【中心公共国有土地、房产、车辆的资产管理】 2014年中心后勤行政管理工作正常运行。完成2014年中心车辆资产情况上报。办理中心营养食品所、寄生虫病所等单位车辆处置工作。

编制完成中心本级及各直属单位2015年土地利用计划，编制并上报中央国家机关在京单位用地需求，完成中心办公用房使用情况的调查工作。办理辐射所、改水中心对外出租房屋的申报工作。

审核、编制中心本级各处室、各直属单位2015年大型修缮类项目文本材料，组织专家完成评审工作。

【中心职工公有住房管理】 完成2015年住房补贴预算编制工作；审核中心18户业主房产上市、过户、房产遗赠相关资料信息；为申请保障性住房及无房职工办理登记、出示证明等工作；完成2014年预算中29人的职工住房一次性补贴、面积差额补贴、级差补贴的相关资料审核、公示工作；完成国家机关房改房职工住房（889户）的维修资金初存清册工作，初存维修资金约1883.17万元。

【职工物业费、供暖费管理】 审核、测算职工的供暖费、物业费747份，金额共计134.3万元。审核2015年在职职工及离退休人员物业费、供暖费货币化发放的预算编制。

【献血与计划生育管理】 向职工进行计划生育健康宣教，办理计划生育服务证21份，发放符合生育二胎的育龄职工生育证9人次，办理独生子女补助费发放手续5份，办理独生子女父母一次性奖励费发放手续12份。组织完成2014年向贫困母亲献爱心捐款工作，总计捐款26 398元。完成2014年中心5人无偿献血的组织工作。

【职工医疗】 承担中心机关在职及退休职工的医药费审核工作。增加中心机关职工公费医疗就诊定点合同医院8家。调整40岁以下职工由两年一次体检改为每年一次，并根据不同性别、年龄增加调整了职工体检项目；在北京天坛医院完成机关职工477人的体检工作。

协调管理园区医务室日常工作，医务室为昌平园区职工近2000人及200余名学生提供医疗服务，全年累计开诊处方10 509张，门诊医药费共计150余万元。

【人防及节能减排工作】 完善昌平园区防汛预案，明确地下空间防汛机制。汛期前储备大量防汛器材、物资。开展昌平园区防汛应急演练，提高各单位防汛意识。

每季度报送中心11个直属单位及机关的能源消耗数据。开展节能宣传工作，采取有效的节能措施，配合北京市发改委完成昌平园区能源审计工作，并报送2014年园区碳排放数据。

【应急保障工作】 2014年8—12月作为卫生应急工作保障组成员单位，先后参与了鲁甸抗震救灾和埃博拉出血热疫情防控的后勤保障工作，确保卫生应急工作顺利开展。参与并完成500余箱、约10.2吨援塞公共卫生师资培训队伍相关保障物资的准备、采购、打包、运输工作。承担援塞归国专家集中医学观察后勤保障工作。

【园区通勤运行工作】 2014年全年，通勤班车总计出车11 228次，接送乘客41万人次，安全行驶85万公里，优化班车线路12条。

【园区餐厅运营管理工作】 针对职工和会议用餐的要求，改善职工用餐环境，根据季节变化增加食品花样，丰富菜品。加大对餐厅管理力度，提高管理人员的管理水平和餐厅管理制度、标准，健全餐厅工作人员奖惩制度。

【公寓、会议室及洗衣房管理工作】 专家公寓共接待境内外宾客约1.7万人次，使用客房1.1万余间；会议服务1567场次，大型会议140余次，共接待内外宾客3.2万人次；洗衣房洗涤公寓及餐厅的布草3.5万件。客房日使用率平均为50%以上，较去年同比上升5%。

【园区邮政收发工作】 每月平均收发各种文件、材料、报刊信函约8000件，承担卫生部及各附属单位文件交换往来约2万余件。印制中心办公用信封6万枚。

【园区保洁工作】 保障中心综合楼、传染病所、病毒病所、性艾中心、动物中心、公寓楼、后勤楼、餐厅、各楼宇公共区域、外围园区、团山等区域环境的日常清洁。

【园区绿化工作】 进一步完善园区绿化日常养护内容，完成绿化日常管理工作。根据园区生态环境特点，增植200棵防风白杨林、300棵樱花树。完成对园区大门叠水墙北侧、动物中心空地的绿化改造。

【园区工程运行管理】 完成昌平园区供电系统配电设备保养、直流屏蓄电池的更换、电梯年检、保养以及空调机组更换润滑油和过滤器工作。全年共计接听报修电话3425次，其中维修2931次。完成昌平园区特种设备、压力容器的年检、校验工作；完成锅炉检修工作；完成对三所、动物中心消毒蒸汽供应、加湿、热水供应共计3084小时。

【安全生产检查】 开展昌平园区安全生产检查工作12次，对安全隐患均逐一落实处理，发放安全生产简报5期。

【处室更名】 “新址管理办公室”于12月更名为“后勤运营管理中心”，简称“运管中心”。

【其他】 修建餐厅两侧走廊，改善冬季防风效果；修建自行车棚，消除消防安全隐患。

（谭吉宾、杜娟、谷鑫、王晓雪）

党群工作

【强化理论武装学习，深入贯彻落实社会主义核心价值观，开展党建系列主题活动】 在党的十八届四中全会召开后，于11月和12月举办了两场学习贯彻四中全会精神专题辅导讲座，邀请相关专家和中心律师，结合疾控实际工作，进一步引导中心干部职工加深对全会精神的理解，引导领导干部廉洁从政、中心职工廉洁从业。组织中心广大党员干部职工学习《科学发展观学习纲要》和《中国特色社会主义学习读本》。邀请专家教授作"理解和践行社会主义核心价值观"、"中国梦"等相关专题讲座，组织开展"学法律•讲道德"主题知识竞赛和网络答题活动，中心845名职工参与了网络答题。4月，在中心各级党组织中开展了以"中国梦•健康梦•疾控梦"为主题的"读书月"系列活动，分别开展了"推荐一本好书""写一篇读书心得""推荐一名报告人"的活动，共收到读书心得论文50余篇。

【组织做好中心党委的换届选举工作，并以此为契机，加强"学习型、服务型、创新型"党组织建设】 6月，组织成立了第二次党代会筹备工作领导小组及办公室，制定了《中国疾控中心党委关于召开中共中国疾控中心第二次代表大会的实施方案》。做好中心第二届党委、纪委委员的推荐提名，完成了中共中国疾控中心第一届委员会工作报告、党费收缴、使用和管理情况报告等2个报告及3个报告决议的起草、征求意见工作，代表资格审查和编印"两委委员"名册、选票及相关会务工作。10月27日，中心第二次党代会如期召开，到会代表137人。大会审议并通过了3个报告及相关决议，选举产生了由19名同志组成的中共中国疾控中心第二届委员会和由11名同志组成的第二届纪律检查委员会。

【组织帮助直属各单位完成届满换届工作，为中心第二次党代会的顺利召开奠定了组织基础】 按照中心党委2014年的工作安排，通过召开党办主任会、问卷调查、统计分析等多种形式了解各级党组织现状及具备换届选举的条件、难点和存在的问题，并向党委提交了《关于中心各级党组织的状况分析及换届选举工作的建议》，帮助直属各单位进行届满换届工作。多次做好组织召开中心专兼职党务干部会议的材料及会务准备，印发了《中国疾控中心及直属单位党组织开展换届选举工作相关问题》的问卷，了解各类党员和党务干部的意见建议及思想动态。截至2014年9月，完成了中心10个直属单位和机关两总支中11个党组织的届满换届工作。

【组织学习党员发展相关规定，提升服务能力和组织工作能力】 组织深入学习贯彻《中国共产党发展党员工作细则》，按照控制用量、优化结构的要求，严把入口关，2014年共发展预备党员13名，转正预备党员18名。认真做好党内统计工作，在规定时间内完成了中心各级党组织的党内统计数据工作。严格中心党费的收缴使用管理，合理支出党费，为中心党的各项活动提供经费支持。

【发挥疾控分会思想政治工作促进作用，凝聚疾控系统正能量】 紧跟政治形势开展学习培训，推动学习型组织建设取得成效。及时传达王岐山同志与部分中央国家机关和中央企业、国有金融机构负责同志座谈时的重要讲话精神，突出强调了落实党风廉政建设主体责任和监督责任的重要性。邀请党的十八大和十八届三中全会精神宣讲团成员在全国疾控系统党务干部会议上作关于社会主义核心价值观的专题讲座，进一步凝聚了全国疾控系统思想政治工作者的精神共识。为了推动疾控行业学习和理解社会主义核心价值观，在全国疾控系统开展了“践行核心价值观、凝聚疾控正能量”主题演讲预决赛。各省（自治区、直辖市）及相关疾控机构采取初筛、公开演讲、与电视台合办节目等形式宣讲行业先进集体和个人，同时选拔推荐出28名事迹典型、能够打动人的演讲者参加决赛。

【加强中心精神文明建设，指导完成中央国家机关文明单位复查工作】 3月15日，组织中心9个被评为中央国家机关文明单位的直属单位，进行了文明单位创建工作自检自查工作，指导申报文明单位的直属单位对照《卫生部文明办关于对2009年度中央国家机关文明单位进行复查的通知》要求准备汇报材料，并帮助7个初查、2个复查的直属单位顺利通过了国家机关工委文明委的材料审查及实地检查。

【落实中央“三转”要求，加强中心纪检监察机构建设】 3月中心纪委深入各直属单位开展调研，听取了来自基层的意见建议并形成调研报告。以中心党委名义下发《加强中国疾病预防控制中心纪检监察组织建设的意见》。《意见》重申并强调了纪检监察机构监督执纪问责职责，提出了落实纪检监察体制机制改革的“两为主”、“两报告”以及纪检监察干部能力建设等要求，对直属单位纪检监察审计机构与岗位作出了明确规定。修改了中心纪委、纪检监察室的职责，制定了案件集体排查制度和纪检监察工作信息报告制度。

【中共中国疾病预防控制中心纪委成功换届】 按照《党章》的规定及中心党委的工作安排，做好中心纪委书记、纪检委员的审查与换届选举各项工作。10月中心召开的第二次党代会审议通过了纪委工作报告和决议。中心第二次党代会选举王健、马吉祥、白雪平、边志强、孙全富、孙承业、张雁、张全增、葛利荣、舒跃龙、赖建强11名同志为中心第二届纪律检查委员会委员。

【中心召开第一届职工代表大会第二次会议】 12月12日，中国疾病预防控制中心召开第一届职工代表大会第二次全体会议，国家卫生计生委直属机关工会常务副主席杨志媛同志到会致辞。大会审议并通过了《中国疾病预防控制中心2014年工作报告》、《中国疾病预防控制中心2014年度财务工作报告》和《2015—2020年中国疾病预防控制中心发展规划》，介绍了中心绩效工资实施方案，报告中心职代会2014年工作情况，学习宣传了国家卫生计生委第一次职工代表大会会议精神。大会号召全体干部职工树立信心和勇气，在国家卫生计生委的正确领导下，攻坚克难，开拓创新，扎实工作，团结一致，为加快中心全面发展，维护人民群众健康做出更大的贡献。

【中心帮扶困难职工及慰问援非、鲁甸地震等职工家属】 2014年元旦春节期间，中心工会开展了特困职工、困难家庭、工伤职工、失独职工走访慰问活动，帮扶55人困难职工，发放补助金24万元。中心工会全年以实物或慰问信的形式慰问援非职工、鲁甸地震防病队员、援疆职工、挂职干部及家属合计45人次，发放慰问品金额3.5万元。健全困难职工档案，为3名职工申请1万元中央国家机关阳光助学金；为14名符合条件的职工申报中央国家机关困难补助。

【中心举办2014年度职工趣味运动会】 4月25日，中国疾病预防控制中心在西城区宣武体育场举办2014年职工趣味运动会，活动主题为“运动增进健康、团结铸就梦想”。来自中心直属各单位和中心机关的11支参赛队685名职工参加了22个个人项目和5个团体项目比赛。国家卫生计生委直属机关工会常务副主席杨志媛同志参加了开幕式并致辞，中心领导王宇、梁东明、高福、梁晓峰等及京内直属各单位领导班子成员出席运动会开幕式并参加了 50 米托球跑比赛。经过一天的激烈角逐，决出了 22 个个人项目前 6 名和 5 个团体项目前 3 名。环境所、辐射所、传染病所分获团体总分前三名，病毒病所、慢病中心、妇幼中心经过组委会评选获精神文明奖。寓教于乐、参与率高的职工趣味运动会，展示了职工拼搏风采，增强了团队协作能力，促进了单位精神文明建设，是一次团结、奋进的盛会。

【中心团委举办“与信仰对话·飞 Young 疾控梦”团日活动】 在纪念“五·四”运动 95 周年之际，中心团委举办“与信仰对话·飞 Young 疾控梦”团日活动，邀请中心副主任高福同志作“理想：让人生更充实，让生命更有尊严”专题讲座。高福副主任结合“理想、责任、读书、做人”四个关键词，以践行和弘扬社会主义核心价值观为主线，利用详实案例、引经据典、寓乐于教，阐述做人、做事态度和追求卓越成绩的精彩过程。讲座结束后安排了义务植树活动，团员青年用辛勤汗水共同种下了象征着青春梦想的 30 棵银杏树。

【中心团委选举产生第二届委员会委员】 9 月 3 日，共青团中国疾病预防控制中心第二次代表大会胜利召开。中心党委书记梁东明同志、国家卫生计生委直属机关临时团委书记杨蕊同志、中心相关处室负责人和共青团中国疾病预防控制中心第一届委员会委员应邀出席会议，大会审议通过《共青团中国疾病预防控制中心第一届委员会工作报告》，选举韩璐（女）、赵骅、张意、刘昆仑、刘学通、吴江、李奇奇（女）7 位同志为共青团中国疾病预防控制中心第二届委员会委员。第二届第一次委员会选举韩璐同志为中心团委书记，赵骅同志为副书记。大会号召全体团员青年，要努力提高思想道德素质和科学文化素质，继承和发扬中心优良传统，开拓进取、勇于创新，以奋发有为的精神状态、以勤奋务实的工作作风、以超越自我的勇气和坚忍不拔的毅力，用火红的青春和聪明的才智，谱写疾控事业发展的新篇章！

（孟宪平、曾彦、白雪平、田申、李新焕、刘海龙）

第三部分　直属单位工作概况

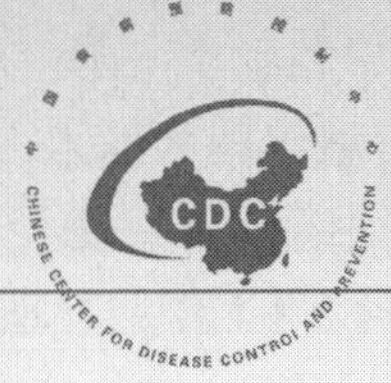

传染病所

【传染病防控技术储备】 根据我所传染病预防控制职能、结合承担的重大传染病防控能力建设研究项目，重点在病原检测技术、基于病原体基因组学的分子分型技术、新病原发现甄别技术、地理流行病学分析技术和大数据统计分析技术等方面开展了深入系统研究，夯实了应对传染病疫情的技术能力和基础。

【突发公共卫生事件处置】 2014 年，我所积极参加处理了多起突发公共卫生应急事件。阚飙副所长先后作为海南“威马逊”台风中国疾控中心灾后卫生应急先遣队队长、云南鲁甸地震和景谷地震国家卫生计生委救灾防病专家组组长，在第一时间深入重灾区现场，参与指导灾区的卫生防病工作。另有我所多名专家参与应急工作。

【鼠疫防控工作指导】 甘肃先后暴发三起人间肺鼠疫疫情，我所派出专家赶赴疫情现场，指导当地疾控中心开展疫情处理。

【登革热疫情控制】 广东暴发严重的登革热疫情，我所先后派出病媒生物控制专业技术人员 22 人次，分别到广东、福建、广西、云南等多个疫区指导登革热媒介伊蚊的防控，并制订了媒介伊蚊防控应急工作方案、举办了媒介伊蚊管控培训班、开展了伊蚊抗药性监测和伊蚊防控现场试验等，为登革热疫情的控制提供了技术保障。

【青奥会卫生保障】 我所卢金星副所长作为国家卫生计生委专家组成员，到南京参与了青奥会卫生保障工作。到小南山医院（拟用于埃博拉疑似患者留观治疗定点医院）现场指导医院感染控制、医疗废物处置和医护人员安全防护等措施的实施，期间还担任中国合格评定国家认可委（CNAS）评审组长主持完成了江苏省生物安全三级实验室增加埃博拉病毒检测项目的评审，为保障南京青奥会的顺利召开做出了贡献。

【援非抗疫】 2014 年，埃博拉疫情在西非暴发并持续蔓延。我所组织学习《埃博拉病毒风险评估手册》，并迅速启动了埃博拉疫情检测准备工作，做好实验室和防护装备的储备。8 月，我国派出了首批公共卫生专家组赴西非开展防疫援助工作。我所李振军研究员作为赴塞拉利昂专家组组长，圆满完成了防护装备的捐助和使用培训任务。相继我所又派出熊衍文研究员赴塞参与防控埃博拉出血热公共卫生宣传培训工作。姜海副研究员在塞拉利昂 Jui、Grafton 和 Kossoh Town 三个示范区开展“埃博拉知识、态度、行为和风险感知快速评估”工作。

【传染病培训工作】 2014 年 7 月 1—5 日，我所在成都举办“2014 年全国炭疽监测质控工作研讨及培训班”。研讨会和培训班由四川省疾控中心承办。来自贵州、甘肃、黑龙江、青海、辽宁、四川、云南、广西、内蒙古、新疆、西藏、北京的12个省（自治区、直辖市）共32名炭疽监测管理和技术人员参加研讨会和培训班。2014年9月15—19日，在北京组织举办了“军团菌检测新技术研讨培训班”。来自全国各省市县及铁路CDC共计65个单位的89名负责军团菌工作的管理和技术人员参加了本次培训。

【科学研究】 2014年承担课题114项，全部按课题任务书计划进行；组织申请课题39项，中标26项；申请专利6项，获得授权4项；发表论文217篇，被SCI收录105篇。2篇学术论文获得《Nature Reviews Microbiology》高度评价。传染病诊断室在《GUT》杂志上发表论文，阐述在幽门螺杆菌混合感染及进化机制研究中获重要进展。

【研究生教育】 2014年共招生录取各类研究生23人，毕业授予学位研究生26人，招收外校联合培养研究生14人，进站博士后1人。我所博士研究生肖迪、白莉分别获得中国疾控中心优秀博士学位论文二、三等奖。2014年我所组织成立了研究生分会，举办了3次硕博论坛、开展了首届学生趣味运动会和新春联欢会。

【国际交流与合作】 截至2014年12月底，我所共办理出访手续23批32人，赴港澳2批2人次，中心办理赴日本进修1批1人次，科研合作5批5人次，接待外宾来访12批31人次。2014年开展国际合作项目9项。

【团山论坛顺利举办】 成功举办第七届传染病应对团山论坛，自2008年以来，团山论坛已连续举办七届。共邀请了来自美国、比利时、荷兰、法国、瑞士、澳大利亚、日本、芬兰、英国、德国、瑞典等十几个国家和地区近百名的国际知名专家与学者。团山论坛已逐渐发展成为一个具有国际视野的开放性学术交流平台，在细菌性传染病领域发挥着重要作用。

【实验室安全工作】 全所范围内组织各种生物安全培训13次，继续开展生物安全周活动，加强和巩固实验室生物安全意识。圆满完成了APEC会议期间实验室安全保障工作。顺利通过了中国合格评定国家认可委员会组织的对我所新实验楼生物安全三级实验室的监督评审。

【试剂耗材采购管理】 2014年正式启用《传染病所科研试剂耗材及相关服务采购管理信息平台》，并将结控中心实验室的相关采购工作纳入该平台试行。全年共完成21 181 462.94元的科研试剂耗材及基因测序服务的采购、实物交接及验收工作。目前平台运行平稳，成效显著，规范了采购流程，提高了工作效率和数据的准确性，得到使用者、服务商和管理者的一致认可。

【党群工作】 2014年，我所着力解决群众反映强烈的突出问题和难点问题，并通报落实改善情况，真正把群众路线教育落到实处。认真落实完成中共中国疾控中心第二届委员会、纪律检查委员会委员候选人推荐及中心第二次党代会代表选举工作，积极开展传染病所两委换届选举工作。

【全所健康体检工作】 组织全所职工和学生317人进行了健康检查，实验室工作人员连续第7年保存血清。

【一期工程验收评价】 积极配合完成中国疾控中心昌平园区一期工程的环保和职业卫生防护验收，顺利通过我所的验收评价。

【文化建设活动】 组织开展第六届“迎国庆健康长走比赛”，积极组织参加中心“学法律　讲道德”知识竞赛和“践行核心价值观，凝聚疾控正能量”的主题演讲比赛，积极推动我所的文化建设。

（卢金星、李新威、冯岚）

病毒病所

【工作概况】 2014年病毒病预防控制所在党政班子领导下，根据疾控机构“四位一体”的总体定位与要求，成功完成埃博拉与禽流感等公共卫生应急、病毒性疾病常规监测与防控、实验室生物安全管理、科学研究和教育培训等多项工作；优化完善机制机构建设、加强党风廉政建设与惩防体系建设，开创了病毒病所工作的新局面。卫生应急方面：在中心召开应对埃博拉疫情工作会议当日，立即成立防控应急领导小组，明确分工、责任到人，暂停相关休假，建立24小时值班；率先建立我国埃博拉病毒生物安全三级实验室并在全国首获认证认可，立刻启动检测工作，成功排除留观病例71例（完成样本检测74份）；组织专家编制完成生物安全培训、实验室应急检测、病毒危害风险评估等20余项国家级方案与核心技术材料，合计30余万字；累计开展埃博拉病毒检测技术及个人防护培训300余人次，并同时完成DVD培训教材开发制作；组织专家团队研制“埃博拉病毒核酸检测试剂盒（PCR—荧光探针法）”并首批获准（国械注准20143402058），研制胶体金快检试剂亦在进一步评价测试；组建援塞埃博拉实验室检测专家梯队，有9名专家赴塞工作；确诊全球首例H5N6禽流感病毒人感染病例（四川病例）；完成广西、湖南、四川和广东4例H5亚型高致病性禽流感病毒感染疑似病例确诊（广西和湖南为H5N1，四川和广东为H5N6）；参与完成云南鲁甸震后救灾防病、登革热、VDPV和中东呼吸综合征（MERS）的应急处置和APEC会议卫生保障等工作。疾病防控方面：按照国家监测方案要求，顺利完成流感/禽流感、脊灰、麻疹、病毒性脑炎、狂犬病、病毒性出血热、登革热、病毒性肝炎、病毒性腹泻、克—雅氏病等疾病的监测与防控工作。全年共完成各类标本实验室检测273 446份、序列测定19 258份（株）、毒株鉴定26 472株；继续为各网络实验室提供流感参考抗血清和参考抗原各1万毫升，SFTS早期诊断试剂和双抗原、HFRS双抗原试剂11 000余人份；完成全国245家流感监测实验室网络、全国省级脊灰和麻疹实验室、17个省轮状病毒监测点和10家省级乙脑实验室的盲样考核工作；完成监测技术和实验室手把手培训13次，共计培训512人次；对32个省、市级疾控中心、哨点医院等进行了督导。科学研究方面：全年共申请课题55项、在研课题101项；完成科研成果申报2项；获得国家科技进步一等奖1项（排名第三）、解放军科技进步二等奖1项（排名第二）；申请专利7项，授权专利6项；参与发表著作1部，中文论文114篇，英文论文106篇（总影响因子495.767）；完成伦理项目审理22项，审批22项。教育培训方面：全年招收各类研究生共31人，毕业研究生31人，获得学位30人，获得优秀博士论文、优秀研究生、学业奖学金等30余人次；完成7个国家继续医学再教育项目的组织和培训并顺利通过督导评估。国际合作方面：在研国际合作包括中美、中日等项目10项，申请国际合作项目3项；接待外宾近50人次；举办6次国际会议和培训。生物安全方面：5月18日迎新街BSL-3实验室通过监督评审；7月6日昌平BSL-3实验室通过监督评审，成功举办第十届实验室生物安全周；参与完成生物安全四级实验室规划和申报；组建病原微生物菌（毒）种保藏中心病毒分中心。机构管理与保障方面：完成职责梳理修订和机构调整工作；完成岗位聘任、“三生”和工作人员公开招聘和接收工作；完成设备及试剂采购和管理工作；财务制度进一步规范，预算执行完全达标；行政管理和后勤保障运行有序；《病毒学报》和《中华实验和临床病毒学杂志》出版工作稳步发展。党群建设与老干部工作方面：切实发挥党委政治核心作用，率先完成所党委、纪委换届选举工作；严格落实八项规定，着力加强作风建设；开展读书和常态化的学雷锋志愿服务活动；以“党在我心中•奉献我先行”为主题，将援塞专家归国报告会纳入到党日活动；加强反腐倡廉宣传教育，推进权力公开运行工作；监督“三重一大”事项集体决策制度规范实施；促进党风廉政建设责任制实施力度；开展系列群众活动，增强职工体质，促进团队协作；树立老干部工作无小事思想，通过多种形式提高离退休职工服务质量，收到多方好评。

【2014 年中国流感监测与防控工作进展】 2014 年，病毒病预防控制所流感室共接收各流感监测网络实验室上送的季节性流感毒株 27 610 株，完成 27 343 株复核鉴定，复核一致率为 99.5%；完成 3534 株流感病毒抗原性分析工作；完成 294 株流感病毒全基因组序列测定与分析；完成 3704 株流感病毒生物学耐药分析并对其中药物敏感性降低的毒株进行了序列分析；制备 333 毫升流感病毒抗原分析标准血清；开展活禽相关场所环境中流感病毒监测工作，接收全国初筛核酸阳性标本 5021 份，全部复核鉴定，全部 2940 份阳性复合标本完成病毒分离，完成 299 株全基因组序列测定与分析，完成抗原分析与受体结合特性检测；完成对 29 个省区（除西藏和海南未送检）16 149 份职业暴露人群血清的高致病性 H5N1 和 H7N9 禽流感病毒抗体的检测与分析；完成世界卫生组织禽流感病毒疫苗候选株推荐，选中 2 株；从我国台湾引进人感染 H6N1 病毒一株，成功制备抗原血清；编写《人禽流感、不明原因肺炎和流感暴发日报》365 期，《流感相关媒体信息》365 期，《流感监测周报》52 期，编制英文《流感监测周报》52 期，向 WHO Flunet 报告中国流感监测数据（ILI 和病原学）52 期，整理全国流感监测周报 52 期，提交风险评报告 8 期；开展东洞庭湖国家自然保护区环境标本中禽流感病毒风险研究，累计采集环境标本 6798 份。

【2014 年中国流感监测网络维护与发展】 病毒病预防控制所完成全国流感监测系统评估和监测数据质量改善工作，共收集 2038 份病例 ARI 报告数据，完成平行问卷调查，采集全部 ARI 病例鼻、咽拭子标本进行流感病毒（A/B 型）、RSV、腺病毒检测，全部数据录入流感监测信息系统；完成全国流感监测网络管理与技术支持，为全国 408 家流感监测网络实验室提供标准参考抗血清 1 万毫升、参考抗原 1 万毫升、MDCK 细胞 68 瓶、禽流感监测试剂 H7N9 和 H5N1 禽流感病毒灭活液 20ml，马红细胞 800ml；完成全国流感监测网络实验室流感病毒核酸检测能力评估工作，对全国 245 家流感监测网络实验室进行了流感病毒核酸检测考核，234 家网络实验室盲样考核结果全部正确；调整北京、黑龙江和山东 3 省份共 6 家流感监测哨点医院和 1 家网络实验室；组织完成 2014 年度省级流感参比中心现场评估活动；组织完成 2014 年流感监测督导工作。

【2014 年中国脊灰实验室网络维护与发展】 2014 年，中国脊灰实验室监测网络持续高水平运转。病毒病预防控制所完成对中国和朝鲜 727 株脊灰毒株的型内鉴定、测序和分析工作；组织对全国 31 个省级脊灰实验室职能考核和现场认证；及时发现和鉴定可能出现的脊灰疫苗衍生病毒（VDPVs）或输入脊灰野病毒，防止其在中国扩散与流行；完成 2014 年细胞敏感性常规监测与细胞系支原体检测工作，均状态良好；顺利通过世界卫生组织 2014 年度职能考核，病毒分离（新检测流程）、PV 型内鉴定和 VDPV 筛查、核苷酸测序及分析等均考核合格。

【2014 年中国脊灰野病毒及其潜在感染性材料封存工作】 由病毒病预防控制所组织实施的脊灰病毒封存工作进展顺利，采取包括随机现场、电话抽查核实，相关文献检索核实在内的多种方式对脊灰封存数据库进行质量评估。同时，顺利通过 WHO 专家组对脊灰封

存工作的现场考核；2014 年对实验室野病毒感染性和潜在感染性物质的国家封存清单进行了更新。总计 55 688 个生物医学实验室计入国家脊灰封存数据库，卫生系统占 89.5%；完成了中国脊灰封存第一阶段工作的总结报告，报告详细描述了封存第一阶段工作的策略策划、政策支持、组织发动、分段实施和统计评估的全过程，同时归纳总结了工作中取得的经验和遇到的问题，特别是在多部门合作方式上的积极探索取得的宝贵经验；经过专家组多次讨论，形成了将脊灰封存材料进行分类管理的策略，即将部分实验室封存材料统一转运保管，其他实验室的封存材料就地销毁的工作计划。为此，封存工作组已经组织专家召开并制定了脊灰封存材料转运及销毁方案草案，结果进一步论证后将提交卫生部审核通过。

【2014 年脊灰病毒环境监测工作进展】 病毒病预防控制所成功建立一整套成熟的环境样品采集、病毒浓缩及病毒分离技术，以环境和健康人群脊灰病毒和非脊灰肠道病毒等为指标，建立人群中脊髓灰质炎、手足口病、急性出血性结膜炎、肠道病毒性脑膜炎脑炎等肠道病毒病发生和循环的预测预警方法。2014 年对新疆、山东、广东、云南、广西、黑龙江、上海、福建、甘肃等 9 个省区展开环境监测，顺利完成水样采集，病毒分离和 350 余株病毒的序列分析与鉴定工作。

【2014 年中国手足口病监测与防控工作进展】 2014 年病毒病预防控制所脊灰室共接收手足口病毒 2646 株，完成对其中 1988 份 HFMD 病例分离株的鉴定工作；完成对接收的 932 条手足口病相关序列的基因定型工作；完成 2014 年度中国手足口病病原学分布及流行情况分析；完善毒株库基本框架，基本完成国家 HFMD 相关毒株的标本信息及序列信息收集工作；组织完成对各省级 HFMD 实验室的盲样考核工作；及时分析研判手足口病疫情，对广东、广西、湖南、河南、浙江等重症病例高发省份进行督导，防止疫情进一步扩散。

【2014 年中国病毒性出血热监测与防控工作进展】 病毒病预防控制所通过《中国疾病预防控制信息系统》、《突发公共卫生事件报告管理信息系统》及 WHO 和美国疾控中心等网站，分析并汇报肾综合征出血热（HFRS）、登革热、发热伴血小板减少综合征（SFTS）、基孔肯雅热等病毒性出血热相关疫情，密切关注埃博拉出血热疫情动态及防控进展情况等，完成分析报告。处理分析《传染病自动预警信息系统》发出的登革热、HFRS、SFTS 及基孔肯雅热的预警信息，及时分析和报告疫情概况；完成《中国 2013 年法定传染病发病与死亡报告》—HFRS 和 SFTS 部分和《中国重点传染病和病媒生物监测报告 2013》—HFRS 及国家级监测点监测工作总结；对 HFRS 和 SFTS2013 年的发病情况进行分析，对 HFRS 全国疫情及国家级监测点疫情概况以及鼠密度、优势鼠种、鼠带毒率等宿主动物监测情况进行分析；为吉林、江苏、上海、浙江、广东、重庆等地具有埃博拉检测资质的实验室提供埃博拉出血热核酸双靶标检测试剂各约 500 人份；为陕西省疾控中心、上海疾控中心累计提供 SFTS 病人早期诊断试剂和双抗原试剂约 5000 人份；为海南、辽宁、贵州及内蒙等疾控中心累计提供 HFRS 双抗原试剂约 6000 人份；根据河北、山西、天津等地提出更换监测点的要求，对其 HFRS 国家级监测点进行调整。

【2014 年中国乙脑监测网络维护与发展】 2014 年病毒病预防控制所按照世界卫生组织网络实验室有关要求，对 2013 年四川、山东、广西、上海、重庆、广东、贵州、浙江和河南等省区的 440 份乙脑病例血清和 145 份脑脊液标本进行复核检测，结果显示共有 277 例乙脑 IgM 抗体阳性，与省级实验室检测结果一致性为 100%，并下发《2013 年中国乙脑参比实验室网络标本复核鉴定合格证书》；根据世界卫生组织西太区乙脑参比实验室非正式磋商会议要求，使用同一批 132 份标本（120 份血清和 12 份脑脊液）比较贝西 JE—MAC—ELISA

试剂盒和 InBios JE—MAC—ELISA 试剂盒，再使用 InBios Dengue IgM 对所有检出阳性的标本进行复检，完成中国乙脑地区参比实验室对 InBios 乙脑诊断试剂盒的评估工作；乙脑实验室 IgM 抗体检测质量控制标本的制备，等向 10 个国家乙脑网络实验室（山东、广西、河南、浙江、四川、重庆、贵州、云南、广东和上海）分发质控血清标准品进行考核，所有考核单位均顺利通过；组织完成对河南、重庆、广西、云南和贵州省（区、市）疾控中心 5 个省级乙脑参比实验室的现场评估工作。

【2014 年中国乙脑监测与防控工作进展】 2014 年病毒病预防控制所完成对河北省疾控中心送检的 147 份疑似乙脑病例标本检测，确诊 48 例乙脑阳性；完成对深圳送检的 293 份发热病人标本检测，确诊 13 份乙脑 IgM 抗体阳性，21 份登革病毒 IgM 抗体阳性；完成对新疆喀什地区 9210 只蚊虫标本、330 份鸡血标本和 288 份疑似西尼罗热及西尼罗脑炎病例标本的实验室监测，结果证实西尼罗病毒在当地蚊虫媒介中流行，造成人和宿主动物的感染，是当地夏季不明原因发热等疾病的病因之一；完成对湖北省新分离全部乙脑病毒、版纳病毒和盖塔病毒的核苷酸测序与分析。

【2014 年中国狂犬病监测与防控工作进展】 2014 年病毒病预防控制所完成对湖南、甘肃、安徽等省份送检的 375 份疑似狂犬病病犬和 12 份疑似狂犬病病人标本的实验室检测，检出狂犬病阳性标本 30 份，完成基因组测序及分析工作；在北京市与河南省开展特定人群抗狂犬病病毒中和抗体水平监测工作；以狂犬病标准毒株 CVS-11 为标准攻击毒，制备三代病毒建立 CVS-11 病毒库；依据 RFFIT 技术原理建立了改良抗体结合试验（MABT），于人用狂犬病疫苗的效价监测具有现实意义；进行了 Met-CCL5 可以作为改善狂犬病毒感染状况的免疫治疗策略研究；对 2005—2012 年期间中国狂犬病监测与防控工作进行概述和分析；进行中国儿童狂犬病流行因素分析；进行中国云南狂犬病再肆虐及分子流行病学研究；开展对内蒙古动物狂犬病的诊断及病原特征分析。

【2014 年中国病毒性肝炎监测与防控工作进展】 2014 年病毒病预防控制所完成对全国 16 个省约 3000 份全国急性乙肝规范性检测项目标本的接收、整理、检测等工作；完成新疆克拉玛依市 1400 余份公共服务类从业人员血清标本的病毒性肝炎实验室监测；完成山东省 1100 余份 CHO 乙肝疫苗免后 14～16 年人群血清标本的检测（HBsAg、抗 -HBs、抗 HBc）；完成全国戊肝血清流行病学调查，以及万泰与新加坡 MP 戊肝抗体诊断试剂比较；在全国 31 个省的 160 个疾病监测点，采用分层二阶段整群随机抽样方法抽取 1～29 岁人群常住人口，开展现场流行病学调查，并采集血标本 4.8 万进行 HBV 血清学指标检测。

【2014 年中国病毒性腹泻监测与防控工作进展】 2014 年病毒病预防控制所根据世界卫生组织要求，组织西太区轮状病毒参比实验室完成了对监测网络内实验室的支持（资金支持以及技术支持），组织中国网络实验室进行轮状病毒检测及分型盲样考核，每半年将中国轮状病毒监测网络的数据总结上报至 WHO 西太区，参与 WHO 西太区组织的参比实验室质量控制会议；开展病毒性腹泻监测网络数据分析，收集完成 5 岁以下腹泻住院患儿粪便标本及个案信息 1783 份，对其中 1521 份进行轮状病毒检测，检出阳性标本 393 份；对其中 1302 份进行杯状病毒检测，检出阳性标本 214 份；对其中 1389 份进行星状病毒检测，检出阳性标本 46 份；对其中 1394 份进行腺病毒检测，检出阳性标本 38 份；全部完成毒株鉴定、分型、测序和分析工作。根据全国病毒性腹泻监测方案的要求，完成对 2013 年度 17 个监测省上送标本的复核工作；组织中国 17 个省轮状病毒监测点接受世界卫生组织轮状病毒检测及分型盲样考核，全部通过。

【2014 年中国麻疹 / 风疹监测与防控工作进展】 2014 年在病毒病预防控制所组织下，中国麻疹 / 风疹监测网络运转良好，全年检测可疑麻疹 / 风疹病例标本超过 17 万份，分离麻疹病毒 4400 余株，风疹病毒 166 株；在血清学诊断基础上，建立了部分省级相关课题合作组，开展麻疹、风疹、腮腺炎病毒的血清学鉴别诊断、血清流行病学和分子流行病学研究，监测麻疹、风疹、腮腺炎病毒在全国各省的流行情况、变异特点及人群抗体水平；在全国建立麻疹 / 风疹病毒毒株库和基因库，阐明了我国麻疹 / 风疹野病毒流行的基因型、病毒来源、基因变异情况和传播途径；建立完成麻疹 / 风疹实验室诊断标准，为省级、地市级实验室在麻疹 / 风疹实验室监测方面提供技术支持；对全国 32 个省级实验室进行实验技术培训，组织完成对全国 32 个省级麻疹实验室的职能工作考核。

【2014 年中国麻疹 / 风疹监测网络维护与发展】 2014 年病毒病预防控制所组织国家麻疹 / 风疹实验室，完成世界卫生组织西太地区参比实验室年度现场认证考核，得到一致认可和高度评价；根据世界卫生组织麻疹 / 风疹血清盲样标本考核要求，组织全国 32 个省级麻疹实验室完成考核，并对考核结果进行汇总分析，客观评定各实验室检测能力，提出改进的建议；对省级麻疹实验室无偿提供部分麻疹、风疹、腮腺炎和水痘血清学和荧光 PCR 诊断试剂、考核血清、DMEM、细胞和遗传霉素，继续加强麻疹病毒学监测工作，扩大监测范围，提高监测敏感性，引进 Vero/Slam 细胞系替代 B95a 细胞系分离麻疹、风疹、腮腺炎病毒，并已在全国推广使用；完成对山西、江西、青海、辽宁、陕西、山东、云南和贵州 8 个省市疾控中心麻疹 / 风疹实验室的现场考核认证，8 个省级麻疹 / 风疹实验室全部通过现场认证考核。

【2014 年中国水痘—带状疱疹病毒监测与防控工作进展】 对我国水痘—带状疱疹病原体开展了常规系统的实验室检测监测，常规细胞传代，病毒分离，PCR、RFLP 等分子生物学技术鉴定病原体及确定基因型别。2014 年共收集到全国送检水痘带状疱疹临床标本 16 份，其中 8 份阳性，基因型为 J 型。

【2014 年中国呼吸道合胞病毒监测与防控工作进展】 建立并优化了呼吸道合胞病毒（RSV）的荧光定量 RT-PCR 和常规 RT-PCR 扩增 G 蛋白基因全长，F 蛋白基因全长技术，并对发热呼吸道症候群标本中的 RSV 阳性标本进行基因定型。2014 年共收到送检的 RSV 病毒株或 RSV 阳性的临床标本 300 余份，其中 A 血清型 160 余份，B 血清型 140 余份。在对 RSV 2 个血清型的基因型结果鉴定过程中，发现 A 血清型的 RSV 病毒以 ON1 基因型为主，提示 ON1 基因型可能是我国近年流行的优势基因型。对 B 血清型的分析结果显示，BA 基因型在我国部分地区无论是时间还是空间上均存在着广泛的流行。

【2014 年中国腺病毒监测与防控工作进展】 2014 年对项目省甘肃、山东等地检出的腺病毒阳性标本，包括咽拭子和便标本等进行病毒分离和血清分型以及分子流行病学分析研究，并将分型结果及时反馈，进一步指导和完善下一步的检测和监测工作。总结分析 2010—2014 年甘肃、湖南、陕西、江苏和山东等省区腺病毒 3 型的流行和变异规律，对 49 株分离株进行 hexon 基因保守区和高变区进行特异扩增和序列测定，并与国际上报道的近几年其他国家和地区腺病毒 3 型流行优势株进行比较和分析，以期发现我国腺病毒 3 型优势株流行的特点和规律。总结和分析 2013—2014 年湖南、甘肃、北京和江苏等省市 42 株腺病毒 7 型的流行和变异规律，鉴于美国和日本等国家和地区突发腺病毒 7 型感染的疫情形势分析，我们对分离自陕西和江苏的 2 株代表株进行全基因组序列测定和分析，为我国的疫情预警提供数据支持。进一步研究国内外少有报道的腺病毒 53、57 和 31 型等在咽拭子 / 肛拭子等标本中检出的临床诊断意义和流行病学调查价值。

【2014 年中国副流感病毒监测与防控工作进展】 建立并维持了新的细胞系 LLC-MK2 细胞，为副流感病毒 1、2、3、4 型病毒和人偏肺病毒（hMPV）的常规检测提供的敏感细胞系；建立了 LNA 探针同时检测人副流感病毒 1、2、3 型的荧光定量 RT-PCR 方法。

【2014 年中国克—雅氏病监测与防控工作进展】 全国共监测发现克—雅氏病病例 281 例；其中散发型克—雅氏病病例中：临床诊断病例 113 例、疑似诊断病例 12 例；遗传型克—雅氏病 8 例；致死性家族型失眠征 8 例；不支持克—雅氏病病例 97 例；暂不支持克—雅氏病病例 43 例。在上报总病例中，北京 122 例、河南 21 例、上海 13 例、广东 22 例、安徽 7 例、福建 3 例、吉林 10 例、贵州 4 例、陕西 14 例、天津 12 例、湖北 5 例、江苏 2 例、浙江 7 例、重庆 7 例、山西 1 例、河北 3 例、甘肃 5 例、新疆 3 例、山东 13 例、辽宁 3 例、宁夏 2 例、四川 1 例、云南 1 例。接收样本中脑脊液样本 271 份，血液样本 269 份。

【2014 年中国冠状病毒与痘病毒相关疾病监测与防控工作进展】 完成对北京市儿童医院 259 份鼻咽抽吸物标本的 13 种呼吸道病毒（包括 FluA、FluB、PIV-1、PIV-2、PIV-3、ADV、RSV、HRV、ENV、HCoV-229E、-OC43、-NL63 和 -HKU1）筛查，并对 PCR 阳性片段进行核酸序列测定，通过巢式 PCR 进一步对 HCoV、HRV 和 ENV 阳性样本进行型别鉴定，根据阳性片段序列确定病毒型别；完成对上海复旦大学附属儿科医院 487 份鼻咽抽吸物标本的 13 种呼吸道病毒（包括 FluA、FluB、PIV-1、PIV-2、PIV-3、ADV、RSV、HRV、ENV、HCoV-229E、-OC43、-NL63 和 -HKU1）筛查，并对 PCR 阳性片段进行核酸序列测定，通过巢式 PCR 进一步对 HCoV、HRV 和 ENV 阳性样本进行型别鉴定，根据阳性片段序列确定病毒型别。

【2014 年埃博拉出血热疫情应对与处置】 为有效应对埃博拉出血热输入疫情，病毒病预防控制所迅速成立埃博拉出血热防控领导小组，制定防控文件、建立和完善埃博拉出血热核酸和抗原检测方法，并积极响应援非抗击埃博拉工作；参与并组织了埃博拉出血热防控系列文件的编写，包括《埃博拉出血热防控方案》、《埃博拉出血热实验室检测方案》、埃博拉病毒风险评估和实验室检测 SOP、埃博拉病毒感染生物风险评估和风险控制等；定期编写埃博拉出血热疫情动态和防控进展报告，制作埃博拉病毒感染生物风险评估和风险控制文件及培训教材、PPT 和 DVD 培训资料，并协助国家卫生计生委对全国医疗系统进行了视频培训；参与《埃博拉出血热个人防护指南》（第一版至第三版）的编写及“埃博拉出血热个人防护技术流程图”的拍摄和编辑；参与卫生计生委联防联控机制的应急处置和埃博拉疫情应对决策研究。数次开展埃博拉出血热个人防护及检测技术等相关培训，以使赴非队员和所内检测等相关人员做好充分的应对准备，共培训 200 余人次；对全国省级疾控中心及其他多个单位约 80 人进行埃博拉病毒病原学、流行病及实验室检测等相关培训。自 8 月 13 日下午接到北京市疾控中心送检样本开始埃博拉出血热相关标本检测以来至 12 月 15 日，共成功检测了 71 例留观病例样本，涉及北京（39 例）、湖南（8 例）、河北（4 例）、安徽（3 例）、河南、重庆、吉林、陕西、四川、江苏、山东、福建、辽宁、天津、海南等十多个省份，所有送检标本经埃博拉病毒扎伊尔型 Real-time PCR 检测试剂检测，均呈阴性，部分留观病例标本还进行了其他病原体的检测，如疟原虫等，有阳性结果。积极响应和参加援非埃博拉出血热防控工作，2014 年派出 9 名专家赴西非开展埃博拉出血热防控工作，主要工作包括进行标本检测和在当地开展埃博拉出血热防控培训等。参与完成“埃博拉出血热疫情现场处置专家组培训班”教材编写及现场培训、埃博疫情应对督导等工作。

【2014 年禽流感疫情处置工作】 H7N9 禽流感：完成 95 份 H7N9 病例标本及相关暴露环境样本的病毒分离，分离阳性毒株 55 份，其中包括新疆首例 H7N9 疑似病例的最后确诊。

H5 亚型高致病性禽流感：完成全国报告的 3 例高致病性禽流感 H5 亚型禽流感病毒疑似感染病例的确诊，病例分别发生于广西、湖南和四川，其中广西和湖南是 H5N1 感染病例，四川确诊为一种新型 H5N6 高致病性禽流感感染病例，该病例为全球首例 H5N6 感染病例。H10N8 禽流感：完成 2 例 H10N8 禽流感病例的确诊及 400 余份相关暴露环境标本病原学检测，对 H10N8 禽流感病例的感染来源进行了研究，明确活禽市场不仅是人感染的来源，也是病毒发生重配的重要场所。

【2014 年登革热疫情处置工作】 2014 年我国广东等部分南方省份暴发登革热疫情，为指导当地做好登革热疫情处置工作，9—11 月，病毒病所派出多名专家赴广东、福建等省份参与和指导当地开展登革热防控工作。协助广东省疾控中心对 1061 份登革热样本进行登革热感染型别的确认（1 型 163 例，2 型 6 例，非 1、2 型 109 例）、病毒分离（阳性 537 例，阴性 223 例）、免疫学检测（IgG 阳性 7 例，阴性 52 例；IgM 阳性 41 例，阴性 28 例）等工作。对广州市八院收治的登革热患者进行了病毒分离和全基因组测序测定与分析工作。

【2014 年 VDPV 疫情处置工作】 2014 年 6 月 5 日，国家脊灰实验室在山西省疾控中心送检的两名 AFP 病例（CHN18046 和 CHN18047）粪便标本中检测到Ⅱ型 VDPV 和Ⅱ型脊灰疫苗变异株。调查结果显示：两患儿均检测到Ⅱ型脊灰病毒，与 Sabin2 株相比分别有 5 个和 8 个核苷酸突变，且共享 5 个变异位点，在 VP1 区核苷酸序列进化树图中处于同一传播链，与我国其他省份报告的Ⅱ型 VDPV 有较大差异，疑为发生潜在Ⅱ型疫苗高变异株循环。流行病学调查未发现两患儿有流行病学联系。2014 年 10 月 8 日，国家脊灰实验室通过对河北省疾控中心送检的从 1 名 AFP 病例采集的双份粪便标本中分离到的两株 L20B 细胞阳性分离物（国编号为 CHN18111）进行 VP1 区核苷酸序列测定和分析，鉴定出Ⅱ型 VDPV（与 Sabin2 株相比均变异了 6 个核苷酸，变异率为 0.67%）。鉴于 CHN18111 株的基因特点类似于 iVDPV，建议河北省疾控中心对该 AFP 病例进行免疫功能检查，并每 2 周采集一次便标本做病毒分离，同时对便标本做消毒处理。同时加强河北省秦皇岛市北戴河区及其周围地区 AFP 病例的监测。采集该例 AFP 病例接触者的粪便标本进行病毒分离与鉴定，以确定该病毒潜在的传播。

【2014 年中东呼吸综合征（MERS）疫情应对工作】 多次参与卫生部和中心组织的 MERS-CoV 传播风险评估及其他防控文件撰写，并积极开展应急技术储备与培训。同时依据 MERS-CoV 疫情与实验室检测技术进展，对检测技术进行了更新验证与储备，并修订了实验室检测技术指南。8 月 14 日，与中心卫生应急中心一起举办了中东呼吸综合征实验室检测技术培训班。此外，10 月 19 日，应邀前往甘肃省疾控中心对朝觐人员发热标本进行 MERS-CoV 感染的实验室排查验证；10 月，参加卫生部应急办组织的六省市 MERS-CoV 输入防控工作督导。

【2014 年 APEC 会议卫生保障工作】 为做好 2014 年 APEC 会议期间的卫生保障等各项工作，病毒病预防控制所启动了 APEC 会议期间卫生保障和突发事件应对准备工作，成立了保障领导小组，并对卫生应急准备、实验室生物安全管理、安全保卫和应急值班等工作进行了部署。

【埃博拉出血热检测试剂盒成功研制】 2014 年病毒病预防控制所成功研制了埃博拉病毒核酸、抗原和抗体检测试剂，并派研究人员赴法国巴斯德研究所病毒性出血热参比实验室对研发的埃博拉出血热核酸检测试剂（PCR—荧光探针法）、抗原试剂（胶体金免疫层析法和酶联免疫吸附法）等试剂盒进行了初步验证。由病毒病所研发、中山达安基因公司制备的埃博拉病毒核酸检测试剂盒（PCR—荧光探针法）完成了正常人及其他疾病病人的临床研究，在塞拉利昂完成了埃博拉出血热疑似标本临床研究，首批获得国家医疗器械注册证书（注册证编号：国械注准 20143402058）。自西非埃博拉出血热疫情发生以来，该试剂已成功用于病毒病所实验室对我国埃博拉出血热相关留观病例的检测，并用于我国援塞检测队对塞拉利昂疫区埃博拉出血热疑似病例的检测。全球尚无治疗埃博拉出血热病人的特效药物，也没有可预防埃博拉病毒感染的有效疫苗，实验室早期确诊对于此次疫情的防控意义重大。这些诊断试剂将用于埃博拉出血热疫情中进行病例的诊断和鉴别诊断。我国自主研制的埃博拉病毒核酸检测试剂在我国援助抗击西非埃博拉出血热疫情及在国内应对埃博拉出血热中发挥了重要作用。

【埃博拉出血热血清学检测试剂盒成功研发】 2014 年病毒病预防控制所组织病毒性出血热室与北京万泰生物药业股份有限公司合作，成功研发了埃博拉病毒抗原抗体检测试剂盒，包括：①埃博拉病毒抗原检测试剂盒（胶体金法）；②埃博拉病毒抗原检测试剂盒（酶联免疫法）；③埃博拉病毒 IgM 抗体检测试剂盒（酶联免疫法）；④埃博拉病毒 IgG 抗体检测试剂盒（酶联免疫法）。目前，这些试剂盒已完成了所有阴性临床标本和模拟阳性标本的检测。

【病毒性出血热技术储备完成】 2014 年病毒病预防控制所成功经完成包括引起肺综合征出血热、克里米亚—刚果出血热、利夫特谷热、鄂木斯克出血热，科萨努尔森林病，黄热病、埃博拉出血热、马尔堡出血热、阿根廷出血热、巴西出血热、委内瑞拉出血热、拉沙热等涉疾病病原体快速核酸检测技术以及血清学检测技术的储备工作。

【登革热核酸检测试剂成功研制】 2014 年病毒病预防控制所成功取得登革病毒核酸检测试剂盒（PCR—荧光探针法）批准文号（注册号：国食药监械（准）字 2014 第 3401701 号），本次研制的登革病毒检测试剂可靠、准确、安全、简便、稳定，具有较高的临床应用价值。

【流感疫苗种子株成功制备】 建立经典重配技术平台，完成了 PR8 和 X-157 等 6 株母本毒株的扩种和毒种库的建立，制备各种毒株累计 1 万毫升；这 6 株毒株是 NIBSC 常规使用的经典重配方法制备疫苗株的母本毒株，不仅可以用来制备甲型流感病毒，包括 H1、H3 和 H7N9 等，还可以用来制备乙型流感病毒；制备并纯化 PR8 和 X-157 两株母本毒株的 HA 蛋白；完成了所有母本毒株全病毒和甲型母本毒株 HA 和 NA 兔抗血清的制备。完成甲型 H1N1pdm 重配株，筛选 A/ 四川 /1/2009 毒株作为目的毒株（HA 滴度为 64），与 X-157 重配，重配后获得的重配株 HA、NA、NS 和 NP 来自于野毒株，其他 4 个基因（PB2、PB1、PA、M）均来自 X-157，重配毒株 HA 滴度为 1024；完成甲型 H3N2 重配株，筛选 A/ 江苏崇川 /1830/2014 毒株作为目的毒株（HA 滴度为 32），与 PR8 重配，重配后获得的重配株 HA、NA 和 PB2 来自于野毒株，其他 5 个基因（PB1、PA、NP、M、NS）均来自 PR8，重配毒株 HA 滴度为 512。建立反向遗传技术平台，开展以 H10N8 为目的毒株利用反向遗传学技术平台构建疫苗株的工作，目前利用 PCI 载体，完成了 H10N8 病毒 HA 和 NA 的质粒构建工作。

【流感疾控工作服务技术平台成功建立】 建立 NA 酶活抑制性抗体检测，利用反向遗传技术，获得含季节性 N1、N2、2009H1N1 N1、2013H7N9 N9 的重配病毒，用于胎蛋白显色法检测 NA 酶活及 NA 抗体滴度。建立 Group 1HA 茎部抗体检测方法，建立 ELISA、竞争 ELISA 方法、嵌合 HA 假病毒中和实验用于茎部抗体交叉反应性及功能检测。建立流感病毒荧光标记技术，使用荧光标记纯化后的流感病毒，用于多种体外功能实验。建立免疫共沉淀蛋白相互作用验证平台，完成了人体抗病毒通路相关的 6 个蛋白的作用。

【狂犬病应急技术和试剂储备工作】 对狂犬病病毒街毒株 JJY、GD1、HN10、LY、SX4 及 SC16 进行了小鼠脑内扩增，并将鼠脑进行了解剖及 DFA 检测，共获得强阳性鼠脑 205 个。

利用BSR细胞接种CVS-11第三代病毒重新培养第1、2、3代病毒共600管；利用MNA细胞接种AG株病毒进行培养共计100管；利用MNA细胞接种CTN株病毒进行培养共计100管；利用BHK-21细胞接种CVS-11第三代病毒株培养共700管。储备细胞种库：现储备BHK-21、BSR、MNA、VERO等多种细胞种子。储备了大量标本检测用DFA，核酸提取及RT-PCR等试剂。

【病毒性胃肠炎相关检测技术建立和完善】 病毒性胃肠炎相关病毒多重荧光PCR方法的建立及完善；未知病毒性胃肠炎相关病毒鉴定技术平台的建立及完善；病毒性胃肠炎相关新发病毒检测方法的建立及完善；水体中病毒检测技术的建立及完善。

【克—雅氏病检测技术研究进展】 开展14-3-3蛋白7种异构体在脑脊液中的检测，发现在临床诊断的克—雅氏病病例的脑脊液中可以检测到2种不同的异构体，目前进一步分析该异构体对克—雅氏病诊断的意义。开展Tau蛋白抗体制备，Tau蛋白在脑脊液中含量的检测，对于克—雅氏病的诊断有潜在的意义；目前开展了Tau蛋白单克隆抗体的研究，为进一步分析脑脊液中Tau蛋白的诊断意义奠定基础。

【中东呼吸综合征冠状病毒（MERS-CoV）等应急储备】 依据MERS-CoV疫情与实验室检测技术进展，对MERS-CoV实验室检测技术进行了引物与探针的更新验证与储备，并修订了实验室检测技术指南。进行了MARS-CoV与SARS-CoV应急检测试剂的常规储备与演练。建立两种MERS-CoV荧光定量PCR检测方法（N2和N3），并应用于对甘肃省朝觐归国人员两例发热病例进行MERS-CoV核酸的复核检测。成功建立了一种两管同时检测六种人类冠状病毒的RT-PCR检测方法，并能对六种单病原体进行定量。该方法已与其他方法比较验证，并应用于400余份临床样本检测。利用冠痘室表达纯化的针对四种蛋白（NL63-NP，RBD；MERS-RBD；MERS-N）制备16株冠状病毒单克隆抗体细胞株，并完成其特异性鉴定与细胞株大量扩增保存。完成MERS-NTD蛋白免疫小鼠，准备制备单克隆抗体。建立重组痘苗病毒构建和筛选技术平台，用于应急、反恐疫苗的快速构建，以应对新发病毒性疾病突然出现和流行时构建重组痘苗病毒，作为应急疫苗使用。对新发的MERS冠状病毒进行了其S蛋白各区段的痘苗病毒表达及抗原性分析研究；对新发的H7N9病毒开展了其HA重组痘苗病毒免疫原性研究。正痘病毒的Real-time PCR检测；进行正痘病毒IgG和IgM检测方法的研究：利用痘苗病毒天坛株初步建立了正痘病毒IgG和IgM检测方法，收集正痘病毒人IgM阳性血清4ml。

【多种病毒核酸鉴定技术成功建立】 建立包括鼻病毒属、心病毒属、库赛病毒、爱知病毒、口蹄疫病毒、双埃可病毒的小RNA病毒检测技术，可实现24小时内对以上病毒的荧光定量PCR检测技术。建立细小病毒（B19和AAV病毒）的核酸检测技术，实现24小时内对8种以上病毒的荧光定量PCR检测技术。可实现24小时内对病毒的荧光定量PCR检测技术。建立呼吸道样本的部分病原的核酸检测技术。建立引起上呼吸道感染的病毒检测技术鼻病毒、腺病毒、小RNA病毒的检测技术，并对530份样本进行检测验证。

【多种病毒分离培养技术成功建立】 针对五大症候群病毒的分离培养鉴定的需求，引进近20种病毒敏感细胞，以病毒株为代表建立病毒组织细胞和鸡胚分离培养技术。

【多种病毒检测技术的建立和储备】 完成第二代高通量测序技术平台的整合，初步建立了具有自主知识产权的自动化的病毒鉴定分析流程；建立了针对呼吸道标本血清标本和脑脊液标本中的不明原因新发传染病病原的检测、分析方案；顺利完成未知血清标本的盲样考核，不到60小时确定了病原体线索。针对呼吸道和腹泻症候群成功建立了再测序基因芯片技术平台，用于呼吸道标本和腹泻标本中未知病原的再测序基因芯片鉴定。结合自动化工作站，初步建立了针对呼吸道、脑膜炎和腹泻症候群未知病原发现的 GeXP-PCR Array 的技术平台，可在 24 小时内完成病原体线索的确定。针对消化道症候群，建立了常见腹泻病等和细菌的多病原 PCR 检测的技术平台（Qiaxcel 电泳和溶解曲线分析）；拟在地方疾控中心推广。建立了基于 LAMP 和 IMSA 技术检测 MERS 和 Ebola 病毒的等温扩增方法。自主研发了一种新型的一步法巢式 RT-PCR 方法，成功应用于手足口病原 EV71 的检测，可用溶解曲线代替电泳分析结果，结果证明一步法巢式 RT-PCR 方法比定量 PCR 方法的检测灵敏度高 10 倍。建立了基于 MS2 的假病毒技术平台，成功应用于 MERS 假病毒阳性对照和质控品的制备。完成基于 GeXP 的多重 PCR 技术检测手足口病原在济南疾控中心的推广和应用。正在优化呼吸道病毒 9+7 检测试剂盒，拟扩展到 24 种病毒；正在优化通用型的未知病毒靶向扩增富集技术。建立了基于病理组织切片的定位超薄切片技术，完善传染病病理学技术平台；设计并组装便携式电镜样本采样套装，使用此套装可在现场进行电镜样本的采集与处理，将电镜样本处理工作从实验室前移至现场。腺病毒载体系统可以作为快速构建重组疫苗的技术储备；建立了多瘤病毒的血清 IgG 检测 ELISA 方法。储备人博卡病毒、人偏肺病毒、人冠状病毒、腺病毒、流感病毒、副流感病毒，呼吸道合胞病毒，多瘤病毒等病毒检测的常规 PCR 诊断试剂。建立了 HTLV-1\2、EBV 等 11 种慢病毒及疱疹病毒实时荧光检测方法。建立基于悬浮 293 细胞高密度培养技术的真核蛋白表达技术，应用此技术，表达了 HIV-1 gp120、Ebola gp 蛋白等一系列蛋白，为病毒免疫学检测奠定了基础。

【《病毒病预防控制所 2015—2020 年中长期发展规划建议书》出炉】 2014 年 3 月 15 日，病毒病预防控制所抽选各业务处室骨干人员启动《病毒病预防控制所 2015—2020 年中长期发展规划》编制工作。该规划历经前期调研、设计论证、组织撰写、汇报讨论和审阅修订等环节，在广泛征询全所职工、离退休专家意见的基础上，于 2014 年 6 月 16 日出炉。该计划总篇幅 8898 字，由背景情况、现状分析及存在问题、发展目标、战略重点与主要任务、采取的主要措施、保障措施等 6 大部分组成，在充分总结病毒病所既往工作的基础上，面对国内外发展的新形势、新挑战与新机遇，进行系统分析与认真研判，为病毒病所未来 5 年的全面发展作出规划。

【病毒病所党委、纪委换届选举率先完成】 2014 年 6 月上旬启动换届选举工作，成立了党委、纪委换届选举工作领导小组，制定了《中共中国疾控中心病毒病预防控制所党委关于党委纪委换届选举工作的实施方案》，采取自下而上、两上两下、层层酝酿推荐提名的方式，按照差额不低于 20% 的要求，经所党委会研究并报中心党委审批，确定了新一届党委委员候选人预备人选 9 名、纪委委员候选人预备人选 6 名。于 7 月 15 日召开换届选举党员大会差额选举产生 7 名党委委员和 5 名纪委委员。同日召开党委委员第一次全体会议选举产生党委书记；召开纪委委员第一次全体会议选举产生纪委书记和纪委副书记一名，均已获中心党委批复同意。

【学习型党组织建设得到加强】 以党委中心组学习为龙头，采取自学、集中学习等多种形式，深入学习党的十一届三中、四中全会精神，充分领会、准确把握新形势下对深化医药卫生体制改革提出的新要求，贯彻落实对疾控工作的新部署，切实做好新思想、新举措、新要求的宣传。同时，在所网站开设“十八届四中全会学习专栏”方便广大干部职工学习交流。认真开展“读讲一本书”活动。所党委下拨支部专项经费用于购书，广泛开展读书活动。广大党员结合工作实际撰写读书心得体会，各支部共推荐优秀读书心得体会 13 篇。在中心党委“学法律、讲道德”知识竞赛中获优异成绩。积极参加中心党办组织的“学法律、讲道德”知识竞赛和网络答题活动，选送的两支队伍分别取得了知识竞赛一等奖、三等奖，病毒病所获网络答题活动优秀组织奖。

【弘扬爱岗敬业主旋律，宣传工作贴近业务开展】 4月下旬配合实验室管理办公室开展了生物安全周宣传工作；从8月份至12月份结合不同阶段工作开展“祖国的需要就是我的选择”援非抗疫宣传工作，营造积极向上的良好氛围；全年开展控烟等各类主题宣传工作。8月以“党在我心中·奉献我先行”为主题，将援塞专家归国报告会纳入到党日活动，弘扬爱岗敬业的奉献精神，提升党员党性修养。

【学雷锋志愿服务活动常态化】 进一步加强学雷锋志愿者队伍建设，根据每个学雷锋志愿者小分队人员变动情况，及时调整、补充学雷锋志愿者，不断发展壮大学雷锋志愿者队伍。积极开展为离退休老干部贴春联、为旧址办公区义务扫雪、义务植树浇水、设立便民服务打气点、“学雷锋献爱心”衣物图书募捐等志愿服务、义务为打工子弟学校讲授流感预防知识等常态化的志愿服务。

【充分发挥桥梁纽带作用，群团工作开创新局面】 丰富职工业余文化生活，广泛开展了有益身心健康的文体活动：举办了“三八”妇女节座谈会；举办了单身职工、学生中秋茶话会；联合学雷锋志愿者队举办了“爱心相伴，快乐暑假”夏令营；增设篮球场等体育设施；开展长走、跳绳、乒乓、踢毽子、篮球等体育比赛活动。加强青年团员思想教育，开展了“奏响奉献之歌，铸就疾控梦想”“五四青年节主题团日活动，组织全体团员青年参观解放军某部特种大队，接受国防教育和爱国主义教育；推荐1名优秀青年职工参加了中央国家机关团工委开展的“根在基层·情系民生”中央国家机关青年干部调研实践活动。

【惩治和预防腐败体系建设工作进展】 按照国家卫生计生委《建立健全惩治和预防腐败体系2013—2017年工作规划》要求，2014年7月病毒病所调整“惩治和预防腐败体系建设领导小组”。签订党风廉政建设责任书，按照党委统一领导，党政齐抓共管、纪委组织协调、部门各负其责的要求，坚持推进“三重一大”事项集体决策制度规范实施；坚持集体领导与个人分工负责相结合，坚持谁主管、谁负责，责权明确，一级抓一级，层层抓落实。任务分解到处室，责任明确到领导班子成员。8月开展“小金库”自查自纠工作，并设立“小金库”专项治理举报电话和举报信箱，主动接受群众监督。经排查未发现有“小金库”现象。自2012年底开展权力运行公开与监控工作以来，共排查出14项A级权力、11项B级权力和6项C级权力，2014年内网信息更新116条，实现权力透明运行，主动接受广大干部职工监督。

【病毒病预防控制所机构建设】 2014年9月，根据工作需要，经所务会研究决定，成立了BLS-3实验室，并在BLS-3实验室的基础上设立生物安全研究中心，成立了设备条件处；10月成立狂犬病室、高福院士实验室和教育培训处。11月将病毒病应急技术中心更名为冠状病毒及痘病毒相关疾病室；将纪检监察审计办公室的纪检监察与审计工作职能分离，分别成立了纪检监察办公室与审计处。

【病毒病预防控制所专家赴青海省疾控中心挂职锻炼】 根据《中共中央组织部 共青团中央关于开展第15批博士服务团服务锻炼工作的通知》(组通字〔2014〕28号)要求，经研究、推荐，我所鲁茁壮研究员入选第15批博士团，并于2014年11月25日赴青海省疾病预防控制中心任副主任，挂职锻炼一年。

【2015年部门预算及2016—2018年项目库编报完成】 根据2014年度预算批复数，结合单位实际开支类别编制2015年基本经费预算；项目预算新增流感及大购项目；编报工

作从实际需求出发，并根据单位专项工作任务进行区分。根据国家卫生计生委文件通知的要求，完成2016—2018年项目库的首次申报工作。

【病毒病预防控制所内部控制工作进一步完善】 2014年病毒病所完善了内控工作，设立内控机构，明确了机构职责，开展内部控制梳理、自查工作，对自查发现的各项问题进行整改。

2014年，病毒病所印发了《病毒病所关于加强学术报告（讲座）管理的通知》、《病毒病预防控制所关于专利无形资产统一登记的通知》、《病毒病预防控制所财务报账审批权限规定》、《病毒病预防控制所职工请假、休假及考勤管理办法（试行）》、《病毒病预防控制所因公临时出国（境）派出管理规定》和《病毒病预防控制所因公长期出国（境）管理规定》、《病毒病预防控制所外宾接待工作管理规定》、《病毒病预防控制所外事工作保密管理规定》。

【科学研究进展】 2014年病毒病所申请各级各类课题55项，其中作为承担单位申报40项，作为参加单位申报15项；获准课题21项（部分项目还在评审过程中），其中承担课题12项，参加课题9项；在研课题102项，其中承担51项，参加51项。2014年申请专利7项，授权专利6项。2014年病毒病所发表中文论文114篇，英文论文107篇，SCI收录论文104篇，总影响因子497.9。参与发表著作1部。

【科研基地建设管理委员会成立】 2014年8月，按照国家卫生和计划生育委员会《国家计生委办公厅关于做好委级重点实验室等科研基地管理工作的通知》的要求，病毒病所成立科研基地建设管理委员会，负责对科研基地的日常管理，协调解决科研基地发展中的重大问题。

【教育培训工作进展】 2014年病毒病所共招收硕/博研究生29名；办理联合培养研究生进所19名；开设3门研究生课程；30名获得学位。新增博导1名，科研型硕导4名，MPH导师1名；配备65名副导师；设立班主任3名，辅导员1名；设立研究生助管3名。办理博士后进站1名，出站2名，在站博士后5名；获批博士后科学基金1项、2014年病毒病所2名博士研究生获中心优秀博士论文奖；9名研究生获中心优秀研究生；10名研究生获奖学金；5名研究生在中心英语演讲中获奖。申报国家继续教育项目并获批7项；组织完成7项；承办1项；督导2项。

【国有资产管理机构职能调整】 10月9日，病毒病预防控制所成立设备条件处后，将国有资产管理职能分别从所办公室、实验室管理办公室、财务处、科技处、后勤管理处等部门进行剥离，统一由设备条件处负责归口管理。

【BSL-3实验室获得埃博拉病毒实验室活动资格】 按照国家《病原微生物实验室生物安全管理条例》，病毒病所病毒性出血热BSL-3实验室提出开展埃博拉病毒实验活动的申请。2014年8月9—10日，中国合格评定国家认可委员会和国家卫计委进行了现场评审，8月12日，获得国内第一个开展埃博拉病毒实验室活动资格。

【举办第十届生物安全周活动】 在中国疾控中心第八届实验室安全周活动的总体安排下，病毒病所所于4月21—25日举办了以“实验室生物安全—传染病预防控制的生命线”为主题的生物安全周活动。

【“完成亚太经合组织会议”期间生物安全管理】 为确保亚太经合组织会议（简称APEC会议）期间实验室的生物安全，根据北京市卫生和计划生育委员会《关于印发国庆和亚太经合组织第二十二次会议期间实验室生物安全管理工作方案的通知》，病毒病所制定了“APEC会议”期间的实验室生物安全工作方案，开展多种形式的检查，加强实验活动的生物安全管理，做好高危毒种的清理封存工作。

（武桂珍、苏晓婷）

寄生虫病所

【工作概况】

1．加强委市共建工作，“十二五”规划实施顺利。推进委市共建热带病研究中心工作，国家级热带病国际联合研究中心获科技部认定，通过上海市第三轮公共卫生行动计划验收。筹建寄生虫病所异地扩建工程，完成项目建议书并报中心。

2．提供寄生虫病防治技术支持。参与编制全国血吸虫病、寄生虫病“十三五”防治规划。参与筹备全国血防工作会议，在国务院会议上建言，促进全国消除血吸虫病规划的启动。启动全国人体重点寄生虫病现状调查。

推进全国血吸虫病、疟疾、土源性线虫病、广州管圆线虫病监测和包虫病、肝吸虫病监测试点。建立重点寄生虫病疫情监测预警系统，开展湖南5县血吸虫病、云南鲁甸和景谷地震灾后疟疾、广西上林疟疾等传播风险评估。完成各类寄生虫病疫情周报104期、月报24期、年报3份。

完善全国寄生虫病诊断参比实验室网络，新增省级参比实验室8个。开展突发事件处置和应急演练，完成“亚信峰会”保障任务。参与鲁甸地震灾后防疫、埃博拉留观病例疟疾排查、援非埃博拉公共卫生师资培训等应急工作，有效处置我国首例输入性非洲锥虫病疫情。

3．加强科研教育工作。加强卫生部重点实验室管理，推进寄生虫保藏分中心建设。“寄生虫病和热带病种质资源平台”纳入国家人口与健康科学数据共享平台。

在研课题30项，获批10项，发表中文论文109篇，SCI论文81篇，获授权专利4项，上报标准4项，摄制健康教育科普片1部，成果转让5项。《中国寄生虫学与寄生虫病杂志》获第三届中国精品科技期刊，主办的《Infectious Diseases of Poverty》国际杂志列为SCI影响因子追踪期刊。获中华预防医学会科技进步三等奖1项。

录取研究生10名，毕业11名，进站外籍博士后2名，出站4名。培养进修人员19名、西部之光访问学者1名、缅甸青年优秀科学家1名。

4．开展全球健康合作。履行世界卫生组织合作中心职责。与埃及、坦桑尼亚、美国等3个研究所或大学签署合作伙伴协议。完成中英坦和中澳巴新疟疾防治2个合作项目设计书。举办国际会议3次、国际培训班4期。

5．做好内部管理。学习贯彻执行党的十八届三中、四中全会精神，组织学习卫生行业“九不准”、“十不得”和中心工作人员行为规范。做好党的群众路线教育实践活动整改自查。完成2014年本所制度汇编。

招录新职工9名，完成人才团队终期考核和学术带头人（PI）年度考核，新增3名PI。选派13名青年骨干赴国家卫计委、世卫组织、县级防治基地工作。组织职业技能培训与比武，完成中层干部三年任期考核，启动新一轮后备干部培养计划。

做好财务审计、后勤保障和安全生产，财政资金执行率95.37%。通过新一届上海市文明单位考核，获集体荣誉10余项、个人奖励20余项。

【有效处置我国首例输入性非洲锥虫病疫情】 2014年9月11日，寄生虫病所接到江苏省关于我国首例输入性非洲锥虫病病例报告后，立即向国家卫生计生委汇报，并与世界卫生组织、江苏省寄生虫病防治研究所、江苏省人民医院开展电话会商，协调世界卫生组织支援治疗药物。9月19日，寄生虫病所周晓农所长、陈家旭研究员等专家携带世界卫生组织赠药（依氟鸟氨酸），会同江苏省寄生虫病防治研究所专家赴南京开展病例复核和治疗指导工作。经治疗，患者症状好转，临床指标恢复至正常范围。10月中下旬，寄生虫病所组织专家赴镇江患者所在公司，开展同批赴非归国人员输入性非洲锥虫病扩大筛查，圆满完成我国首例输入性非洲锥虫病疫情处置工作。10月，寄生虫病所召开专题研讨会，专家们认为我国不是非洲锥虫病流行区，无传播媒介（采采蝇）分布，病例输入后不会形成继发传播。由于我国援非、赴非务工人员逐年增加，专家们建议开展锥虫病等热带病防治知识教育，加强我国少见、罕见输入性寄生虫病诊治技术研究及治疗药物、诊断试剂国家储备，全面提升我国寄生虫病研究、防控和应急处置能力。

【全国人体重点寄生虫病现状调查启动实施】 全国人体重点寄生虫病现状调查于2014年9月正式启动。本次调查目的是为了解分析我国人体重点寄生虫病流行现状和态势及评估十年来防治效果，评价《2006—2015重点寄生虫病防治规划》执行情况，同时锻炼一批基层寄生虫病防治人员，推动下一步全国重点寄生虫病防治工作。调查范围为全国31个省（自治区、直辖市）及新疆建设兵团。调查病种为土源性线虫病、带绦虫病、华支睾吸虫病和肠道原虫病。调查对象为调查点的农村常住人口，包括各年龄段、各种职业、不同性别的人群，蛲虫病调查对象为3～6岁儿童。华支睾吸虫病调查对象为调查点的农村常住人口和城镇人口。经抽样，土源性线虫病、带绦虫病和肠道原虫病调查县共计681个，调查点共计1977个，调查人数共计49.425万。华支睾吸虫病农村调查点同土源性线虫病，城镇调查点共计520个，调查总人数13万，其中城区7.525万，镇区5.475万。调查内容包括人群感染率调查、流行因素调查和问卷调查。根据工作安排，2014年10月—2015年5月，各省（区、市）开展现场调查；2015年6月—2016年10月，完成数据收集、审核、统计分析和全国调查报告撰写工作。

【国家级热带病国际联合研究中心落户寄生虫病所】 经国家卫生计生委遴选、推荐，寄生虫病所申报的“热带病国际联合研究中心”，于2014年11月2日被国家科技部审批认定为国家级国际联合研究中心。寄生虫病所积极开展热带病相关领域国际合作研究，推动我国被忽视热带病药物和诊断试剂的快速发展、完善亚洲血吸虫病及其他重要蠕虫病合作网络。同时，寄生虫病所与各国科研机构、国际组织建立广泛合作伙伴关系，积极参与全球卫生治理相关活动，承担多项国家级科研项目，其研究成果受到国内外同行关注和肯定。热带病国际联合研究中心落户寄生虫病所，将加强我国热带病和相关交叉学科的国际交流，协同解决国际热带病研究重大问题。寄生虫病所将遵循“以合作为基础、以项目为支撑”的原则，依托热带病国际联合研究中心，通过共建联合实验室、建立国内防治科研基地与海外研究基地，联合各方力量，实现资源共享、优势互补，合作共赢，以成为我国高层次热带医学人才培养基地和亚洲一流、国际先进的热带病研究核心机构。

【推动血吸虫病防治新十年规划的编制】 为推进全国血吸虫病消除工作，切实保障广大人民群众身体健康，促进流行区经济社会发展，国家卫生计生委疾控局组织专家针对全国血吸虫病流行现况进行了新十年防治规划目标的讨论，确定了“到2020年底，全国基本实现血吸虫病传播阻断目标；到2025年底，全国力争实现消除血吸虫病目标”。为保证行动计划的顺利编制，中国疾控中心先后组织召开编制专家组工作会议，讨论确定了《血吸虫病消除行动计划（2016—2025年）》的框架包括目标、指标、策略和措施等相关内容。行动计划初步明确了卫生、农业、林业、水利等部门工作任务和职责，将消除血吸虫病的目标、工作指标和防治任务层层分解，实行目标责任制管理，建立健全消除血吸虫病工作督导、检查等制度，以推动血吸虫病新十年的防治进程，确保如期实现计划目标。

【寄生虫病和热带病科技资源平台纳入国家人口与健康科学数据共享平台】 2014年国家科技部基础条件平台中心将寄生虫病所承担建设的“寄生虫种质资源保藏中心”更名为“寄生虫病和热带病科技资源中心”，同时将寄生虫病所建立的“寄生虫病和热带病科技资源平台”（http://www.tdrc.org.cn）纳入国家人口与健康科学数据共享平台。平台网站设置新闻、咨询简报、健康教育、专著获取登记、虚拟博物馆、专题服务和资料获取等7大主题，可下载和访问的资源包括：寄生虫种质资源信息；热带病学术热点追踪、热带病卫生政策季报等资讯简报；寄生虫病标准规范；寄生虫病和热带病健康教育宣传信息；寄生虫生活史；寄生虫病专项技术检测、虫卵识别、虫种鉴定专题服务；虚拟博物馆（人体寄生虫和媒介标本馆）等。该平台已成为我国寄生虫病和热带病科技资源共享与信息交流园地，为我国寄生虫病和热带病预防控制提供相关信息服务。

【寄生虫病所通过上海市第三轮公共卫生行动计划验收】 在《上海市加强公共卫生体系建设三年行动计划（2011—2013年）》支持下，寄生虫病所承担的“中国热带病防治研究中心建设项目”圆满完成工作任务，初步建成“监测和预警实验室”、“急性虫媒传染病检测实验室”和“寄生虫病诊断检测中心”，建立虫媒传染性疾病病原与媒介分子数据库、实物库、快速鉴定与检测技术研究平台、图像识别鉴定网络系统，形成覆盖20省的寄生虫病监测网络以及重点热带病预警指挥系统，提升上海市乃至全国的热带病诊治与监测能力、突发疫情快速应急处置能力。3年来，上海市共投入资金4000余万元。2014年，该项目顺利通过验收。

【寄生虫病所开展突发事件应急处置演练】 2014年，寄生虫病所组织开展了形式丰富的应急演练。4月25—26日，结合第七个“全国疟疾日”宣传活动，寄生虫病所联合上海出入境检验检疫局、上海市疾控中心举办了输入性疟疾疫情应急演练，检验了应急队员在应对突发疫情时的协调联动意识、衔接配合能力和应急处置能力。7月21—29日，先后派出2批次共10名应急队员参加中国疾控中心举办的野外生存技能培训班。12月4—6日，对全所应急队员组织开展援外应急处置及个人防卫动作培训和野外生存拓展训练，全面锻炼和提升本所应急队员的应急能力。

【寄生虫病所人才团队培养顺利完成】 2011年7月寄生虫病所启动人才团队培养计划，选拔病原检测鉴定、媒介生物鉴定和监测预警三个团队，每个团队由核心成员（含团队负责人1名）、青年骨干和技术人员组成。经过3年的严格培养和定期考核，2014年10月经专家评审打分、访谈测评，三个团队通过期末验收考核，其中，病原检测鉴定团队被评为优秀团队。培养期间，三个团队积极参与完成云南旋毛虫病和肝片吸虫病等多项应急处置，5名团队成员成长为本所学术带头人，提高了寄生虫病所在病原检测鉴定、媒介生物鉴定和监测预警方面的整体能力。人才团队培养，改变以往人才培养注重个人发展的模式，注重团队整体培养，团队成员打破部门、学科界限，发挥团队内部和相互间协同作用，加强科研与现场的密切结合，为今后人才培养工作积累了经验。

【开展寄生虫病所中层干部任期考核】 2011年寄生虫病所制定中层干部职务任期制

度，明确中层干部任期、聘任、交流和终止聘期等方面要求。2012 年 3 月，寄生虫病所正式启动干部任期管理工作，下发首批 22 位中层干部聘期文件，任职时间至 2014 年 12 月 31 日。2015 年 1 月，本届中层干部任期考核工作如期举行。考核采用民主测评和个别访谈方式，围绕思想政治素质、组织领导能力、工作作风、工作实绩和廉洁自律等进行访谈并测评，通过对干部任期内年度考核和届末考核分值的权重设置，综合考量中层干部任期内表现情况。经考核，6 名中层干部被评为任期考核优秀，其余中层干部考核均为称职。本次考核结果将作为新一届中层干部聘用、交流与奖惩的重要依据。开展中层干部任期考核，有助于建立干部能上能下、充满生机与活力的用人机制，有助于实现干部管理科学化、规范化。

（周晓农、王汝波、陈颖丹、陈韶红、郭俭、付青、祝红庆、陈木新、丁玮、陶苾颖）

性艾中心

【工作概况】 2014年，性艾中心继续按照《中国遏制与防治艾滋病“十二五”行动计划》、《国务院关于进一步加强艾滋病防治工作的通知》要求，积极开展所承担的艾滋病、性病、丙肝防治相关的技术指导和技术支撑工作。

协助国家卫生计生委准确研判中国艾滋病疫情，并经联合国艾滋病规划署、世界卫生组织推荐专家论证认为：中国艾滋病总体处于低流行水平，成功控制了艾滋病经血和注射吸毒传播，艾滋病病死率显著下降。在艾滋病疫情监测、检测、感染者随访管理、抗病毒治疗、高危人群干预（包括美沙酮维持治疗、暗娼和男男性行为人群干预）、网络实验室建设、耐药监测和分析流行病学调查等领域，完成策略和方案制定、人员培训、督导检查与质量控制、技术支持等常规工作。继续重点推动扩大检测策略提高感染者发现率、推动艾滋病单阳家庭抗病毒治疗减少夫妻间经性途径传播、推动艾滋病病人诊治“一站式”服务降低艾滋病病死率工作。正式启动第三轮艾滋病综合防治示范区工作。丙肝防治工作开展了丙肝疫情数据质量核查、丙肝聚集性疫情预警试点工作、丙肝综合防治试点工作，培训了1490名基层工作人员。性艾中心负责执行的中国—默沙东艾滋病综合防治合作项目、中美艾滋病防治合作项目等9项国际合作项目进展顺利，中国—盖茨基金会艾滋病防治合作项目、中国全球基金艾滋病项目等6项国际合作项目圆满结题。

全年在研科研课题/项目22项，其中牵头负责的“十二五”传染病科技重大专项4项，包括我国艾滋病流行趋势、疫情评估和预测数学模型研究，儿童艾滋病适宜治疗策略研究与应用，艾滋病高危人群的综合干预技术研究，预防性艾滋病疫苗研究。发表论文158篇，其中SCI论文77篇。培养在读研究生84名，毕业博士研究生10名、硕士研究生20名。组织因公临时出国（境）26批次62人次，接待外宾来华8批次23人次；接待外宾访问团2批次59人次。组织14人赴澳大利亚墨尔本参加第二十届世界艾滋病大会。

选派王晓春、张大鹏作为第一批援助西非的公共卫生专家全力支持援助西非埃博拉出血热公共卫生培训工作。

完成68个规章制度的梳理、修订，进一步促进了单位内部的规范化管理。开展5期750余人次参加的“中心在我心中”系列午间论坛、举办第五届职工运动会、职工“读书心得”演讲等文化建设活动，既体现了落实党的群众路线教育实践活动内容，又结合了培育和践行社会主义核心价值观活动，通过职工讲自己、谈身边人和事，激发职工爱岗敬业、爱集体的热情，营造积极向上、和谐文明的工作氛围。

【全国艾滋病/梅毒/丙肝哨点监测】 2014年，全国运行艾滋病（HIV）和丙型肝炎（HCV）监测哨点共计1968个。其中艾滋病哨点1881个，覆盖吸毒者、男男性行为者、暗娼、性病门诊男性就诊者、男性长途汽车司乘人员（男性长卡司机）、男性流动人口、孕产妇和青年学生8类人群；丙肝哨点87个，覆盖无偿献血人群、单位体检人群、医院侵入性诊疗人群、肾透析人群和计划生育门诊就诊人群5类人群。完成HIV抗体检测867 774人，主要监测结果如下：一、HIV抗体阳性率：38.5%的监测哨点检出HIV抗体阳性，共8884人，粗阳性率为1.0%。男男性行为人群持续上升，达到7.7%；吸毒人群继续呈下降趋势，降至3.3%，但发现使用新型毒品的感染人数有所增加。50 岁以上组和低档暗娼 HIV 抗体阳性率分别为 1.4% 和 0.4%。其他人群 HIV 感染率维持在低水平。二、梅毒抗体阳性率：73.0% 的监测哨点检出梅毒抗体阳性，共 21 862 人，粗阳性率为 2.5%。梅毒抗体阳性率在男男性行为人群持续下降，其他人群稳定在较低水平，孕产妇等人群哨点梅毒抗体阳性率一直在 1% 以下。三、HCV 抗体阳性率：67.2% 的哨点检出 HCV 阳性，共 45 127 人，粗阳性率为 5.2%。吸毒人群和肾透析人群中 HCV 抗体阳性率较高，分别为 35.8% 和 5.3%。

【艾滋病咨询检测及随访管理】 2014 年，全国开展 HIV 抗体检测 127 560 180 人次，新报告 HIV/AIDS 103 501 例，分别较上年同期增加了 14.9%、14.8%，检测发现病例比例（0.081%）持平。

截至 2014 年，已发现存活艾滋病病毒感染者 / 病人 500 679 例（其中感染者 295 996 例，艾滋病病人 204 683 例），发现率达到 61%，比 2013 年提高 7 个百分点。艾滋病病毒感染者 / 艾滋病病人随访及 CD4 检测比例由 2013 年的 88.0% 上升到 89.1%；艾滋病病毒感染者 / 艾滋病病人的配偶 / 固定性伴 HIV 检测比例与 2013 年基本持平，为 91.1%；既往报告 HIV/AIDS 接受结核病问卷筛查的比例与 2013 年基本持平，为 99.4%。艾滋病单阳家庭抗病毒治疗覆盖率已达到 74.1%，新报告单阳家庭配偶年新发感染率从 2010 年的 5.9/ 百人年下降到 2014 年的 1.4/ 百人年。

【艾滋病抗病毒治疗工作】 2014 年，抗病毒治疗标准调整为 CD4＋T 淋巴细胞≤500 个 /mm^3，与世界卫生组织标准一致。截至 2014 年，全国 31 省（自治区、直辖市）2366 个县（区）的 3952 所抗病毒机构开展抗病毒治疗工作，比 2013 年新增 54 个县（区），累计治疗病人 368 360 人（成人 363 085 例、儿童 5275 人），正在治疗 295 358 例（成人 291 261 例、儿童 4097 例），抗病毒治疗覆盖率达到 86.9%，治疗 12 个月依然存活并坚持治疗的比例为 84.1%。经对综合防治数据信息系统中相关数据进行分析，结果显示 2003—2013 年以来，通过推动抗病毒治疗估计减少死亡约 5.7 万～9.0 万人，每治疗 2.8～4.6 人减少 1 例死亡。2014 年，新增治疗病人 85 274 人（成人 84 457 人、儿童 817 人），较 2013 年增加 21.2%。继续重点推动云南、广西、河南、广东、四川、贵州、重庆、湖南和新疆等 9 个省（自治区、直辖市）12 个县（区、市）“一站式”服务试点县的工作，适时提供技术支持，病人从诊断到治疗的时间从 39 天缩短到 13 天，30 天内接受治疗的比例从 26.0% 提高到 56.5%，半年病死率下降 49%。该试点工作已经进一步扩大，覆盖了全国 10 个重点省份的 25 个重点区县。针对静脉吸毒人群，在云南、广西、四川、新疆部分重点地区，以抗病毒治疗门诊为平台，开展提供抗病毒治疗、美沙酮维持治疗动员、减少吸毒过量加强高危行为干预、提高治疗依从性等综合服务模式试点工作。

【艾滋病高危人群干预】 积极动员社区卫生服务中心、社会组织和志愿者，针对吸毒人群、暗娼和男男性行为人群，开展综合干预。

2014 年，全国 28 个省份开展吸毒人群美沙酮维持治疗工作，设有 767 个门诊，29 辆流动服药车。在治 184 119 人，年保持率 80.6%，门诊平均在治人数 240 人，在治吸毒者艾滋病新发感染率为 0.12%，较 2013 年再下降 14%，该项工作被世界卫生组织称为“全球最佳案例”。针具交换作为社区药物维持治疗工作的补充，继续在社区药物维持治疗工作以覆盖的地区发挥作用，2014 年全国月均 814 个针具交换点开展工作，覆盖 486 个县（区），月均针具交换 38 203 人。

2014年以扩大检测和安全套推广为主要措施开展暗娼人群干预，全国月均干预439 950人，月均干预覆盖率81.0%；检测950 003人次，低于2013年同期检测人数，发现HIV阳性722人，低于2013年同期检测新发现阳性人数。

2014年全国月均干预男男性行为者194 191人，干预覆盖率为72.3%。月均干预人数较去年同期减少6.3%，月均干预覆盖略有下降。检测406 005人，报告HIV检测阳性13 770例，检测人数比去年同期提高3.6%，检测发现阳性人数比去年同期提高25.9%。

【艾滋病检测实验室建设】 全国艾滋病检测实验室建设持续加强，其中艾滋病检测点和CD4细胞检测实验室数量增加较多。截至2014年12月，全国共有艾滋病检测确证实验室455个（包括确证中心实验室35个、确证兼筛查中心实验室291个、确证实验室129个）、艾滋病检测筛查实验室25 762个（包括筛查中心实验室298个、筛查实验室11 148个、检测点14 316个），覆盖96.5%的县区。已开展艾滋病相关CD4细胞检测的实验室共有581个，开展HIV病毒载量检测的实验室有167个。

【第三轮艾滋病综合防治示范区】 第三轮艾滋病综合防治示范区正式启动，共设立示范区241个，其中城市示范区62个，县区示范区179个，覆盖31个省（市、自治区）和新疆生产建设兵团的475个县区近3亿人口；在低档暗娼干预、三位一体抗病毒治疗等10个方面有重点、分层次开展探索，将对稳定全国疫情、探索防治经验产生积极影响。2014年下发《第三轮全国艾滋病综合防治示范区工作指导方案》、《第三轮全国艾滋病综合防治示范区工作手册》；举办第三轮全国艾滋病综合防治示范区国家级培训班；组织技术骨干18人次相继赴黑龙江、新疆、上海、湖南、海南和甘肃等6省（市、区）14个国家级示范区进行现场技术支持。

【丙肝防治工作进展】 全国报告丙肝216 559例，其中急性丙肝病例15 833例，占7.3%。对北京等27个省份714家医院进行了丙肝疫情数据质量核查，结果显示所核查医院丙肝病例报告率偏低。实验室检出抗-HCV阳性者的报告率为55.5%、HCV-RNA阳性者的报告率为52.1%；已报告病例的分类正确率为44.6%、病程分类正确率为38.1%。在疫情较严重的8省启动丙肝防治培训项目，培训了1490名基层临床、预防及实验室工作人员。在3省6县区开展了丙肝聚集性疫情预警试点工作，探索加入“全国传染病自动预警信息系统”开展丙肝疫情预警。针对河南、黑龙江发生的丙肝聚集性疫情，提供现场技术支持避免了事态进一步扩大。在吉林、河南、云南3省开展丙肝综合防治试点，探索丙肝防治有效工作模式。

【国际合作项目】 正在执行国际合作项目9项，包括，中国—默沙东艾滋病综合防治合作项目、中美艾滋病防治合作项目、中国—联合国人口基金项目、中国—联合国儿童基金会项目、HIV相关性神经认知障碍项目、男男性行为人群降低HIV感染的集成性预防研究、地理信息系统在艾滋病综合防治信息系统中的整合与应用、美沙酮维持治疗关怀项目、艾滋病检测与治疗一站式服务探索试点研究。各项目按计划进展顺利。2014年结题国际合作项目6项，包括：中国—盖茨基金会艾滋病防治合作项目、中国全球基金艾滋病项目、TDF＋3TC＋EFV治疗HIV/HBV合并感染的疗效和安全性研究、HIV/AIDS传播和疾病进展的数学模型研究、艾滋病单阳家庭女用安全套可接受性研究、艾滋病结核病多学科应用培训项目，各项目目标完成率达100%。

【科学研究课题/项目】 2014年在研科研课题22项（合作研究8项），总经费达17 358.41万元。其中，国家自然科学基金项目7项（免疫保护机制的系统疫苗学研究及其在HIV疫苗研究中的应用，HIV-1 和 HCV 在中国注射吸毒人群中传播瓶颈的研究，HIV 感染不同阶段外周血单核细胞亚群的表型特征和功能变化及其与宿主疾病状态的关联性研究，HIV RT 连接区新型耐药突变对病毒复制适应性的影响及其作用机制，HIV 准种变异程度对 3TC 耐药性产生的影响研究，HLA 介导的表位特异性 CTL 功能特征和 HIV 病毒逃逸研究，艾滋病抗逆转录病毒治疗的成本、疗效和预防作用的比较研究）。省部级资助课题 1 项（HIV-1 快速自检试剂的研发）。传染病重大专项 12 项，牵头课题 4 项（我国艾滋病流行趋势、疫情评估和预测数学模型研究，儿童艾滋病适宜治疗策略研究与应用，艾滋病高危人群的综合干预技术研究，预防性艾滋病疫苗研究），合作课题 8 项（HIV 感染者疾病进展与临床转归的关键生物学标志研究等）；中疾控青年基金 2 项（HIV 感染者体内广谱中和抗体的分离和鉴定，影响暗娼哨点 HIV 抗体阳性率的因素研究）。

《我国 HIV 耐药监测技术平台的建立及推广应用》课题获得北京市科学技术奖三等奖。

（吴尊友、刘玉芬）

慢病中心

【工作概述】 在国家卫生和计划生育委员会、中国疾病预防控制中心的领导下，中国疾病预防控制中心慢性非传染性疾病预防控制中心（以下简称“慢病中心”），根据2014年度重点任务要求和工作安排，各项重点工作顺利完成。

2014年，慢病中心死因监测工作在2013年扩至605个监测点的基础上，改造了人口死亡信息登记报告管理系统，建立并加强监测工作的常规质量控制机制，开展全国培训和技术督导，不断提高死因监测数据报告质量。中国慢性病及其危险因素监测工作自2013年11月完成了140个新增监测点工作培训后，2014年完成了现场调查工作。2014年慢病中心开展了全国慢性阻塞性肺疾病监测、心血管病监测工作。并完成《中国慢性病及其危险因素监测（2012）流动人口专题调查报告》《淮河流域重点地区死因监测分析结果汇编（2013）》《2013年全国疾病监测系统数据集》等数据报告。

整合及扩展现有慢性病及其危险因素监测、营养与健康状况监测，完善我国慢性病与营养监测体系。在国家卫生计生委疾控局领导下，中国疾控中心牵头开展慢性病与营养监测整合工作，慢病中心参与了中国居民慢性病与营养监测工作方案、问卷和数据管理方案制定。自2014年9月，牵头完成了中国成人慢性病与营养监测方案、问卷和实验室相关检测内容、各类培训资料准备、建立数据管理平台等工作。

以慢性病综合防控示范区创建工作为重点，开展慢性病综合防控工作。2014年完善和修订了慢性病综合防控示范区管理办法及相关管理和技术文件，并以不暴露身份的方式对第三批国家示范区开展现场调研工作。同时，对慢性病综合防控示范区开展了综合监测和动态管理工作，进一步建立和完善了慢性病防控综合监测系统。

依托省部联合减盐防控高血压、中国糖尿病综合管理项目、中国农村地区糖尿病综合防控项目、淮河流域癌症综合防治项目开展了心脑血管病、糖尿病、肿瘤防控工作，加强慢性病防控能力建设，积极探索慢性病防控适宜技术，开展口腔及老年病防控工作。

2014年开展了全国伤害监测系统评估，开展了伤害综合监测试点。截至2014年12月31日，全国伤害监测系统共收集数据390 762条。完成对2013年全国伤害监测工作评估数据的分析，对全国31个省（自治区、直辖市）和5个计划单列市的43个县（区）、126家医院的伤害监测工作进行了综合评分并进行了表彰。同时积极开展道路安全、儿童溺水，老年跌倒等伤害干预工作，并完成2012年数据集的出版印刷和发布。

【2013年死因监测数据分析工作完成】 2014年慢病中心对2013年全年的死因监测数据进行了清洗和分析工作，为《中国卫生统计提要》《中国卫生和计划生育统计年鉴（2013）》提供了死因监测结果；同时，产出了《淮河流域重点地区死因监测分析结果汇编（2013）》及《2013年全国疾病监测系统数据集》。目前，全国通过网络报告死亡数逐年增加，每年约上报500万死因数据。

【进一步完善改造了人口死亡信息登记报告管理系统】 2014年慢病中心对人口死亡信息登记报告管理系统的漏报调查模块和质量分析模块进行了修订和完善，并增加了身份证填写完整率、多死因链填写完整率等指标，保障了数据报告系统的流畅及准确性。

【开展全国死因监测培训】 撰写和印发了《人口死亡信息报告实施细则及系统操作说明》、《疾病和有关健康问题的国际统计分类》和《死亡医学证明书填写手册》3本培训教材，规范培训内容。并于2014年6月完成了全国死因监测的培训，提高死因监测人员的技术水平。2014年9—10月，慢病中心完成了对贵州、吉林、福建、河南省的督导工作，产出了督导报告并进行了反馈。

【建立并加强监测工作的常规质量控制机制】 针对死因监测工作中存在的死亡报告卡填写不准确、根本死因判定错误等质量问题，慢病中心死因监测室组织专家成立了专家委员会和技术工作组，对2014年第2季度的网报个案进行了数据质量审核，完成了数据评估报告，并向各省进行了反馈，督促各省提高数据报告质量。

【加强中国慢性病及其危险因素监测新增监测点的监测工作质量】 自2013年11月完成对中国慢性病及其危险因素监测140个新增监测点的培训工作后，各省积极进行现场调查的准备并开始现场调查。为了加强新增监测点监测工作质量，每个省都有专人负责指导和督促现场调查工作。2014年3—5月派出20人次对8个省的12个监测点开展了现场督导和技术指导。截至2014年7月完成了302个监测点的现场调查和资料上报工作。

【中国慢性病及其危险因素监测与营养监测相整合】 在国家卫生和计划生育委员会疾控局领导下，中国疾病预防控制中心牵头开展慢性病与营养监测整合工作，慢病中心参与了中国成人慢性病与营养监测方案、问卷和数据管理方案制定。自2014年9月，牵头完成了中国居民慢性病与营养监测方案、问卷和实验室相关检测内容、各类培训资料准备、建立数据管理平台、问卷和实验室专家论证等工作。

【慢性阻塞性肺疾病及心脑血管疾病监测纳入中国居民慢性病与营养监测体系】 为了掌握我国慢性阻塞性肺疾病、心脑血管疾病及其相关危险因素流行现状及变化趋势，2014年国家将慢性阻塞性肺疾病与心脑血管疾病的监测工作纳入中国居民慢性病与营养监测体系之中，慢病中心负责相关的技术支持工作。多次组织多领域、多机构专家对监测设计、监测内容与方法、肺功能检查等监测技术与设备、现场实施、数据管理、质量控制与组织实施等内容进行深入讨论与论证。目前慢性阻塞性肺疾病监测已完成了技术方案、工作手册、调查问卷及相关表格的撰写与修订，确定监测点，开展了现场预调查、开发了慢阻肺监测信息收集与管理系统，并完成了两期国家级慢阻肺监测师资培训。心脑血管疾病监测已完成了“中国居民心脑血管事件报告”工作方案和技术方案以及全国100个监测点的国家级培训。

【第三批国家慢性病综合防控示范区现场调研与评估工作完成】 2014年完善和修订了慢性病综合防控示范区管理办法及相关管理和技术文件，并以不暴露身份的方式对第三批国家示范区开展现场调研与评估工作。共调研22个省66个县（市、区）。调研内容包括健康教育与健康促进、全民健康生活方式行动、高危人群发现和干预三大类的6个指标。结合不暴露身份调研结果，国家卫生计生委于2014年6月启动了27个省125个示范区现场调研工作。在具备现场调研资格的125个县（市、区）中抽取50个县（市、区）（分布在27个省）进行座谈会和现场考察调研。截至2014年10月24日，除北京、广西、重庆、云南外，其余23省的117个县（市、区）的现场调研工作均已完成。

【结合慢性病综合防控示范区开展慢性病综合监测和动态管理工作】 为了进一步建立和完善慢性病防控综合监测系统，动态掌握居民慢性病危险因素和主要慢性病的流行与防控状况，为制订相关政策和评价慢性病综合干预效果提供科学依据，慢病中心开展了示范区慢性病综合监测和动态管理工作。综合监测工作包括死因监测、慢性病及其危险因素监测、心脑血管病及肿瘤登记和随访管理、高血压和糖尿病管理。目前，在全国慢性病综合防控示范区内开展慢性病防控综合监测试点工作，已经完成重点慢性病监测信息系统的建设，实现对高血压、糖尿病、脑卒中、心肌梗死和恶性肿瘤等5类主要慢性病的监测信息报告。慢病示范区动态信息管理系统从2014年3月31日开始运行，截至2014年7月24日共收到301份材料，其中通过省级复核274份。

【省部联合减盐防控高血压项目继续开展】 省部联合减盐防控高血压项目2014年形成中期评估报告，制定减盐干预方案。在山东省开展"小学生及家长低盐膳食干预"、"餐饮单位低盐膳食干预与评价"、"血压偏高人群减盐干预"、"食品营养标签信息采集"等工作。

【以项目为依托继续开展糖尿病综合防控工作】 中国农村地区糖尿病综合防控项目以农村地区糖尿病防控能力建设、健康教育、高危人群筛查和管理、糖尿病患者管理为重点的综合防控项目。截至2014年10月，项目组完成了基线调查数据分析和报告撰写、召开了项目年度工作会和交流沟通会，以及相关干预实施活动的督导工作。中国糖尿病综合管理项目完成了北京、上海、重庆等6个省（直辖市）疾控中心慢性病专业人员共计40余人的国家级培训。培训内容包括糖尿病基础知识、流行病学、糖尿病管理和用药、项目评估。

【完成淮河流域癌症综合防治项目数据的清理及技术材料开发】 淮河流域癌症综合防治项目，2014年工作重点为调查核实研究地区的肿瘤病例及队列研究调查数据清理、制作癌症预防技术材料等工作。收集确定为调查范围内病例1438例，村和乡镇范围不确定病例分别为2925例和706例。制作发放癌症预防技术指导材料，完善癌症预防干预工作方案，完成居民健康行为及知识调查问卷的收集、录入和数据清理工作，收集并整理有效问卷11 206份，为今后更好地开展居民健康教育和行为干预提供可靠依据。

【积极探索老年病及口腔卫生防控工作】 参与国家公益性行业专项项目—第四次全国口腔健康流行病学调查、国家重大公共卫生项目—"中西部儿童口腔疾病综合干预项目"（2014年更名为"中国儿童口腔疾病综合干预项目"），承担"健康口腔，幸福家庭"项目二期工作。承担项目实施方案、调查问卷等配套技术性文件的制定和培训等工作，积极开发口腔健康教育材料。利用慢性病及其危险因素监测数据，撰写《中国慢性病及其危险因素监测（2010）—中国老年健康专题报告》，开展基层老年健康工作调研，老年健康管理与促进工作的需求和建议和中国老年健康状况及应对策略等研究。

【继续开展和完善全国伤害监测和产品伤害监测工作】 全国伤害监测完成了2013年监测数据收集及评估数据分析工作。对全国31个省（自治区、直辖市）和5个计划单列市的43个县（区）、126家医院的伤害监测工作进行了综合评分并表彰。修订全国伤害监测报告卡及管理软件。2014年共收集数据390 762条。在山西省开展了第三轮伤害综合监测试点工作，进一步推动了伤害死亡、住院、门急诊等多种数据来源的综合利用。自2014年起，产品伤害监测对产品伤害病例实施产品编码，完善产品伤害监测工作方案和流程，并重点加强监测数据质量控制工作。

【加强伤害干预项目试点工作】 自2013年起，慢病中心全面启动了预防老年跌倒、预防儿童溺水、预防儿童跌倒、儿童乘车安全、预防犬抓咬伤等14个全国伤害干预试点项目。截至2014年6月，各干预试点项目完成了基线调查并进行了总结分析，完善了项目工作方案。2014年中国道路安全项目完成了项目活动计划制定、组织协调项目城市针对减少酒后驾驶、超速行驶以及安全骑行电动自行车，有序开展以证据为基础的项目强化执法和社会营销干预运动、组织实施 9 期项目能力建设活动，包括强化执法培训、媒体宣传记者培训、“非机与行人的管理”研讨等系列能力建设活动及现场考察指导。完成了 2014 年 4 轮项目城市基线调查与评估的组织实施工作。

【加强监测数据的分析与利用】 2014 年慢病中心对死因监测和中国慢性病及其危险因素监测数据进行了深入分析和整理，相继产出了《淮河流域重点地区死因监测分析结果汇编（2013）》《2013 年全国疾病监测系统数据集》和《中国慢性病及其危险因素监测（2012）流动人口专题调查报告》。同时，为《中国卫生统计提要》、《中国卫生和计划生育统计年鉴》（2013）提供了死因监测数据结果。

（周脉耕、王卓群、蒋炜）

营养食品所

【工作概况】

1. 机构与队伍建设。2014 年 9 月 9 日，营养与食品安全所正式更名为营养与健康所，财政补助事业编制 260 名。

根据中心整体工作安排，铁强化酱油项目、碘缺乏病监测项目分别由中心本级和传染病所调整至营养所，2015 年经费预算随工作一并调整。

领导班子建设在 2014 年取得了重要进展，任命丁钢强为所长，赵文华、赖建强为副所长，并进行了刘开泰书记的任前公示。

中层干部队伍建设方面，2014 年共任命了包括所办公室、计划财务处在内的 12 位中层干部。

人才招聘方面，2014 年招聘三生 9 人，社会招聘 4 人。

2014 年开展的专业技术岗位聘任工作中，共 43 名职工聘任至相应的岗位，基本解决了长期以来低聘问题。

2. 制度建设。2014 年制定并发布《营养与食品安全所科研项目申请及立项管理规定》、《营养与健康所政府集中采购工作管理办法（试行）》等 5 项重要制度。为促进营养所的全面科学发展，2014 年组织编制了《2015—2020 年营养与食品安全所发展规划》。

3. 基础建设。2014 年在全所上下共同努力下顺利通过国家级食品检验机构资质认定证书、国家级实验室资质认定证书（两证）复评审和保健食品检测机构遴选现场核查。

4. 实验室建设顺利开展。5 台大型设备及 49 种 84 件实验室基础仪器设备采购按规定有序执行；基础设施建设取得了阶段性成果，购置办公桌椅 160 套、购置电脑 160 台、修缮实验室 66 间、办公室 40 间，职工工作环境和条件有了显著改善。

5. 安全生产工作。因营养所辐射安全许可证到期后不具备办理延续手续的条件，根据北京市西城区环境保护局检查情况及整改要求，营养所将 3 台骨密度仪进行送贮，并注销辐射安全许可证。

根据中心安排，营养所已搬离潘家园工作区，并依法依规撤销了潘家园工作区的毒品库。

【营养监测工作成果有序产出】 2014 年已清理了 2010—2013 年中国居民营养与健康监测数据；完成了 2010—2012 年营养与健康监测技术报告并上呈卫生计生委；组织开展了 0～5 岁儿童与乳母监测的数据录入培训班，组织完成 55 个儿童和乳母监测点血样检测招标采购工作。

开展了以水产类食物为重点的食物营养监测，召开中国食物成分监测项目启动会及技术培训会并下发 2014 年度工作手册，截至 2014 年底全部监测点已上报采样计划。

关于农村义务教育学生营养改善计划监测，2014 年启动并实施了 2014 年度监测评估工作。培训层卫生工作人员 300 余名；开展督导工作，其中“援藏”2 批 5 人次，“援疆”2 批 2 人次，确保了监测的全国全覆盖；编制出版维语版《健康校园》。

关于贫困地区儿童营养改善项目，2014 年已完成 21 个项目省监测评估培训工作；完成 6 个县项目实施效果评估工作；指导 6 省开展基线调查工作。完成 2014 年营养包招标采购要求修订工作。

【开展特定人群研究项目】 初步建立妇幼人群队列，目前已招募孕妇600名。项目中部分研究对象已经陆续进入产后母婴保健与访视阶段。

开展养老机构老年人营养状况调查工作，赴国内多家养老机构开展老年人膳食营养、认知功能调查，完成"老年营养餐标准"草案起草工作。

【建立营养传播工作网络】 配合《中国食物与营养发展纲要（2014—2020年）》宣贯工作，组织专家参加卫计委的在线访谈、发表系列解读文章，并积极通过研讨会、培训会等形式宣贯纲要。

继续开展《预包装食品营养标签通则》宣贯工作，开展了"营养标签健康中国行"宣教活动；开展预包装食品营养标签调研。

【组织开展各项技能培训】 组织召开了"营养政策标准宣传贯彻培训班"、"中国营养政策法规"专家研讨会。充分利用现代化技术手段，加快营养信息化建设；构建营养科普健康教育平台，开展营养传播技能培训，促进疾控系统营养传播队伍建设。

【科研项目及合作】 2014年，营养所新获准项目13项，总经费达2500余万元。在研项目共30余项，总经费达5000余万元。与北大公卫学院联合成立"北京大学公卫学院与营养与健康所共建教学基地"。

（刘开泰、赖建强、于欣平）

环 境 所

【工作概况】 2014年，按照国家卫生与计划生育委员会及中国疾病预防控制中心的工作部署，环境所依据工作职责和任务，重点组织开展了环境与健康研究、环境与健康监测工作，特别是全国空气污染（雾霾）对人群健康影响的监测与研究；完成了环境卫生应急与卫生保障，卫生监督抽检和健康相关产品安全性评价等方面的工作任务；开展科研课题、项目研究38项，制定修订国家标准、规范21项。

2014年环境所认真贯彻落实党的十八届三中、四中全会精神，推进学习型党组织建设，圆满完成党委换届选举、中国疾控中心党委和纪委委员推荐和党代会代表选举工作，加强“三重一大”执行力度，强化监督审查工作，各方面工作取得了较好的成绩。

【参与应对非洲埃博拉病毒疫情】 环境所消毒检测中心张流波研究员随中国疾控中心移动实验室检测队赴塞拉利昂开展应对埃博拉出血热疫情，期间参与了防控埃博拉出血热疫情工作流程方案的制定，埃博拉出血热实验室筛查和留观，并重点负责优化疫区的消毒流程以及中国大使馆、医疗基地的消毒卫生保障工作。

【山东威海市某市级医院聚集性肺炎发病情况调查】 威海市金海湾医院发现部分医务人员患有轻微肺炎，该医院1～4层楼的医务人员发病率较高，没有明确的病原体报告。按照中国疾控中心要求，环境所派空调领域研究的专家参与处置工作，对聚集性肺炎发病情况进行调查并提出工作建议，完成了《威海市金海湾医院发生聚集性肺炎病例环境因素分析报告》。

【兰州自来水苯超标事件调查处置】 兰州市威立雅水务集团公司发生出厂水苯含量超标事件，环境所根据国家卫生计生委疾控局下派的任务，派白雪涛研究员、鄂学礼研究员、应波研究员前往兰州协助当地卫生部门处理污染事件。专家组来到甘肃省疾控中心理化实验室具体指导了水质采样和监测工作。造成本次污染事件发生的原因系中国石油天然气公司兰州石化分公司一条管道发生原油泄漏污染了自流沟所致。专家组会同环保部专家前往事发现场（自流沟）查看了污染情况。根据兰州城区出厂水水质苯指标含量达标情况，以及部分地区管网末梢水中苯仍有超标的现象，提出了对管网末梢放水排出管网苯残留的建议。专家组还建议将苯及苯系物指标纳入当地水质监测特征污染物，当地疾控机构及自来水厂应在水质常规指标监测时增加苯或苯系物指标。

【海南台风救灾】 “威马逊”台风造成海口、三亚等地320万人受灾。环境所班海群副研究员作为中国疾控中心重大自然灾害卫生应急先遣队队员赶赴海南，深入受灾最为严重的翁田镇、罗豆农场、博文金马堂村等受灾现场，对灾民生活饮用水供水方式、疫情发展情况等进行了调查，并向当地政府提出以饮用水卫生、传染病防控为重点的工作建议，完成了《海南“威尔逊”台风灾区重点传染病及突发事件公共卫生风险初步评估报告》。

【云南鲁甸抗震防病救灾】 2014年8月3日云南省昭通市鲁甸县发生6.5级地震，环境所派李新武、王佳奇、陈曦、张伟4名同志前往灾区，帮助当地卫生部门制定多项卫生防病技术方案，指导防病救灾工作。环境所还为鲁甸灾区捐赠了30套余氯速测试剂盒，为灾区的供水安全保障工作做出了努力。

【云南景谷抗震救灾】 2014年10月7日云南景谷发生地震后，环境所派应波研究员赴灾区，深入村寨及各安置点了解居民饮用水状况，参与制定灾区饮用水监测和检测技术方案，实地指导饮用水消毒及蓄水池（箱）的清洁安全，并多次往返震区永平镇自来水厂（江山自来水厂）进行调研和巡查，协同当地卫生监督部门和景谷县自来水厂技术人员对饮水安全问题和隐患进行整改，保障了灾区居民安全用水。

根据灾区的实际需求，环境所再次向云南省疾控中心捐赠了20套余氯检测试剂盒。

【空气污染（雾霾）对人群健康影响监测】 国家卫生计生委环境卫生监测项目——空气污染对人群健康影响监测，由2013年的16个省（直辖市）43个监测点扩大到全国31个省（自治区、直辖市）77个监测点。监测内容包括：环保、气象、死因、医院门诊、急救中心接诊资料收集；PM2.5监测和成分分析；小学生健康影响调查；社区人群健康影响及出行模式调查。

2014年，环境所项目组组织完成了2014年（25个省）现场督导调研，落实项目实施情况；完成对部分省市的数据分析及阶段总结报告；召开4次研讨会，组织国内外专家论证2014年监测方案的科学性和可行性；2次组织国内专家及16个监测省市项目有关人员召开"空气污染（雾霾）人群健康影响监测工作交流会"；举办5次国家级专项技术培训和2次风险评估技术培训；对监测信息系统进行全面升级，并于2014年11月正式上线。

项目组对完成数据清理的12个雾霾监测点的城市死因监测数据和其中3个城市6个综合医院的门诊量监测数据进行了时间序列分析，通过Meta分析得出初步分析结果。项目组完成提交了《2013年度空气污染（雾霾）人群健康监测总报告》、《2014年空气污染对人群健康影响监测方案》及《空气污染对人群健康影响监测工作手册（2014）》。

【国家饮用水卫生监测项目】 环境所作为技术支撑单位，按照卫生计生委疾控局的工作部署，继续完成检测任务。2014年监测点覆盖317个地级市，1523个县级市，覆盖率71.6%；监测水样达67 048份，同比增加12.34%。项目组组织完成2013年度全国饮用水卫生监督监测工作报告，制定了2014年度全国饮用水卫生监测工作方案。2014年9月，在湖南省长沙市举办了全国生活饮用水检验技术培训班。培训对象为省级和省会城市疾控中心的水质理化检验人员，目的是加强监测工作中水质检测数据的准确性和可靠性。培训班共有54个单位近百人参加了培训。

【全国医院感染—消毒监测项目】 2014年，全国医院感染——消毒监测项目在黑龙江、吉林、山东、江苏、上海、浙江、湖北、广东、河南和湖南共10个省市开展，完成全国医院感染消毒监测数据收集4万余个，样品检测12 000余份。2014年4月，环境所在湖南省组织召开全国医院感染—消毒监测项目工作会议，项目单位（10个省市疾控中心）30多位专家参加会议。

【化妆品不良反应监测项目】 2014年6月24日，化妆品不良反应监测工作交接仪式在北京举行，该项工作正式移交国家食品药品监督管理总局。交接会议决定，环境所继续负责2014年化妆品不良反应网络直报数据收集与维护，待2015年1月1日化妆品不良反应网络直报系统正式移交国家食品药品监督管理总局。截至2014年12月，21家监测机构网报化妆品不良反应病例926例。

【卫生监督抽检】 按照《国家卫生计生委办公厅关于印发2014年卫生计生监督重点检查计划的通知》（国卫办监督发〔2014〕23号）的要求，环境所对2014年国家消毒产品和涉及饮用水卫生安全产品重点监督检查提供技术支持、开展部分抽检产品的检验工作：指派有关专家参加国家卫生计生委监督局、监督中心组织的抽检方案制定、技术培训和抽检计划落实督导工作；完成涉水产品卫生监督抽检98项，完成消毒产品抽检检测132项。

【实验室能力验证】 2014年，环境所受国家认监委和国家卫生计生委卫生和计划生育监督中心委托，开展全国A类能力验证项目“生活饮用水中三氯甲烷、硝酸盐氮的测定”的组织、协调与具体实施。完成了项目方案设计及作业指导书的编制；组织全国各行业共619家实验室报名参加能力验证项目，在初测、补测两阶段完成了发样、确认、结果录入、统计分析及专家论证工作；编制能力验证技术验收报告，顺利通过了国家认监委组织的专家验收论证。

【环境健康风险评估】 环境所继续开展雾霾人群健康风险评估季度报告工作，编制了《2013—2014年冬季北京市雾霾（$PM_{2.5}$）人群健康风险评估报告》（2013年12月—2014年2月）、《2014年春季北京市雾霾（$PM_{2.5}$）人群健康风险评估报告》（2014年3—5月）、《2014年夏季北京市雾霾（$PM_{2.5}$）人群健康风险评估报告》（2014年6—8月）和《2014年秋季北京市雾霾（$PM_{2.5}$）人群健康风险评估报告》（2014年9—11月）。2014年下半年，中国疾控中心将雾霾人群健康风险评估季度报告作为中国疾控中心月度风险评估会商会上的报告议题，对当期风险评估报告进行汇报。

【环境卫生标准制修订】 2014年，环境卫生标准专业委员会审查《涉及饮用水卫生安全产品允许使用的原材料清单》、《突发饮用水污染事件应急供水水质卫生要求》、《农村学校改水改厕卫生要求》等制修订标准11项；实施颁布标准《从业人员预防性健康检查沙门菌志贺菌检验方法》（WS/T454—2014），《公共场所卫生检验方法　第2部分：化学污染物》（GB/T 18204.2—2014）2项，组织《涉及饮用水卫生安全产品生产企业卫生规范》《生活饮用水一般水质处理器卫生安全与功能评价》《公共场所环境样品嗜肺军团菌定量检测方法》等标准立项5项。

【消毒标准制修订】 2014年消毒标准专业委员会共审查通过《小型集中式供水消毒技术规范》、《洪涝灾区消毒技术规范》、《餐饮具集中消毒服务单位卫生规范》等制（修）订标准10项；组织《胍类消毒剂卫生标准》、《含碘消毒剂卫生标准》、《季铵盐类消毒剂卫生标准》等标准立项10项。

【援疆援藏与专业技术支持】 2014年，受国家科技支撑计划项目“西藏高原脆弱生态修复技术研究与示范”课题组的邀请，环境所白雪涛研究员、生物处理技术室潘力军副研究员等一行4人赴西藏高原地区共同开展农牧区水环境卫生状况调查，并与西藏自治区疾控中心联合举办了“农牧区饮用水安全研讨会”。

2014年，环境所环境微生物室孙宗科博士作为中央组织部、共青团第15批博士服务团青年人才，前往甘肃省甘南州就任卫生局副局长。环境毒理室赵康峰同志作为中央组织部第八批援疆干部人才，赴新疆维吾尔自治区疾控中心从事为期一年的环境卫生专业技术支援工作。

【环境卫生学杂志】 2014年，编辑部完成文章的编、审、校143篇，出版杂志5期，页码从48页增加至100页。2014年，《环境卫生学杂志》被《中文科技期刊数据库》（维普网）、中国学术期刊网络出版总库（知网）、SinoMed中的《中国生物医学文献数据库》收录，被全国医学期刊协作网评为“全国医学期刊优秀期刊”，成为RCCSE中国核心学术期刊。

【“十三五”发展规划编制】 为完成“十三五”发展规划的编制工作，环境所成立了规划编制领导小组和专项建议组，通过六个阶段（启动，调研论证，专项建议报告撰写、规划起草、初稿上报和完善等征求相关部门意见）的工作，确定环境所“十三五”整体发展规划的内容：①建立人员队伍基本稳定、结构基本合理、高中初搭配基本适当的专业人才队伍；②健全能使职工的工作积极性和主动性充分发挥的绩效考评、人才评价和收入分配工作机制；③健全以财政经费为主，以技术服务和横向合作为辅的工作经费保障体系；④重点健全饮用水卫生安全专业人才队伍和实验室保障体系；⑤重点健全空气质量安全健康监测与评价研究专业人才队伍和实验室保障体系；⑥健全环境消毒与评价人才队伍和实验室保障体系；⑦建立并试运行公共场所危害因素监测、土壤环境对健康影响监测、人体污染物负荷生物监测体系健全环境相关疾病的预防与控制人才队伍和实验室保障体系；⑧健全饮用水、公共场所、健康相关产品卫生监督技术支撑人才队伍和实验室保障体系，满足国家环境卫生监督工作需求。

【雾霾天气人群健康风险评估和预警关键技术研究】 2014 年 6 月，卫计委科教司正式签批下发了项目任务书。按照项目进度安排，环境所于 8 月 5 日在北京召开了项目启动会，项目组成员共同讨论细化了项目实施方案，明确了任务分工及工作要求。8—10 月与各参加单位签订任务书，拨付本年度项目经费，启动了项目所需各种仪器、试剂、耗材等的招标采购工作。8 月，完成了 PM2.5 滤膜多环芳烃、重金属、阴阳离子等成分分析方法的研制；8—9 月，分别举办了两次 PM2.5 监测及成分（包括多环芳烃、重金属及水溶性离子）分析方法培训班。启动了 PM2.5 监测工作，完成了 2014 年 3—7 月北京某城区采集的 45 份 PM2.5 滤膜样品中重金属、阴阳离子成分分析。

【利用体外神经血管单元模型评价金属纳米颗粒中枢神经毒性项目研究】 利用体外神经血管单元模型评价金属纳米颗粒中枢神经毒性研究是国家自然科学基金面上基金项目。金属纳米中枢神经毒性评价技术是纳米安全性研究关键技术之一。环境所与北京工业大学通过合作、研究，合成纳米受试物。随后，课题划分为血脑屏障、神经胶质细胞、神经元细胞三个部分，分别由不同课题小组开展研究。截至 2014 年 12 月，神经胶质细胞部分完成了神经胶质细胞的细胞毒性筛检鉴定；神经元细胞部分完成了神经元的原代细胞与细胞系的对比优化以及 SY5Y、PC12 细胞系的诱导分化条件确定，并选取膜电位、钙离子等指标，进行了初步测定。

【北京市地铁车站空气传播性病原微生物人群感染风险快速预警研究】 2014 年，项目对北京市 4 个地铁车站的环境现状及室内空气质量进行调查和检测。检测内容包括：PM_{10}、$PM_{2.5}$ 超标率、地铁车站嗜肺军团菌气溶胶、甲型流感病毒气溶胶、乙型流感病毒气溶胶、鸟胞内分枝杆菌气溶胶、结核分枝杆菌气溶胶等阳性发生率。项目在收集和分析北京市地铁车站空气质量、病原微生物气溶胶污染水平、人群密度流量等数据的基础上，基于 Wells-Riley 模型，构建了多情景地铁站空气传播性病原微生物人群感染风险预警模型。项目发表论文 8 篇。

【淮河流域癌症综合防治局部区域环境医学调查】 2014 年，淮河流域癌症综合防治局部区域环境医学调查研究项目通过整理和分析上一年度收集调查的数据，撰写了《淮河流域局部区环境医学调查及癌症聚集性影响因素分析——统计分析报告研究》。项目从空间流行病学角度，采用地理信息系统（GIS）技术和方法，绘制疾病风险地理图谱，完成对肿瘤发生空间分析。项目还进一步开展环境特征污染物检测试点工作，并在河南省沈丘县采集水样 8 份，水样类型包括浅层地下水、集中式供水和地表水；测定水样中重金属、挥发性有机物、半挥发性有机物、亚硝胺、有机氯农药、多氯联苯和邻苯二甲酸酯类化合物等 289 项指标，获得数据 2312 个。

【国外化妆品不良反应监测制度研究】 2014 年，环境所受国家食品药品监督管理总局药品评价中心委托，开展《国外化妆品不良反应监测制度研究》。项目通过对美国、英国、加拿大、法国、日本、澳大利亚等国化妆品不良反应监测制度、程序、各方职责、工作模式、技术标准情况等内容的研究与分析，为我国化妆品不良反应监测制度的设计提供参考和建议。

【空气污染（雾霾）人群健康影响监测工作研讨会】 受卫生计生委疾控局委托，2014 年 7 月 15—16 日，环境所在黑龙江省哈尔滨市召开空气污染（雾霾）人群健康影响监测工作研讨会。项目省、市疾控中心的专家及相关负责人 60 余人参加了会议。环境所有关专家介绍了部分监测点数据质量及初步分析情况、2013 年监测数据的整理和分析方法等。参会代表就 2013 年健康监测指标的实施情况，监测方案的科学性和可行性，数据分析方法，国家、省级层面组织管理方面存在的问题等进行了充分讨论，并达成共识。

【环境卫生突发事件污染物识别与处置工作经验交流会】 2014 年 6 月 12—13 日，环境所在河南省郑州市组织召开了“环境卫生突发事件污染物识别与处置工作经验交流会”。全国各省级疾控中心及武警疾控中心、新疆生产建设兵团疾控中心、黑龙江农垦疾控中心、部分卫生监督机构代表共计 63 人参加了会议。会议通过案例分析、集中讨论等方式对我国环境卫生领域的污染物识别与处置工作进行了回顾和总结，对各省级疾控中心环境卫生突发事件方面的工作经验进行了交流。

【城市轨道交通卫生学评价与卫生管理研讨会】 2014 年 8 月 19—21 日，环境所在广州市组织召开了“城市轨道交通卫生学评价与卫生管理研讨会”。来自有关省、市疾控中心和卫生监督所的专家以及广州地铁总公司的代表 60 余人参加了会议。研讨会上，广东省疾控中心环境所张建鹏主任技师等五位资深专家分别作了轨道交通卫生学评价探索与实践、地铁项目卫生审核、地铁空间环境健康危害因素监测及评估、轨道交通与人体健康、广州市地铁卫生监督监测和地铁卫生管理的专题报告。与会专家认为，我国已建、在建和拟建城市轨道交通的城市有近 40 个，城市轨道交通公共场所存在传染病暴发、疾病快速传播、慢性健康损害等公共卫生问题，有必要进行卫生学评价和卫生管理研究，推动我国城市轨道交通制定专门的法规和标准。与会代表还实地考察了广州地铁三号线的五山站和二号线的白云公园站等地铁站及其主要设施。

【机构情况】 截至 2014 年 12 月底，环境所正式职工 279 人。其中管理人员 10 人，专业技术人员 251 人，工勤人员 18 人；专业技术人员正高级职称 32 人，占 13%，副高级职称 76 人，占 30%，中级职称 73 人，占 29%，初级职称 70 人，占 28%。其中，本科学历以上人员达到职工总数的 73%。

2014 年，1 人调出，16 人调入，6 人办理退休手续。

（耿莉、姚孝元）

职业卫生所

【职业卫生与中毒控制概况】 2014 年，职业卫生所紧紧围绕疾病预防控制工作，在中国疾病预防控制中心领导下，以职业病防治与中毒控制技术支撑工作为依托，积极协助国家卫生计生委和中国疾控中心做好重点职业病监测和职业病报告管理、《中华人民共和国职业病防治法》配套规章修订、职业卫生标准制修订、职业病防治宣传、培训、教育与健康促进、中毒应急处置与能力建设等技术支持工作，开展“十二五”科技支撑、卫生行业公益、国家自然科学基金等多类重大专项科研工作，加强国内外合作，推动职业卫生与中毒控制工作有序开展。

【重点职业病监测与职业健康风险评估工作方案修订完成】 在回顾总结既往重点职业病哨点监测工作的基础上，职业卫生所对《重点职业病监测与职业健康风险评估项目工作方案》进行修订、完善，历经多次论证修改，已完成新方案并上报国家卫生计生委疾控局。新方案将于 2015 年开始实施，重点职业病病种由原来的 9 种调整为职业性尘肺病和职业性化学中毒 2 类，监测点设置由县级行政区调整到市级行政区，实现辖区所有县级全覆盖，并以每 3 年作为一个监测周期，基于收集的防、治、保数据开展风险评估，应对辖区内职业病防治关键问题。

【完善职业病报告机制，做好数据统计分析】 对 2013 年度全国职业病报告数据进行汇总分析，完成《2013 年全国职业病报告发病情况》报告；起草上报《我国职业病报告工作十年概况》；建立尘肺病季报、急性职业中毒月报及职业病报告典型案例分析工作机制，加强职业病报告质量控制，完成职业病报告卡修订工作并启动新一轮职业病报告管理规范起草工作；完成职业病与职业卫生信息监测系统升级改造，实现各职业病诊断机构在全国范围内病例查重，增加审核级别设置模块，解决县级职业病防治机构缺位情况。

【为《职业病防治法》配套规章修订提供技术支撑】 撰写《职业病危害因素分类目录》初稿并上报国家卫生计生委疾控局，根据卫生、安监、人社、全总等 4 部委专家意见进行多次核对修订，进一步完善行业工种举例技术内容；配合国家卫生计生委化学品毒性鉴定管理，组织完成《化学品毒性鉴定管理办法》修订，制定实验室考核比对方案，有针对性地提出取消资质许可后加强化学品毒性鉴定机构管理的建议。

【加强职业卫生标准制修订和宣贯工作】 为配合《职业病分类和目录》实施，解决新目录中尚无职业病诊断标准的新增职业病诊断问题，组织制定《职业病诊断通则》标准。组织审议标准 1 项，函审标准 4 项；对 58 个职业卫生生物材料检测方法进行梳理；审核通过国家职业卫生标准和职业病诊断标准 18 项。加强标准管理制度建设，起草并上报《第七届国家卫生标准委员会职业卫生标准专业委员会工作机制（讨论稿）》。

【做好信访接待和职业病诊断与鉴定技术指导】 起草并完善《职业性尘肺病及其他呼吸系统疾病》培训大纲；编写《尘肺结核 X 线胸片影像图谱》等；书面答复地方职业病诊断鉴定管理机构及劳动者来信来函 3 件；接待北京、河北、河南、江西等地来访 7 批次，答复诊断机构、人民群众或企业来电咨询 101 次。

【全面总结全国职业健康状况调查工作】 对全国职业健康状况调查中发现的疑似职业

病病例后续诊断情况进行追踪并汇总相关数据；召开全国职业健康状况调查技术工作总结会，11个省（区、市）和7个重点调查县区资料在会上交流；完成调查工作档案归档工作。

【依托“健康城市”开展工作场所健康促进】 受疾控局委托，完成“健康城市”框架下“健康企业”的定义、标准、申报及评估等相关工作；组织开发工作场所健康促进工具包；举办工作场所健康促进专业人员培训班，对江苏、河北、湖北、广东等省工作场所健康促进工作进行指导。

【组织开展全国实验室检测能力考核比对】 组织开展2014年度职业健康检查实验室检测能力考核比对，比对项目为尿镉、血铅尿镉测定；组织全国职业卫生检测实验室比对考核工作，考核项目为四氯化碳、四氢呋喃、滤膜中镍。

【加强职业病防治宣传教育和培训】 协助疾控局做好《职业病防治法》宣传周活动；举办职业病诊断医师培训班、工业企业职业危害控制培训班、工作场所健康促进专业人员培训班、突发中毒事件现场调查与检测培训班等各类培训班5期，培训600人。

2014年招收博士研究生3名、硕士研究生5名和联合培养硕士研究生7名；2名博士和5名硕士研究生完成毕业答辩。接收深圳市龙岗区、南山区疾控中心、青海省疾控中心和甘肃省疾控中心6人来所进修。

【职业中毒、物理因素及其他职业病培训大纲修订完成】 根据新修订的相应职业病诊断标准，修订完成新版职业中毒、物理因素及其他职业病培训大纲，上报疾控局并于11月面向全国出版发行。

【加强中毒控制技术储备做好舆情监测和咨询服务】 维护和更新有毒动植物数据库、有毒动植物标本库，完善咨询服务数字化管理系统，为各级各类疾病控制及中毒救治相关机构提供毒物、中毒救治等相关信息和临床处置指导。面向公众及专业机构提供24小时中毒热线咨询服务2400余条。密切追踪网络职业卫生与中毒信息动态，每日收集中毒事件相关网络舆情信息并追踪网络新闻及时续报；对社会关注的中毒事件形成专题舆情信息报告，针对高温雨季、密闭空间作业窒息中毒事件频发等提出预警建议。

【突发中毒事件应急处置与风险评估】 按照国家卫生计生委应急办和中国疾控中心要求，派专家赴贵州贵阳、遵义、兴义等地开展毒蕈中毒事件现场调研；对山西、江苏、云南、贵州等地毒蕈中毒事件、甘肃酒泉中毒性肝病群体性事件、新疆阿勒泰布尔津不明原因中毒事件等提供技术支持与指导。开展“中毒应急处置关键技术研究与推广”课题研究，初步建立突发中毒事件风险评估模型。协助国家卫生计生委应急办和中国疾控中心做好突发中毒事件应急处置全国技能竞赛准备工作。

【卫生应急能力建设】 协助国家卫生计生委应急办在贵州省兴义市举办2014年突发中毒事件现场调查与检测培训班；针对“玉门市麻黄滩中水电七局工地务工人员不明原因肝病事件”召开卫生应急业务培训会，总结突发中毒事件应急处置经验，查找工作中存在的问题，进一步提高突发中毒事件卫生应急处置能力；以团队拓展和专业培训相结合的方式在北京怀柔区开展中毒卫生应急队伍培训；积极做好应急物资保障。

【中国疾病预防控制中心职业病临床基地挂牌成立】 在国家卫生计生委疾控局、北京大学和中国疾病预防控制中心的关心、支持下，10月27日，中国疾病预防控制中心职业病临床基地在北京大学第三医院挂牌成立。职业病临床基地采取行政管理相对独立，学术相互支持、业务相互依托的模式，形成卓有成效的国家级职业病防治技术支撑力量，在联合开展职业病临床基础、应用研究和职业病高级临床人才培训、联合培养职业病专业研究生以及开展职业病防治领域的国内外学术交流等方面加强合作，实现职业病防控和职业病诊疗的优势互补。职业病临床基地的成立为解决疾控中国疾控中心临床短板做了有意义的探讨。

【开展科学研究　扩大国际合作】 主持卫生公益行业科研项目新增职业病防治项目、“十二五”科技支出项目职业病项目等科研工作。积极组织申报课题和奖项，3 项研究项目获国家自然科学基金委资助，1 项研究项目或北京市自然科学基金委资助。继续开展与世界卫生组织（WHO）的合作，提交 WHO 职业卫生合作中心（北京）2013 年度报告和 WHO 职业卫生合作中心 2006—2012 评价报告；与韩国 WHO 环境卫生合作中心开展合作交流，进一步探讨职业卫生和环境卫生领域的合作意向。开展中日“JICA 加强中国职业卫生能力建设项目”、中美“中国朝阳柴油机尾气暴露工人生物标志物试验性研究”、工业企业职业危害预防控制培训与干预（GE）等国际合作项目。全年接待外宾来访 13 批 43 人次，组织外宾学术讲座 4 次。派专家参加 WHO 纳米材料与工人健康指南工作组电话会议、世界职业安全健康大会、国际社会保障协会矿业战略研讨会（ISSA Mining）等国际会议，与国外同行开展学术交流，学习先进经验，扩大了学术影响。

【挂靠学会工作顺利开展】 中华预防医学会劳动卫生与职业病分会举办学术年会，完成继续医学教育项目 2 项，第八届委员会、物理因素专业学组、职业病与健康监护专业学组完成换届工作，同时筹备成立职业健康促进专业学组。中国职业安全健康协会职业卫生专业委员会召开工作年会暨学术交流会，组织完成第五届委员会换届工作，组织参与 2014 年度“中煤能源杯”中国职业安全健康协会科学技术奖评奖活动。

【重要会议】 组织召开 2014 年度全国职业病防治技术工作会议暨职业卫生与中毒控制专题学术报告会，交流职业病防治工作中的经验，探讨职防体系建设和未来发展方向。组织召开 2014 年国家卫生计生委突发事件卫生应急专家咨询委员会中毒处置组工作会议和突发中毒事件舆情监测讨论会。

【回顾光辉历程　纪念建所 60 年】 组织撰写《疾病控制 60 年》职业卫生与中毒控制相关篇章、《职业卫生所 60 年所志》等，回顾职业卫生所建所 60 年来的光辉历程和取得的卓越业绩；在全国职业病防治技术工作会议，以职业卫生与中毒控制专题学术报告会的方式纪念建所 60 年。

【综合行政管理】 审核处理各类公文 2714 件，召开 18 次所办公会并上报下发会议纪要，整理下发工作通报 6 期。配合中国疾控中心开展所内网门户建设，及时更新 OA 内网信息 179 条，推进所内政务公开和信息共享。配合中国疾控中心开展网络安全信息化和系统升级建设，统计全所人员信息报备表，优化整合内网光纤。组织撰写《职业卫生所 2015—2020 发展规划》。规范相关工作办事程序，制定、修订所公文处理实施细则、印章使用管理办法、合同管理制度等规章制度 16 个。上传发布所网站信息稿件 119 篇，中国疾控中心网站信息 71 篇，中国疾控中心报刊登稿件 56 篇。做好档案、保密与印章管理工作。

【加强机构与职责调整工作】 将职业卫生与职业病诊断标准研究室更名为职业卫生标准研究室，将院士实验室更名为生物标志物与分子流行病学研究室（何凤生院士纪念研究室），职业卫生评价部更名为职业流行病学与风险评估研究室，理化检测分析室与中毒检测实验室整合为理化检测室。

【人事管理】 接收应届毕业生 7 人，公开招聘工作人员 3 人，办理调动手续 3 人，聘用财务人员1人；加强干部队伍建设，3月，经面试（民主测评）、公示等程序，聘任5位同志为部门负责人，8月，中国疾控中心任命倪方同志为本所党委副书记；开展岗位聘任和绩效工资测算工作；做好离退休人员管理工作。

【监察审计】 按照中国疾控中心要求，每月上报中央“八项”规定落实情况报表，每季度上报信访举报统计表。认真落实对重点工作、环节、岗位及招标采购工作的监督。加强惩防体系建设，做好权力运行与监控工作，积极开展反腐倡廉宣传教育；加强内部审计工作，开展“小金库”专项治理自查自纠和预算执行情况自查工作，协助中国疾控中心完成2014年预算执行和其他财务收支工作审计。全年审计经济合同190份。

【实验室安全与质量体系管理】 根据中国疾控中心部署，开展第八届实验室安全周活动，举办第二届实验室质量管理和安全知识竞赛；接受中国疾控中心和外单位实验室安全与质量管理监督检查12次，针对发现的问题及时落实整改；制定、发布《职业卫生所医疗废弃物管理规定》等4项管理制度。通过2014年度资质认定复查评审工作。参加国家安监总局2013年度实验室比对和2014年度实验室能力验证。组织制定内部质控实施计划7项并确认28项变更的毒理试验方法；组织12名人员参加实验动物从业人员岗位培训班。

【安全管理】 严格落实剧毒化学品管理各项要求，完成剧毒物品库复审工作。完成剧毒标准品招标采购工作。修订完善消防管理相关规定、预案，加强日常安全检查工作，及时落实整改并复查，积极应对突发安全事件；完成消防器材年检和年度电消检工作；对重点部位空调进行检修、清洗，排除空调火灾隐患；积极开展防火知识普及和宣传教育，举办全所消防安全培训；加强南纬路29号楼各类工程施工的安全巡查工作。严格落实交通安全各项要求，加强交通安全宣传教育，刊登1期交通安全及暴雨天行车安全壁报。

（朱钰玲、聂武、滕林、李涛）

辐射安全所

【工作概况】 中国疾控中心辐射安全所作为国家级放射卫生技术机构，在2014年重点开展并完成了如下工作：

1. 务实开展放射卫生管理技术支撑工作。为保障国家对医疗机构放射性职业病危害控制的监督管理工作顺利开展，根据国家卫生计生委“三定方案”，完成了《放射卫生技术服务机构管理办法》（原卫生部第31号令）和《放射工作人员职业健康管理办法》（原卫生部第55号令）等部门规章的修订工作，积极配合委医管局进行了《放射诊疗管理规定》（原卫生部第46号令）修订，依法组织开展了10家技术机构甲级资质现场技术评估，圆满完成了国家卫生计生委放射卫生标准委员会各项工作。

2. 不断提升全国放射卫生技术机构能力。为不断加强放射卫生技术能力，2014年该所继续组织开展了由全国147家技术机构参加的个人剂量监测等4项质量控制比对工作。同时，为提高省级放射卫生技术师资力量，全年共举办了11个专业培训班，培训省级师资力量1851人。

3. 医用辐射防护及放射诊疗质量控制取得显著成绩。受国家卫生计生委委托，该所从2011年起组织全国部分省市开展医用辐射防护监测与纠正工作，经过三年的艰苦而卓有成效的工作，我国医用辐射防护及放射诊疗质量控制水平得到显著提高，各类放射诊疗设备性能检测合格率由2011年的74.8%提高到2013年的91.0%。

4. 职业性放射性疾病监测与职业健康风险评估工作进展顺利。由该所研发并已在全国推广应用的放射工作人员职业健康管理系统自运行以来，在保障放射性职业工作权益，加强监督管理方面取得了显著成果。其中，外照射个人监测管理子系统已累积收录198万条监测记录。职业性放射性疾病报告子系统在2014年接收职业性放射性疾病诊断病例23人。通过对上报数据收集分析，可及时了解全国放射工作人员个人剂量监测状况和放射损伤情况，为科学制定法规标准提供有效依据。

5. 辐射危害监测实现全覆盖。为实现全面开展辐射危害控制，减少辐射对职业人员和公众的健康影响，2014年度，该所配合国家卫生计生委全面加强了辐射危害监测工作，医用辐射防护监测网从2013年的17个省市扩大覆盖全国31个省市；职业性放射性疾病监测与职业健康风险评估哨点从2013年的2个试点省市扩展覆盖全国31个省市；食品放射性风险监测从2013年的8个省市扩展覆盖全国31个省市。

6. 突发事件处置与应急演练工作。2014年5月7日，南京市发生了一起由于放射源丢失，造成人员受到大剂量照射的严重放射事故。由该所苏旭所长带队的专家组赴事故现场和救治医院，有效开展了风险评估、损伤人员排查和损伤人员救治工作，及时化解了公众恐慌心理。为检验国家核辐射卫生应急队伍的实战能力，本年度，该所首次组织了应急队伍赴山东省进行无脚本的实战联动拉练。通过4天的实战演练，达到了锻炼队伍、检验能力和提高水平的目的。

【机构设置】 2014年度，辐射安全所新增放射化学研究室和学术期刊编辑部。目前共设有7个行政部门，分别是所办公室、人力资源处、财务处、党群工作处、纪检监察审计室、后勤管理处和保卫处；6 个技术管理部门，分别是科技处、质量管理办公室、实验室管理处、核事故与放射事故应急办公室、信息中心和政策标准研究室；9 个业务部门，分别是辐射防护与建设项目评价室、辐射检测与评价室、放射化学研究室、放射诊疗设备质量控制实验室、辐射流行病学研究室、放射生物学研究室、毒理学研究室、放射生态学研究室和学术期刊编辑部。

【人力资源管理】 2014 年度在职职工 166 人，其中所领导 4 人，中层干部 28 人；离退休职工 186 人。年内接收新进三生 6 人，调入 2 人，军转接收 1 人，上级任命 1 人。

全所专业人员 150 人，其中正高级职称人员 19 人，副高级职称人员 42 人，中级职称人员 43 人，初级职称人员 46 人。

在 2014 年度总结考核中，经所岗位评聘委员会对民主测评结果进行评议和党政联席会审议，评选出 5 名优秀中层干部和 27 名优秀职工。被评为优秀中层干部是：拓飞、左松洁、刘青杰、苟巧、刘建香；被评为优秀职工的是：冒煦、刘宇光、李瑾瑜、赵江远、王岩、王燕君、张琳、鞠金欣、习聪、付熙明、李爽、高刚、阮建磊、何映雪、李辰、王春燕、徐辉、丁艳秋、刘立明、练德幸、邵宪章、周强、尹亮亮、徐启顺、周羿、李馥秀、杨义。

【财务预算管理与政府采购】 2014 年度，辐射安全所加强了财务预算管理和预算执行管理，规范了内部审计制度，各项支出严格按预算执行。全年财政拨款总计收入 2558.57 万元，全年实际支付 2385.23 万元，实际执行进度为 93.23%；其中基本支出 1966.49 万元，项目支出 418.74 万元。全年实现总收入 5859.92 万元，总支出 6542.78 万元。

严格遵守国家政府采购法规，坚决执行计划采购。2014 年度，该所进一步规范了物资采购管理，简化了定点采购低值易耗物资审批程序，统一招标确定了试剂 / 耗材定点采购合格供应商范围。全年共采购仪器、设备和物资 503 万余元；其中，通过政府采购公开招标的方式，完成了 475 万元大购项目的招标采购工作。

【内部管理制度建设】 根据国家和上级单位要求，结合辐射安全所实际情况，2014 年度重点加强了经费预算、财务内部控制等方面的规章制度建设，全年修制订了《中国疾控中心辐射安全所财务报账细则》、《中国疾控中心辐射安全所部门预算执行管理暂行办法》、《中国疾控中心辐射安全所科研项目（课题）间接费用使用管理规定（试行）》、《中国疾控中心辐射安全所技术服务管理规定》、《辐射安全所劳保用品发放管理规定》和《中国疾控中心辐射安全所公文处理办法》等 6 个规章制度；截至 2014 年 12 月 31 日，该所已制定各类规章制度 72 部。

所领导班子重视权力运行的有效监督，带头按制度办事，凡属重大决策、重要干部任免、重要项目安排和大额度资金的使用等“三重一大”事项，均按照会议制度要求，集体研究后决定。2014 年度召开所务会、所长办公会、党政联席会等 27 次所办公会议，做出 269 项会议决定。

【事项审批和公文管理】 2014 年度，辐射安全所近一步规范了事项审批和公文管理工作，凡属所内出差审批、申请事项审批、合同审批、提交会议研究事项审批等均需通过所内办公自动化系统提交，充分做到了公开、公正，按规定程序办事，加强了权力运行的监控力度。其中，通过办公自动化系统进行了 220 个文件的发文管理和 977 个文件的收文管理，发布了 72 个工作通知，下发了 269 个会议决议，审批各类请示 186 个；通过合同管理系统对 169 份合同草本进行了审查，法律顾问出具审查意见 169 份，科技处、质管办、后勤管理处、办公室的负责人和审计人员严格把关，依据工作职能加强了送审合同的相关内容与程序审查，从根本上杜绝各类违纪违法行为的发生。

【保密和档案管理】 辐射安全所是国家卫生计生委的保密要害部位，逐年逐级签订保密协议和计算机安全保密责任书，定期组织专人对所内涉密计算机和涉密载体进行安全检查。在该所保密委员会和全体职工的共同努力下，2014年度未发生保密安全责任事故。

为充分利用档案资源，保证档案安全，本年度共归档了425件文书档案、6个科研课题档案和4项基建工程档案归档。

【质量体系管理】 完善质量管理体系，保障科学研究和技术服务的有效开展。2014年度，辐射安全所按国家有关要求继续开展质量体系维护工作；同时，结合该所内审和安监部门专项执法检查，进一步完善了质量体系文件。按计划组织完成了154台仪器设备检定/校准工作，通过了国家实验室资质认定（计量认证）专项审查工作。

2014年度，该所对外检测和校准报告共计1204份，其中检测报告899份，校准报告305份。编写的建设项目职业病危害放射防护评价报告32份，其中，预评价报告书16份，控制效果评价报告书16份。

【实验室安全管理】 实验室安全和放射源安全是辐射安全所安全生产管理的重要环节。2014年度，该所组织开展了第七届实验室安全周活动，共接受了环保、公安、卫生等主管部门12次实验室和放射源安全检查，未发生放射源安全事故和实验室安全事故。截至2014年12月31日，该所放射性同位素总计117件，其中非豁免水平放射性同位素45件，豁免水平以下的放射性同位素72件。

【后勤保障与安全保卫管理】 辐射安全所作为中国疾控中心独立的办公区域，在后勤保障和安全保卫工作中，除负责该所业务保障管理职责外，还承担办公区和家属区管理工作，任务重、责任大。2014年度，后勤和保卫人员克服重重困难保障了该所工作正常运转。按计划完成了国有资产管理、公费医疗服务管理、物资供应、供暖、供电、供水、车辆运行、综合治理及安全保卫等工作。

【绩效工资改革与离退休人员津贴补贴调整】 为积极推动辐射安全所人力资源建设，加强学科建设，培养专业领军人才，2014年度该所开展了事业单位机构改革和绩效工资改革工作。

所领导班子十分重视离退休职工管理，按照国家相关规定及时调整离退休人员津贴补贴，全年共慰问看望离退休职工69人次，并多次组织活动丰富离退休职工的业余生活。

【核与辐射突发事件卫生应急工作】 2014年5月7日，南京市发生了一起丢失放射源、人员受到大剂量照射的严重放射事故。受国家卫生计生委应急办委派，辐射安全所苏旭所长带队的专家组多次赴事故现场和救治医院，指导当地医疗及疾控部门开展公众医学检查、剂量估算及心理干预，及时消除当地群众不必要的心理恐慌。专家组还根据受照剂量估算结果，结合临床症状和检查结果，提出了损伤人员救治方案建议。

为不断夯实核事故医学应急基础，着力做好卫生应急准备和能力建设工作。2014年度，辐射安全所积极协助国家卫生计生委应急办开展了核事故与辐射事故卫生应急预案修订工作，组织召开了全国核与辐射事故卫生应急工作研讨会，举办了2期核与辐射卫生应急技术培训班，编制了核与辐射事故卫生应急能力信息报告系统，建设了核与辐射卫生应急监测平台。

为检验国家核和辐射事件卫生应急队伍的实战能力，2014年12月12—15日，辐射安全所首次组织应急队伍赴山东省进行跨省联动拉练。此次拉练为检验性拉练，是在无脚本情况下，根据实际情况开展应急支援的活动。通过4天的实战演练，达到了锻炼应急队伍、检验应急能力、提高应急水平的目的。

【放射卫生法规标准修制订工作】 为保障国家卫生计生委对医疗机构放射性职业病危害控制的监督管理工作顺利进行，根据新修订的《职业病防治法》和中央编制《关于职业卫生监管部门职责分工的通知》的要求，辐射安全所积极开展了《放射卫生技术服务机构管理办法》和《放射工作人员职业健康管理办法》修订工作，提出了《放射诊疗管理规定》修订意见，编制了《省市县级放射卫生技术机构工作和绩效考核规范》，提出了《放射卫生技术服务机构行为规范》和《放射卫生技术服务收费标准》行业建议。组织对 10 家放射卫生技术服务甲级资质机构的申请、延续和扩项进行了技术评审。

做为放射卫生防护标委会挂靠单位，2014 年度对标龄超过 5 年的 37 项放射性疾病诊断标准进行复审，经审议 22 项标准继续有效、12 项标准需修订、3 项标准废止。全年还征集到 2015 年标准制修订项目 32 项，审查同意立项 13 项。全年组织召开了 2 次标准审查会议，通过审查已报批标准 8 项。

此外，辐射安全所还积极参与、协助国家卫生计生委开展了《中国疾控预防控制 60 年》放射卫生篇的编写工作和《国家核应急"十三五"规划》的制订工作，对《国家核应急预案》、《疾病预防控制中心机构管理若干规定（征求意见稿）》等十余个法规性文件和咨询文件进行了审议并提交了审议意见。

【医用辐射防护及放射诊疗质量控制工作】 受国家卫生计生委委托，辐射安全所继续组织全国部分省市（2011 年 9 个省市，2012 年 17 个省市、2013 年 17 个省市）开展医用辐射防护监测与纠正工作，经过三年的艰苦而卓有成效的工作，我国医用辐射防护及放射诊疗质量控制水平得到显著提高，2011 年各类放射诊疗设备检测合格率仅为 74.8%，2013 年提高到 91.0%。2014 年度，通过对 2013 年度全国医用辐射防护与质量控制监测数据汇总分析，完成了《全国医用辐射防护与质量控制现状年度报告（2013 年）》白皮书。经监测表明，我国医疗机构的放射诊疗设备质量检测合格率稳步上升。

为实现全面开展医用辐射危害控制，减少辐射对职业人员和受检者的健康影响，国家卫生计生委在 2014 年加强了辐射危害监测工作，投入国家转移支付资金 1580 万，将原在部分省份开展的医疗卫生机构医用辐射防护监测工作扩展到全国 31 个省、自治区和直辖市。辐射安全所做为技术支撑单位，在深入调研、广泛论证的基础上，完成了《2014 年医疗卫生机构医用辐射防护监测工作方案》编制工作，同时负责技术培训、质量控制、数据汇总分析等工作。

2014 年底，国家卫生计生委综合监督局组织开展了对 17 个省份的放射诊疗督导检查工作。辐射安全所作为副组长单位参加了对江西、湖南、湖北、广东、天津和北京等 6 个省份 41 家委属（管）医疗机构的放射诊疗持证、设备管理、大型设备许可、设备质控与防护监测以及职业健康监护开展情况进行了督导检查，此项工作的开展，有效促进了委属（管）医疗机构的放射诊疗安全防护工作，提高了各级卫生计生行政部门和医疗机构的医用辐射安全管理意识。

【职业性放射性疾病监测与职业健康风险评估工作】 由辐射安全所研发并已在全国推广应用的放射工作人员职业健康管理系统通过 3 年来的运行管理，在保障放射性职业人员权益，加强监督管理方面取得了显著成果。其中，外照射个人监测管理子系统自启用以来共授权 219 个用户（其中 186 家技术服务机构，33 家监督部门），收到 116 家技术服务机构监测数据，累积收录约 4 万家放射工作单位、33 万放射工作人员、198 万条监测记录。职业性放射性疾病报告子系统于 2014 年度启动，全国 51 家诊断机构中已有 43 家机构通过该子系统上报了2013年度的诊断数据，其中12个省的13家机构报告职业性放射性疾病诊断病例23人。通过对放射工作人员职业健康管理系统的数据收集与分析，可及时了解全国放射工作人员个人剂量监测状况和放射损伤情况，为科学制定法规标准提供了有效依据。目前，辐射安全所已编写完成了《全国个人剂量监测现状年度报告（2013年）》白皮书。

2014年度，国家卫生计生委进一步加强了职业性放射性疾病监测与职业健康风险评估哨点工作，从2013年的北京和上海2个试点地区扩展覆盖全国31个省份，监测内容涵盖了医疗机构放射工作人员开展工作的相关环节。辐射安全所作为此项工作技术指导机构，负责制定了监测方案，开展了人员培训，进行了技术指导。

【食品和饮用水放射性监测与风险评估工作】 2014年，国家卫生计生委再次加强了食品放射性风险监测工作，由国家卫生计生委等6部委联合发布的《2014年国家食品安全风险监测计划》，将食品放射性风险监测从2013年的8个省市扩展覆盖到全国31个省份，其中包括15个重点地区和16个一般地区，监测内容也进一步扩大。此项工作的全面开展，对掌握全国食品放射性本底数据、有效开展食品风险评估、及时进行放射性危害预警、科学提出公众健康影响建议提供了依据，同时对推进全国放射卫生工作的发展，保持和完善技术力量起到了巨大作用。

辐射安全所作为此项工作的技术支持单位，系统地汇总分析了监测数据，形成了《我国部分省市食品饮用水放射性监测年度报告（2013年）》白皮书。同时，该所针对通过监测网收到的阳性报告，及时组织开展实地监测复查和风险评估工作，并将复检结果和风险评估报告报送国家卫生计生委。

【全国放射卫生专业培训与技术指导工作】 2014年度辐射安全所组织了“全国核和辐射应急医学救治培训班”等11个专业培训班，培训省级师资力量1851人，其中，1219人取得国家级继续医学教育项目学分证书，600余人取得建设项目职业病危害放射防护评价报告书编制资格培训合格证书。

为不断加强放射卫生技术能力，辐射安全所在2014年度继续组织开展全国个人剂量监测、放射性核素γ能谱分析、总α总β放射性测量和生物剂量估算等4项质量控制比对工作，共有全国147家技术机构参加。本年度在往年常规比对方案基础上，进行了重大改革，在比对结果评定方面，增加了参比单位的检测过程质量控制得分因素；在个人剂量监测比对和生物剂量估算比对中分别增加了检测难度和样品制作内容。通过对比对结果的分析表明，虽然2014年度比对技术难度增大，但比对结果合格率仍然稳中有升，这充分说明各参比单位对此项工作的高度重视，同时也显示出全国放射卫生技术机构的检测能力不断提高，技术管理不断规范。

2014年度，辐射安全所接收了来自新疆疾控中心、湖北省疾控中心等单位的12名进修人员。

【信息交流和媒体监测工作】 辐射安全所承办的《中华放射医学与防护杂志》作为中文核心期刊和中国科技论文统计源期刊，在2014年度取得了长足进步，由双月刊改为月刊，全年出版12期，收稿约700篇，刊出300余篇，期刊的影响因子持续增长，并首次被评选为“中国精品科技期刊”称号。2014年11月，举行了该期刊第九届编辑委员会成立大会。

为相关部门和领导及时了解国内外和该所放射卫生工作动态，全年编辑印制了12期《辐射与健康通讯》、41期《公共卫生事件（放射卫生）媒体相关信息监测工作通报》和24期

《辐射安全所工作通报》，并通过辐射安全所网站及时发布了48条该所工作动态。

【科学研究与学科进展】 2014年度，辐射安全所共申报了14项国家科技基础性项目、国家自然基金等科研项目，获得批准6项；按期完成科研项目10项；32项在研课题和4项标准制定按照计划顺利进行。为不断促进放射卫生领域学科发展，该所向国家有关部委提交了《“十三五”国家科技基础性工作专项重大需求建议书》和《“十三五”国家基金委放射医学发展战略建议书》，为“十三五”期间的科研项目申报打下了良好基础。

本年度，辐射安全所“辐射防护与核应急中国疾病预防控制中心重点实验室”建设工作进展顺利，已初步达到了构建高水平科技平台、培养和造就优秀的疾病预防与控制领域专业技术人才、提高辐射防护与核应急科学研究能力的建设目的。

【国际合作与学术交流】 2014年度，辐射安全所与韩国放射医学研究所国家辐射应急医学中心签订了合作协议。本年度接待外宾2批2人次，出访奥地利、德国、马来西亚、法国等国参加放射卫生领域的国际交流6批8人次。

本年度，辐射安全所科技人员发表论文85篇，其中英文论文22篇，SCI论文21篇。为表彰2013年度取得的科研成绩，组织召开了“2013年度辐射安全所科技奖励暨学术年会”，对2013年度获得中华预防医学会科学技术奖二等奖等3项科技成果奖、10项获资助的课题组、7名研究生导师、2部出版物以及在正式刊物上公开发表的57篇学术论文作者给予了奖励。

【研究生培养】 加强放射医学与防护学科的发展，充分利用辐射防护与核应急中国疾病预防控制中心重点实验室条件，辐射安全所2014年度继续开展研究生培养工作。目前该所在职博士研究生导师5名、硕士研究生导师10名。本年度该所共指导、培养研究生28名，其中指导在站博士后1名，博士研究生9名，硕士研究生18名；毕业研究生5名；新招博士研究生2名，硕士研究生4名。

【职工在职教育】 辐射安全所积极为在职职工提供多渠道的学习教育机会，每年都有职工考取硕士、博士和获得各类专业技术证书。2014年度，所领导班子参加了卫生部党校组织的“学习贯彻习近平总书记系列讲话精神集中轮训班”，对全体中层干部进行了“提高中层干部管理素质，增强履职能力”等专题培训，从而进一步加强了所领导和中层干部的管理能力和执行能力。组织了全所放射工作人员进行辐射安全要求和医疗机构放射卫生管理要求岗中复训。

【放射卫生工作50年回顾准备与事业发展规划编制工作】 2015年10月，辐射安全所成立50年，为全面总结该所50年来所取得的辉煌成就，向全国放射卫生事业的科技工作者展示50年来放射卫生工作的风采。2014年度，该所开展了一系列准备工作。成立了“中国疾控中心辐射安全所五十年回顾工作领导小组”，制订了工作计划，组织开展了《中国放射卫生进展报告（2009—2014）》编写、五十年放射卫生成就视频片和图文画册制作以及该所文化建设展室建设等工作。

2015年，将是“十二五”规划的收官之年，为充分做到未雨绸缪、统筹规划，辐射安全所组织编制了《2015—2020年中国疾控中心辐射安全所发展规划专项建议书》，为中国疾控中心统一制定发展规划及该所的“十三五”事业发展规划打下了基础。

（秦斌、冒煦）

农村改水技术指导中心

【工作概况】 改水中心2014年继续围绕农村饮用水卫生、农村环境卫生以及相关的健康影响和疾病预防控制，组织开展监测、科研、技术指导和技术支撑工作。

由改水中心负责的农村饮水卫生监测和全国农村环境卫生监测工作完成了包括方案制定、人员培训、数据库管理与维护、督导检查与质量控制、数据审核、报告编写和年度总结等工作在内的日常管理维护和技术支持。牵头组织的卫生行业公益性科研专项“饮水安全检测、监测、风险评估和预警预测关键技术研究”和参与的科技部“十二五”科技支撑课题“村镇安全供水管理与监控技术及信息系统开发”和“农村环境健康危害因素评价体系建设项目”继续开展。组织开展“淮河流域农村人群生活环境与卫生行为综合干预试点研究需求评估”“牧区儿童隐孢子虫感染情况及危险因素的调查”“饮用水中我国常用农药残留的初步调查”“应急卫生厕所研制使用效果监测”和“农村居民饮水行为现状及其对环境和健康影响及经济效益分析”等研究性课题。拟定的《农村学校改水改厕卫生要求》和《农村集中式供水卫生管理规范》通过国家卫生标准委员会环境卫生标准专业委员会审查，《农村集中式供水卫生管理规范》已完成编写和报送。参与起草了国家卫生计生委李斌主任在河北正定召开的农村改厕现场推进会的讲话材料等。作为中华预防医学会农村改水改厕专业委员会分会秘书处，组织召开了中华预防医学会农村改水改厕专业委员会2014年学术年会。

与联合国儿童基金会共同开展了“农村改厕产业市场化可持续性现状调查和研究”“农村环境卫生全覆盖试点项目”等合作项目，为政府制定推进农村改厕工作可持续发展的相关政策、措施提供了依据。与世界卫生组织开展了“饮水安全计划培训与开发项目”和“基层生活饮用水卫生监督工作指南研究”等项目，与美国加州大学伯克利分校合作开展了“中国家庭饮用水可持续处理能力调查”项目。作为中国妇女发展基金会“母亲水窖”项目技术支持单位，2014年在8省20个县实施了农村集中式供水水质改善工程22处和农村学校饮水安全改善项目18处。

5人次作为国家卫生计生委卫生防疫专家组成员和中国疾控中心应急防疫队员，先后赴海南省“威马逊”台风、云南省鲁甸和景谷地震灾区开展卫生应急与救灾防疫工作，张荣、付彦芬、臧照芳作为国家卫生计生委云南鲁甸6.5级地震卫生应急队员，获国家卫生计生委通报表扬。

2014年举办饮水安全检测和集中式供水工程卫生学评价继续教育培训班4期，培训专业技术人员400余人次。培养在读硕士研究生7名，在读博士1名，全日制硕士研究生毕业2名。组织专家参加国际会议1人次。

2014年9月，经中心党委批准，中共中国疾病预防控制中改水技术指导中心总支部委员会正式成立，并选举出新一届总支部委员。

2014年12月，改水中心被中华全国妇女联合会、中国妇女发展基金会联合授予中华妇女慈善奖。

【农村饮用水水质卫生监测】 农村饮用水水质卫生监测工作是改水中心负责执行的一项医改重大公共卫生服务项目。2014年组织完成了全国31个省（自治区、直辖市）和新疆生产建设兵团的农村饮水安全工程枯水期和丰水期水质卫生监测工作，累计完成了1765个县的2.5万余座农村饮水安全集中供水工程的水质卫生监测工作，采集、检测饮水安全集中供水工程水样16.7万余份，完成计划任务量的120.89%。组织对其中的200份水样进行了复核，并将逐步对全国2160个县级疾控中心开展水质检测质量控制考核。按照委疾控局要求，协助中国疾控中心完成了农村饮水和城市饮水监测内监测信息系统整合和上线运行。该项工作通过自2007年以来的持续建设发展，目前已建成覆盖全国31个省份和新疆生产建设兵团2000多个县，60%乡镇的，具有一定规模的公共卫生监测信息网络。

【全国农村环境卫生监测】 2014年继续组织开展中央财政转移支付全国农村环境卫生监测项目，在全国31个省份和新疆生产建设兵团开展监测工作，监测覆盖31个省（自治区、直辖市）和新疆生产建设兵团的700个县的1.4万个监测点。完成了2013年数据审核和报告撰写，调整优化了2014年监测技术方案，组织开展对全国31个省份项目负责人与技术骨干的技术培训，先后对西藏、河北、安徽、山西、湖南等省份进行了技术指导。对全国农村环境卫生监测项目信息管理系统进行完善。

【卫生行业科研专项“饮水安全检测、监测、风险评估和预警预测关键技术研究”】 由改水中心牵头的卫生行业科研专项“饮水安全检测、监测、风险评估和预警预测关键技术研究”，围绕卫生部门在饮水安全履职所需的关键技术和面临的问题开展系统全面地、有针对性的研究，建立饮水卫生检验、监测、风险评估、预警预测等实际工作所需的关键技术。项目资金总额2303.44万元，项目周期为2013年至2016年。2014年，子课题均已完成文献回顾、方案论证、预试验（调查）工作和基础数据收集工作，正在进行现场调研、检测方法（数学模型）建立、产品研制等。目前该项目已建立技术平台2个，建立数据库1个，发表研究论文24篇，其中SCI论文7篇，国内核心期刊论文17篇。

【科技部“十二五”科技支撑课题“村镇安全供水管理与监控技术及信息系统开发”】 科技部“十二五”科技支撑课题“村镇安全供水管理与监控技术及信息系统开发”项目由中国水利水电科学研究院负责，包括12项子课题。改水中心承担其中3项子课题“县级农村供水信息管理与监测系统的开发、农村集中供水水质风险管理系统构建、农村供水水质健康风险评估技术研究”。旨在构建农村集中式供水水质风险评估管理系统，辅助科学决策。2014年，各项考核指标完成率均超过50%，通过了科技部组织的中期验收。

【农村环境健康危害因素评价体系建设项目】 农村环境健康危害因素评价体系建设项目工作由国家卫生计生委委托改水中心承担。项目自2011年开始建设，2014年完成了评价体系建设工作方案的编制工作，对2011—2014年开展的农村环境卫生监测相关工作进行了总结和数据整理分析，组织专家研讨会，对评价指标的筛选进行了论证和研讨。初步确定农村环境健康危害因素评价指标体系一级指标3个、二级指标14个、三级指标43个。通过回顾与总结我国已开展的农村环境健康危害因素相关监测项目，制定了农村环境健康危害因素的评价指标体系、方法体系、标准体系和组织保障体系等，并通过试点工作不断完善，逐步建立全面、系统反映农村环境健康危害因素的评价体系。

【淮河流域农村人群生活环境与卫生行为综合干预试点研究需求评估】 该项目旨在改善农民生活环境、引导和帮助农民建立良好的卫生习惯，提高广大农民生活质量和文明健康素质。项目分为需求评估、综合干预和效果评估三个阶段实施。2014年为项目需求评估阶段，在8个县、16个乡（镇）、34个行政村、340个家庭开展调查。通过需求评估，确定干预试点地区、主要公共卫生问题和关键人群，结合干预地区的特点制定和实施干预措施。

【牧区儿童隐孢子虫感染情况及危险因素的调查】 该项目在内蒙古自治区赤峰市翁牛特旗牧区开展现场工作，通过对该地区水和粪便样品进行隐孢子虫虫卵检测，以及幼儿园、家庭环境卫生及儿童个人卫生行为开展调查，了解该地区儿童隐孢子虫感染现状，分析隐孢子虫感染的主要影响因素，为降低儿童隐孢子虫感染率、制定相关疾病预防控制措施提供了依据。

【饮用水中我国常用农药残留的初步调查】 该项目在黑龙江省、四川省、河南省和湖北省开展。通过文献和实际农药市场的调查，筛选出我国农村地区常用农药的种类。对筛选出的农药建立液相色谱质谱联用方法，并对这些上述地区的地表水或水源水进行监测，从而获取上述地区饮用水中常用农药残留的详细监测数据，了解饮用水中常用农药的残留水平。

【应急卫生厕所研制使用效果监测】 旨在研制运输方便、建造简单、使用安全、无粪便暴露、卫生清洁、管理容易的应急卫生厕所并推广应用，改善灾害地区的基本卫生设施和环境卫生条件。研制粪尿分集式便器及储粪瓮两种示范应急卫生厕所。经人群现场试验，使用方便，使用后无粪便暴露，达到了预期效果。

【农村居民饮水行为现状及其对环境和健康影响及经济效益分析】 该项目选取河南省南阳市淅川县和开封市尉氏县作为调查地区，通过对 15 个村 450 户家庭的现场调查，了解农村地区居民饮水处理现状及与其与饮水处理有关的观念、行为等因素，探索适用于不同地区或家庭的饮用水处理方法或对策，为政府部门制定农村家庭饮水安全政策提供相应依据，从而改善农村地区安全饮水的状况。

【以社区为主导的农村环境卫生全覆盖项目】 2014 年继续开展农村环境卫生全覆盖项目。该项目由全国爱卫办和联合国儿童基金会立项，由改水中心具体执行，项目在 5 省、5 县、50 个村开展，执行期为 2011—2015 年。主要是通过参与式方法进行健康教育和卫生知识培训，提高村民卫生意识，促进农民主动建造卫生厕所，达到项目村农村卫生厕所普及率和卫生厕所使用率 100% 的目标。

【饮水安全计划培训与开发项目】 该项目目标是促进基层饮水安全计划开发和风险管理能力，提高饮水安全计划实施和指导能力，在城市水厂建立饮水安全计划。2014 年在重庆和陕西开展了饮水安全计划培训，培训内容包括组建饮水安全计划工作团队、描述供水系统、确定危害、危害事件和评估风险、控制措施监控与预警、管理程序等，共培训 50 余人，并在广西自治区开展饮水安全计划示范点建设。

【组织召开中华预防医学会农村改水改厕学术年会】 12 月 17—19 日，中华预防医学会农村改水改厕专业委员会 2014 年学术年会在江苏省镇江市召开。来自全国各省、直辖市、自治区和国家有关部委的专业委员会委员，从事农村改水改厕专业的专家、学者、管理人员和企业代表 70 余人参加了会议。学术年会从农村改水与饮水安全、改水改厕与地方病防治、环境卫生与居民健康、理论探讨与政策研究、技术研发与经验推广等领域广泛征集文章和论文。会议就国内外改水改厕工作的进展、关键技术及应用等进行交流。

（陶勇、孙伯寅、夏云婷）

妇幼保健中心

【工作概况】 2014 年，妇幼中心认真贯彻党的十八届三中全会精神，深入开展党的群众路线教育实践活动，根据国家卫生计生委对妇幼卫生工作的统一部署和中国疾控中心的具体要求，以纪念母婴保健法颁布 20 周年为契机，以“一法两纲”为指导，以为我国妇女儿童提供全生命周期服务为目标，扎实开展“妇幼健康年”系列活动，全面推进妇幼健康服务各项工作。

协助妇幼司，开展政策研究，制定适用于各级妇幼保健机构的工作规范、管理办法或行业标准；组织、实施、管理“全国预防艾滋病、梅毒、乙肝母婴传播”、“贫困地区儿童营养改善”等国家重大公共卫生服务项目 5 项；开展母婴保健法相关证件管理和人类辅助生殖技术管理；承担妇幼保健机构等级评审等“妇幼健康年”系列活动任务 5 项；配合开展爱婴医院复核工作。明确职能定位，制定妇幼中心中长期发展规划，积极推进国家级妇幼保健机构建设。制定行业技术规范、指南及撰写技术报告，开展业务培训，落实相关方针政策；围绕妇女儿童保健主要领域开展妇幼保健应用性研究；与联合国儿童基金会、人口基金、世界卫生组织、美国 CDC 等国际组织合作，开展国际合作项目 20 余项；加强妇幼健康监测，积极推进妇幼卫生信息化建设；通过项目、健康教育类书籍发放、开展“母爱十平方”主题活动等多种形式促进妇幼健康教育。搭建行业交流平台，召开全国省级妇幼保健院院长年会、办公室主任工作会议、保健部主任会议、健康教育工作会议、出生医学证明管理工作会议及各类学术交流活动；积极推进各相关学会 / 协会各项工作；承办《中国妇幼卫生杂志》。开展常规科研管理、逐步完善和规范各类项目的伦理学审查、完善研究生及进修人员管理、资产管理、合同管理、审计监察等中心内部管理制度，进一步理顺工作流程。成立纪检监察审计办公室和母婴传播预防保健部；对 5 个部门负责人岗位实施民主推荐和公开招聘工作，调整优化中心及各部室工作职责，编制《岗位说明书》；开展职称申报和岗位聘任工作。2014 年工作经费的预算执行率 100%。成立妇幼中心党委，扎实开展群众路线教育实践活动，完善基层党组织建设。加强党建带工会，党建带妇建，党建带团建的各项工作，推动和谐中心建设。召开中心学术交流年会，在中心内部开展全员自我成长项目。

【农村妇女“两癌”检查项目继续实施】 自 2009 年以来，原卫生部和全国妇联共同启动妇幼重大公共卫生服务项目——农村妇女“两癌”免费检查项目，中国疾控中心妇幼中心负责日常项目管理及信息管理。2014 年，完善并升级“两癌”检查项目信息直报系统；全国数据审核、驳回、统计分析。撰写完成《项目进展报告（2013 年）》《数据分析报告（2013 年）》《关于加强农村妇女“两癌”综合防治的报告》《项目方案（2014 年）》《项目方案（2015 年初稿）》《HPV DNA 宫颈癌检查新策略技术方案》《宫颈癌检查质量保障和质量控制指南》《信息管理培训手册》《乳腺癌筛查培训教材》等。分别于 2014 年 4 月 1 日、9 月 23—25 日及 8 月 20—21 日组织召开“全国农村妇女‘两癌’检查项目信息管理培训班”“全国农村地区“两癌”检查项目专业技术培训班”和“妇幼健康相关重大公共卫生服务项目推进会”。2014 年 8—11 月，开展了对我国 5 省 10 个县的现场调查、督导评估，以及 30 省 183 个项目县和 98 个非项目县的在线问卷调查，对项目进行了综合评估。

【孕产妇危重症评审技术推广应用】 孕产妇危重症是严重威胁孕产妇生命安全的重要因素，中国疾控中心妇幼中心自2005年起，先后赴河南、江西、广西、甘肃、湖南、山西、重庆、北京等省的市、县开展孕产妇危重症评审方法试点研究和推广应用，积累了丰富的经验。该中心不断总结项目经验，2007年组织专家组编写《孕产妇危重症的防治和管理使用指导手册》。2013年编写《孕产妇危重症评审指南》，介绍了孕产妇危重症评审方法及内容、评审工作管理、评审效果评价及病例评审案例分析。为推广孕产妇危重症评审方法，指导开展孕产妇危重症评审工作，提高孕产期保健质量，受国家卫生计生委委托，于2013年12月28—30日及2014年12月3—5日分期举办了“全国孕产妇危重症评审培训班”，来自全国31个省的省级管理人员及专业技术人员（包括产科、麻醉及护理）参加了培训。2014年组织专家编写《孕产妇危重症评审工作规范》，重新修订《孕产妇危重症防治和管理实用指导手册》，拟2015年再版发行，主要内容包括孕产妇危急重症的医疗救治和临床管理、操作技能及产科适宜技术、典型病例分析等。

【《农村妇女“两癌”检查项目综合评估研究报告》完成】 为更好地了解我国农村妇女“两癌”检查项目执行情况以及政策贯彻情况，总结项目经验，探讨项目的可持续性发展，国家卫生计生委妇幼司委托中国疾控中心妇幼中心组织专家对中央经费支持地区的农村“两癌”检查项目进行评估，以期了解目前农村妇女“两癌”检查项目的实施状况和实施效果，探讨进一步实施及扩大项目覆盖面的可行性。2014年8—11月，由该中心及外部专家组成的评估小组先后开展了对我国5个省10个县的现场调查评估、30个省（西藏除外）183个项目县和98个非项目县的在线问卷调查，以及对宫颈癌前病变及浸润癌患者卫生经济方面的调查，并于2014年12月完成《农村妇女“两癌”检查项目综合评估研究报告》，为我国制定进一步开展和推广农村妇女“两癌”检查项目的政策出台和策略研究提供有力的依据。

【农村地区宫颈癌监测试点项目工作概述】 为了更为全面、准确地收集宫颈癌相关信息，对农村妇女宫颈癌检查项目相关数据起到校正作用，动态了解我国农村妇女宫颈病变的发生情况及变化趋势，中国疾控中心妇幼中心于2013年11月启动农村地区宫颈癌监测试点项目，2014年继续开展项目工作。主要工作如下：进行日常的信息管理和项目管理，包括通过网络、电话与个人访谈（与项目管理人员定期联系），了解进展情况，解答实施过程中遇到的问题；定期对数据上报情况进行审核、通报等工作；完成两次项目活动经费拨款。更新完善信息系统，并根据系统持续修订《农村地区宫颈癌监测项目信息手册》；确定系统构架及需求，开发、完善宫颈癌监测信息管理系统，撰写相关需求文件。完成《宫颈癌监测试点项目基线调查反馈报告》《农村地区宫颈癌监测试点项目培训基地评估标准》《农村地区宫颈癌监测试点项目现场督导评估手册》等相关技术文件，开发健康教育核心信息。2014年4月召开项目管理培训班，提高项目管理人员对项目实施重要性的认知及其项目管理能力。2014年6—12月完成对项目地区的国家级现场督导质控及培训工作，撰写督导报告。

【《产科出血综合防治工作规范》出炉】 产科出血是影响我国孕产妇死亡的主要原因，为了降低孕产妇死亡率，探索产科出血综合防治模式，在儿基会的支持下，中国疾控中心妇幼中心于2013年7月在江西、贵州、云南3省中选择孕产妇死于产科出血比例较高的3个县开展了产科出血综合防治试点应用研究项目。组织专家组编写《产科出血综合防治工作规范》；2014年应用《规范》开展孕产期保健工作，对项目地区进行适宜技术培训与推广、督导质控、严重产科病例现场评审，开展终末调查及效果评估；并于11月召开专家讨论会对

《规范》进行最终修订和完善。该《规范》分别以技术服务及组织管理为主线，详细介绍了产科出血的产前、产时、产后防治服务规范及技术流程，各级机构职责及队伍建设、产科质量督导及信息管理等各方面内容，并系统阐述了产科出血的组织管理模式及技术服务模式。该《规范》的推广实施，将对提高基层医疗保健机构医务人员的产科出血防治管理及业务能力提供有力的技术支持。

【更年期妇女心理保健技术应用研究成效初现】 2014年，中国疾控中心妇幼中心开展更年期心理干预项目的科研工作。在社区举办讲座、招募研究对象并现场干预，在现场干预前后进行测评，建立研究资料网络数据库，进行数据录入和初步统计分析，了解心理干预对更年期妇女的作用效果并撰写相关论文。研究数据显示，更年期综合干预项目对于改善更年期妇女的症状及情绪已初显成效。本项目是对新型的更年期心理干预方法的探索，其结果对于促进我国更年期保健服务水平提高具有重要意义。

【青少年保健相关研究工作开展】 多民族大学生身心健康队列研究。为动态关注大学生的身心健康发展状况，探讨影响我国大学生身心健康状况发展的因素，2014年9月起，中国疾控中心妇幼中心与中央民族大学校医院合作开展多民族大学生身心健康队列研究项目。主要完成了如下工作：方案撰写、问卷设计和立项工作；基线调查，内容包括问卷调查（月经状况和经前期测评问卷（仅女生）、人格障碍诊断筛查量表PDQ-4、抑郁自评量表、焦虑自评量表、生殖健康相关知识调查问卷）和体格检查（身高、体重、腰围、臀围、血压、第二性征发育），截至2014年10月，共计完成2000余名中央民族大学2014年新入学大学生的数据收集。中国青少年健康现状研究。为了解我国青少年健康现状，在联合国儿基会的支持下，开展中国青少年健康现状研究，2014年10月制订研究方案，12月召开讨论会，对研究方案进行修订和完善。根据方案规定，系统收集和整理了国内外青少年健康相关的技术报告、策略指南以及科研文献，分析影响我国10～19岁人群的健康水平、卫生服务可及性和利用程度等的政策因素；系统收集国内最新的人口普查、卫生服务调查、行为调查等基线数据，从中提取年龄别信息、进行二次数据分析。

【反对针对妇女暴力项目信息系统开发使用】 为使受暴妇女能够得到及时、有效的社会支持，中国疾控中心妇幼中心与全国妇联、联合国人口基金合作开发了《反对针对妇女暴力信息系统》，实现项目地区受暴妇女信息电子化及在多部门合作成员单位间的数据共享。2014年6月初，系统开发完成，包括受暴妇女基本信息、受暴妇女经历、受暴妇女档案管理、受暴妇女转介等8个模块，经过国家级专家、项目地区人员反复测试、调试并正式投入使用。2014年，项目地区卫生系统已完成当年识别出的受暴妇女信息录入，并进行了数据分析和报告撰写。2015年，该信息系统将继续在项目地区多部门合作成员单位中应用，并拟于合适时机向其他地区推广。

【预防艾滋病、梅毒和乙肝母婴传播工作进一步扩展】 由中国疾控中心妇幼中心承担的中央补助地方预防艾滋病、梅毒和乙肝母婴传播项目于2010年被纳为国家重大公共卫生服务项目。2014年6月，财政部下达经费9.70亿元，支持覆盖面由2010年全国1156个县区扩展到1638个县区，覆盖比例达55%；2014年12月，财政部再次下达经费4.41亿元，支持覆盖全国所有县区。2014年为超过1200万名孕产妇提供了艾滋病、梅毒和乙肝检测，为绝大多数感染孕产妇提供了综合干预服务。

【预防艾滋病、梅毒和乙肝母婴传播管理信息系统正式上线】 作为全国预防艾滋病、梅毒和乙肝母婴传播工作的重要组成部分，数据信息的报告与规范利用的意义越来越重大。为推动预防母婴传播信息化工作的发展，自 2012 年起，在国家卫生计生委妇幼司的指导下，中国疾控中心妇幼中心组织国内相关专家，完成了信息系统建设的需求评估、规划设计、开发测试及运行完善等环节的工作；并于 2013 年 4—12 月完成了信息系统使用省级人员培训、系统使用评估、优化调整及现场验收等工作内容；依托中国疾控中心新址信息系统建设的相关软硬件及网络环境，于 2014 年 1 月中旬正式在全国上线运行，同时完成原有预防艾滋病母婴传播管理信息系统在新建信息系统中的编码转换及历史数据迁移工作，最终实现了预防艾滋病、梅毒和乙肝母婴传播工作月报及个案登记数据的网络化报告、审核、汇总、分析及管理工作。截至 2014 年 12 月 31 日，该信息系统已覆盖了全国所有省、市、县级的妇幼保健机构及开展预防艾滋病、梅毒和乙肝母婴传播工作的其他相关医疗助产机构，采用 B/S 的网络直报方式，实现了各级地区对所辖地区报告的数据进行实时查阅及管理，也为 2015 年全国所有地区全面开展预防母婴传播工作奠定了基础。

【婴儿艾滋病感染早期诊断工作稳步推进】 2014 年，在国家卫生计生委妇幼司指导下，中国疾控中心妇幼中心稳步推进我国婴儿艾滋病感染早期诊断（以下简称婴儿早期诊断）工作。组织专家制订《婴儿艾滋病感染早期诊断工作方案》，并于 2014 年 4 月 24 日由国家卫生计生委正式发布，7 月 1 日起实施。举办婴儿早期诊断培训班，对婴儿艾滋病感染早期诊断区域实验室（以下简称区域实验室）的管理和技术人员就婴儿早期诊断工作相关管理要求和检测技术进行系统培训；对区域实验室进行验收和质控，北京、广东、广西、重庆、新疆区域实验室已通过验收并正式开展工作；由区域实验室牵头举办区域性婴儿早期诊断培训班和协调会，提高区域内婴儿早期诊断服务能力，探索建立区域内相关工作机制。

《婴儿艾滋病感染早期诊断工作方案》是加强婴儿早期诊断工作的纲领性文件，婴儿早期诊断培训、区域实验室验收和质控夯实了区域实验室的婴儿早期诊断检测服务能力，为工作顺利开展提供了技术保障。我国婴儿早期诊断工作已规范、有序开展，其对提高我国婴儿早期诊断检测率、推进预防艾滋病母婴传播工作具有积极意义。

【预防艾滋病、梅毒和乙肝母婴传播领域多项应用性科学研究持续开展】 2014 年，中国疾控中心妇幼中心相继开展了“艾滋病感染妇女生殖健康现状研究”“预防艾滋病感染妇女意外妊娠社区干预研究”“艾滋病感染孕产妇及所生儿童耐药课题”“预防艾滋病、梅毒和乙肝母婴传播政策实施障碍研究”“我国孕产妇梅毒与先天梅毒疫情估计”“梅毒感染孕产妇妊娠结局及所生儿童生长发育状况研究”等应用性科学研究，为制订相关政策提供依据。

【贫困地区儿童营养改善项目全国性培训和督导工作全面开展】 2014 年 3—6 月，中国疾控中心妇幼中心承担的贫困地区儿童营养改善项目在陕西等多地举办 8 期县级师资培训班。培训班改变传统授课模式，将学员分组，结合授课、问答、小组讨论、模拟演练等环节，进行了项目管理、儿童营养喂养、健康教育等知识的培训。通过学员班前、班后考试和问卷调查，以客观反映学员对培训知识的了解和培训效果，并对授课内容和形式的接受程度进行评价。共计培训 21 个省（区、市）的卫生行政、妇幼保健、妇联干部等人员 800 余人。

2014 年 10—11 月，该中心项目组专家赴河南、安徽等 6 省进行督导，收集各省项目管理和招标的经验和建议。2014 年 7—8 月，由国家卫生计生委和联合国儿童基金会开发的儿童早期发展咨询卡发放到各项目省（市、区）手中，供各项目县、乡使用。通过乡村医生向婴幼儿家长宣传儿童营养喂养、疾病和伤害预防，以及智能发育促进的知识，以促进贫困地区儿童身心健康成长，全面提升贫困儿童的整体素质。为帮助基层营养包发放人员更好的宣传营养包的好处，帮助家长了解并掌握营养包的正确使用方法，制作动漫宣传片并发放给各项目单位，通过生动活泼的方式进行宣传，提高家长给孩子食用营养包的依从性。

【0～6岁儿童残疾筛查工作试点项目在5省（区、市）部分地区开展】 2014年，根据《0～6岁儿童残疾筛查工作规范（试行）》要求，中国疾控中心妇幼中心在北京、黑龙江等五省（区、市）部分地区开展了0～6岁儿童残疾筛查工作试点项目。1—2月主要进行培训和摸底调查；3—7月现场试点实施和组织督导调研，并于5月召开试点项目现场会，各项目市就试点工作进行了经验交流，对儿童残疾筛查信息系统作了介绍；现场试点结束后于9—12月对五个试点地区进行了终末调查，以了解试点项目实施情况，征求《0—6岁儿童残疾筛查工作规范（试行）》修改意见和进行运行成本测算。

【2014世界母乳喂养周系列活动圆满举行】 国际母乳喂养联盟将2014年世界母乳喂养周的主题定为“母乳喂养——致胜一球，受益一生”。2014年7月28—29日，由中国疾控中心妇幼中心主办的“2014世界母乳喂养周——母乳喂养咨询项目现场交流活动”在青海省西宁市举办，来自部分省市卫生计生委相关部门的领导、专家、母乳喂养咨询项目单位的代表以及西宁市的医务工作者和孕产妇代表160余人参加了活动。活动中通过朗诵、宣传片、现场表演、经验分享和答疑互动等形式，回顾和分享了项目单位关于项目的经验。同时主办了“母乳喂养知识及新进展培训”活动，在北京、上海、武汉、南京和成都5个城市同时举办。大会邀请国内外专家介绍了婴儿吸吮的B超学研究进展、吸吮的生理学机制及临床应用、早产儿母乳喂养新进展和常见母乳喂养问题的咨询与处理。各分会场通过网络视频与主会场进行了积极互动。

【全国爱婴医院复核工作培训班在京举办】 2014年6月，全国爱婴医院复核全面启动。为配合此项工作，2014年8月20—21日，由中国疾控中心妇幼中心主办的全国爱婴医院复核师资培训班在京举办，来自全国32个省（市、区）近200名卫生行政、业务管理和专业人员参加了此次培训。培训班明确了爱婴医院复核的标准、流程和考核重点，培训了一批考核师资，为爱婴医院复核工作打下良好基础。

【新生儿复苏项目在线考试工作启动，省级师资认证】 2014年，新生儿复苏项目启动并推广在线考试工作，共32 534人完成答题并获得证书。5月8—9日中国疾控中心妇幼中心举办新生儿复苏项目工作会暨省级师资培训班，国家卫生计生委领导、国家级专家、全国30个省（直辖市、自治区）及新疆生产建设兵团的项目管理人员及省级师资代表共150余人参加会议。2014年在河南等8省认证省级师资共计199人。各级按要求举办培训班568期，共培训37 637人次。完成青海玉树、四川凉山、西藏、新疆等地区督导工作，推动西部地区项目工作。2014年继续在山西等8省开展建立新生儿复苏工作组工作。积极参加学术交流，增加项目科研产出，并支持省级师资开展7项新生儿复苏科研课题。

【中国部分城市婴幼儿过敏性疾病流行病学调查研究项目在38个项目单位进行】 2014年10月，由中国疾控中心妇幼中心承担的中国部分城市婴幼儿过敏性疾病流行病学调查研究项目正式启动。共举办2场项目启动暨培训会，对来自全国38家项目单位的项目负责人和调查人员进行了项目方案的介绍、调查问卷讲解、调查设备培训及婴幼儿过敏知识培训，参加会议人员共168人。项目启动会后，现场调查在全国38家项目单位中有序展开，项目组负责后台数据管理、问题解答、项目进度跟进等工作。11—12月，先后赴哈尔滨和重庆，对项目单位进行督导调研，查看项目调查现场及相关资料，对相关人员进行了过敏知识的培训，并积极开发过敏预防相关材料。

【妇幼保健机构专科建设研究成果出炉】 受国家卫生计生委妇幼司委托，中国疾控中心妇幼中心自2011年起开展妇幼保健机构专科建设研究，组织撰写妇幼保健机构专科建设指南，并在全国23个省的41个妇幼保健机构开展了专科建设试点工作，研究过程中不断地对指南进行修改和完善。2014年2—12月，召开7次讨论会，对妇幼保健机构专科建设指南进行最后的论证，最终完成27个妇幼保健机构专科建设指南（试用稿），包括孕产保健专科6个，儿童保健专科11个，妇女保健专科7个，计划生育技术服务专科、信息专科和健康教育专科各1个，提交国家卫生计生委妇幼司。

【三级妇幼保健院评审标准研制完成】 2014年，受国家卫生计生委妇幼司委托，中国疾控中心妇幼中心开展三级妇幼保健机构评审标准研制工作。组织广东、山西、河北、湖南省级妇幼保健院专家起草"三级妇幼保健院评审标准和实施细则"；2—12月召开9次研讨会对评审标准和实施细则进行研讨；7月15日国家卫生计生委妇幼司下发文件就评审标准和实施细则征求全国意见；10—11月赴河北省秦皇岛市妇幼保健院、山西省妇幼保健院和长治市妇幼保健院开展现场预试验，对评审标准和实施细则的科学性和可行性进行现场验证，同时摸索出一套妇幼保健机构评审的方法和流程。研究过程中不断对评审标准和实施细则进行修改完善，最终完成"三级妇幼保健院评审标准"和"三级妇幼保健院评审标准实施细则"，提交国家卫生计生委妇幼司。

【妇幼保健机构人力配备标准研究】 2014年，中国疾控中心妇幼中心开展对妇幼保健机构人力配备标准测算结果（2013年完成）的现场验证工作。制定现场调研方案，8—10月赴湖北、江苏、内蒙古三个省（自治区）开展现场调研，每省调查省、市、县三级妇幼保健机构各1个，共调查9个机构，对妇幼保健机构院长、相关职能科室和业务科室负责人及业务人员共108人进行了访谈，分析调研结果，完善"妇幼保健机构人力配备标准研究报告"，提交国家卫生计生委妇幼司。

【中国0—6岁儿童生存策略研究】 中国疾控中心妇幼中心2014年召开5次研讨会对2013年基本完成的"中国0～6岁儿童生存策略研究报告（2015—2020）"进行讨论，反复修改完善，最终完成报告，提交联合国儿童基金会。研究将国际公认的价格低廉、效果显著、适宜推广使用的干预措施结合我国实际制定了中国0～6岁儿童生存策略和妇幼保健干预措施服务包。依据研究产出，协助国家卫生计生委妇幼司初步拟定了"十三五期间中国儿童医疗保健服务工作重点"。

【妇幼保健机构母婴保健与质量管理项目实施】 中国疾控中心妇幼中心2014年1—8月召开3次研讨会对2013年起草的"妇幼保健机构母婴保健质量与安全管理手册——孕产期保健分册"进行讨论，反复修改，基本完成。8月起在广东省妇幼保健院、湖北省妇幼保健院、陕西省妇幼保健院、南京市妇幼保健院、厦门市妇幼保健院、北京市海淀区妇幼保健院等6所妇幼保健院开展手册试点使用，11—12月组织试点机构的专家分别赴湖北省妇幼保健院、广东省妇幼保健院进行现场交流互访，通过试点进一步完善手册。

【预防艾滋病、梅毒和乙肝健康教育工作加强】 为加大预防艾滋病、梅毒和乙肝母婴传播宣传力度，提高人群对预防艾滋病、梅毒和乙肝母婴传播的认识，促进孕产妇尽早接受相关检测和干预服务，在国家卫生计生委妇幼司支持下，中国疾控中心妇幼中心邀请知名演员蒋雯丽拍摄了“孩子的健康，父母的责任”健康教育宣传片，组织设计印刷了预防艾滋病、梅毒和乙肝母婴传播宣传画，宣传片以视频形式发放各省，纸质版宣传画作为样张发放各省，电子版宣传画上传至该中心网站供下载。

【2014 年全国省级妇幼保健机构院长年会在南京召开】 2014 年 3 月 26 日，中国疾控中心妇幼中心在江苏省南京市组织召开了全国省级妇幼保健机构院长年会，来自全国省、自治区、直辖市、新疆生产建设兵团及计划单列市妇幼保健院（所、中心）的院长、主管保健工作的副院长和部分部门主任 80 余人参加了会议，加强了妇幼中心和省级妇幼保健机构间、各院长间的沟通交流，为更好推动妇幼保健工作搭建良好平台。

【2014 年全国省级妇幼保健机构办公室主任工作交流会在苏州召开】 2014 年 6 月 19 日，由中国疾控中心妇幼中心主办的第六届全国省级妇幼保健机构办公室主任工作会议在江苏省苏州市召开。该中心主任张彤、主任助理杨琦、江苏省妇幼保健院院长全钰平、苏州市立医院（母子医疗保健中心）副院长王东来出席开幕式并致辞，会议由该中心综合办公室主任聂妍主持。来自全国各省、自治区、直辖市、新疆生产建设兵团、计划单列市妇幼保健机构及苏州市立医院（母子医疗保健中心）的办公室主任 40 余人参加了会议。会议介绍了 2014 年妇幼中心重点工作，及妇幼健康年相关活动内容；进行了高效时间管理课程培训，各省办公室主任结合自身工作情况进行了经验交流与总结，并对与会代表提出的意见和建议进行了反馈和汇总。此次会议的召开，对于提高妇幼保健机构行政管理水平、促进机构管理岗位人才培养、加强机构间的信息沟通与交流、推动全国妇幼保健机构共同协作发展都起到了积极的作用。

【2014 年全国省级妇幼保健机构健康教育专项工作会在北京召开】 为促进全国省级妇幼保健机构健康教育工作的开展，建立有效交流平台，2014 年 12 月 11 日，中国疾控中心妇幼中心在北京组织召开全国省级妇幼保健机构健康教育专项工作会议，来自全国 33 所省级妇幼保健机构的健康教育主管领导和主管人员共 60 余人参加了会议。会议介绍了妇幼健康教育的发展和完善历程、2014 年度妇幼健康教育工作及 2015 年度工作计划，提出了加强妇幼健康教育的保障措施和落实健康教育的具体形式。同时，湖北省、海南省和广东省的代表分享了在妇幼健康教育工作中的经验和成绩。

【妇幼中心 2014 年度首届学术交流会在北京召开】 2014 年 12 月 29—30 日中国疾控中心妇幼中心在北京召开首届学术交流会，全体职工参加会议。会议组织 22 人从本部室项目工作或外部室工作进行介绍和交流，并由评委进行点评，中心主任张彤以己和彼为切入点，从了解、表达和改变三个程度进行了点评，各评委也对演讲人员的演讲技巧、幻灯片制作等方面提出了建议。会议的召开既增进了部室间的了解、开拓了科研思路、提高了职工演讲水平，也为各部室开展项目合作提供了新思路。

【“妇幼健康中国行”活动成功开展】 为纪念《中华人民共和国母婴保健法》颁布 20 周年，在国家卫生计生委和全国妇联联合指导下，中国疾控中心妇幼中心、中国妇女活动中心、中国妇女发展基金会共同主办的“妇幼健康中国行”活动于 2014 年 6 月底正式启动。截至 2014 年 12 月 31 日，分别走进北京、内蒙古、吉林、河北、广西、甘肃、四川、江西、海南和山东等 10 省份开展活动，共派出 11 名国家级专家参加各地的主场活动，分别围绕妇女病防治、围产保健、儿童营养、产科急救、胎心监护识别、出生缺陷防治和妇幼健康服务发展等专题对各地妇幼健康工作人员和群众共 3000 余人进行了知识培训，捐赠图书和健康读物

3700余本，早教卡3100份。妇幼健康中国行活动得到了各地政府的重视，各地结合实际情况开展知识讲堂、专家义诊、健康咨询等多种形式的活动，积极推动妇幼健康知识的普及与宣传，引导全社会关注和支持妇幼健康事业发展，重视和解决妇女儿童的健康问题，提高妇女儿童的健康水平。

【妇幼健康优质服务示范工程评估指标体系制定完成】 2014年，中国疾控中心妇幼中心受国家卫生计生委妇幼司委托，开展妇幼健康优质服务指标体系项目研究工作。通过文献回顾、专家会讨论、征求全国意见、开展预试验等工作，于2014年底完成了妇幼健康优质服务示范工程指标体系制定工作。

【母婴健康综合信息服务平台—手机短信服务项目启动】 为了更好地协助各级妇幼保健机构为广大孕产妇提供健康信息服务，中国疾控中心妇幼中心组织国内妇幼保健领域以及现代通讯与互联网技术领域的专家，开发、建设、组织实施了“母婴健康综合信息服务平台—手机短信服务项目”。目前已经完成了项目方案、基线方案、短信内容的编写、信息管理平台和发送平台的招标工作。

【合生元母婴救助爱心医院公益项目启动】 为有效地帮助中国患重症且贫困的母亲（孕期至孩子3周岁前）及14周岁以下儿童，使其能及时获得合理及适当的医疗救助，2014年，中国疾控中心妇幼中心启动“合生元母婴救助爱心医院”公益项目。经征募，江西省妇幼保健院等11家省级妇幼保健机构被确定为2014年度的参与单位，6月17日在广州召开“合生元母婴救助爱心医院”签约仪式和项目沟通交流会。

【免费安装“WIFI”活动启动】 为给妇幼保健机构创造更好的候诊环境，2014年，中国疾控中心妇幼中心开展免费为妇幼保健机构门诊候诊区安装WIFI活动，此项工作在自愿的基础上参与，目前项目已经收到全国省、市、县各级妇幼保健机构1200余份报名回执，完成安装500余家。为了更好地推动此项工作，2014年8月8日，在北京召开创建优质就诊环境项目启动会暨首届妇幼智慧医疗大会，来自全国各级妇幼保健服务机构的300余名代表参加了会议。

【西部地区妇幼卫生能力提升项目继续实施】 2014年，在国家卫生计生委妇幼司的指导下，中国疾控中心妇幼中心继续实施西部地区妇幼卫生能力提升项目。组织专家编写《西部地区妇幼卫生能力提升项目母婴健康培训教材》（医务工作者读本），印刷10 000册并下发至西部地区省、市、县三级妇幼卫生行政部门、妇幼保健机构和项目合作单位；《母婴营养健康1000天系列读本》（孕产妇用书）组织专家审稿；分别在国家卫生计生委和外交部举办妇幼健康知识巡讲2次；科研课题立项8项；举办西部地区妇幼卫生管理培训班1期，培训西部地区地市级妇幼保健机构负责人140余人；召开项目工作座谈会1次，总结、交流对口支援工作经验；2014年新增项目合作单位2个，受援单位15个，共有12个项目合作单位派出指导师资80余人赴西部地区受援单位进行实地指导，29家项目受援机构共派出150余人赴项目合作单位进修；共有6家项目合作单位和受援机构建立长期合作关系。

【中国妇幼健康监测项目新开展孕产妇健康状况及影响因素调查】 2014年，由中国疾控中心妇幼中心承担的孕产妇及新生儿健康监测项目在2013年5省10个县区的试点经验基础上扩展至6省12个区县常规开展，继续加强监测数据的收集、业务指导和数据分析；8—12月，在6省6个县区新开展孕产妇健康状况及影响因素调查工作，共计调查孕妇及产妇6000余人，为其他相关调查和动态追踪监测工作的开展奠定了基础。

【调整完善生育政策对妇幼健康服务影响监测】 2014年起，国家卫生计生委妇幼司结合中国—世界卫生组织2014—2015双年度合作项目委托中国疾控中心妇幼中心在北京、武汉、深圳和成都4市开展调整完善生育政策对妇幼健康服务影响的监测工作；起草项目实施方案，9月初由国家卫生计生委妇幼司正式下发；9月28日，在深圳市召开了该项监测工作启动暨培训会，国家卫生计生委妇幼司妇女处处长宋莉出席会议并做专题报告。通过对各监测地区上报数据的指导、审核及分析，及时、动态了解单独两孩政策实施后典型地区妇幼健康服务及服务对象的基本状况，并分析预测妇幼健康服务需求变化情况，为制定我国妇幼健康相关策略和措施提供科学依据。

【全国妇幼保健机构监测】 2014年，中国疾控中心妇幼中心完成了全国妇幼保健机构监测数据的收集、上报和整理工作，完成了年度分析报告的撰写、印刷和下发；6月，对青海省机构监测工作进行了现场督导；9月，在福州市召开全国妇幼保健机构监测工作总结会，对机构监测年度工作进行了总结和交流；12月，对机构监测内容进行梳理和完善，并对如何适应妇幼卫生发展新需求及新的妇幼保健机构业务科室设置标准进行了讨论。

【人口出生基础信息交换工作进展顺利】 2014年，中国疾控中心妇幼中心受国家卫生计生委妇幼司和统计信息中心委托，承担国家人口基础信息库中“人口出生基础信息交换”工作。3—4月，编写《基于医学出生信息的编码规则和编码管理方案》《出生医学信息核验规则》《出生医学信息接口标准》《出生医学信息数据字典》等技术标准与规范；4—6月，完成天津、山东、宁夏、吉林、重庆5个省（市、区）的调研；天津市和河北省已完成数据转换和上传工作；11—12月，正式提交《国家人口基础信息库建设项目—人口出生基础信息交换工作报告》，为项目初验做准备。

【国家卫生计生委全民健康保障信息化工程《可行性研究报告（妇幼卫生信息化）》相关内容的制定与编写】 2014年中国疾控中心妇幼中心重点梳理了妇幼保健服务与健康管理的业务内容、工作流程，确定了指标体系、最小数据集、数据交换等信息标准；4月，完成“全民健康保障信息化工程”妇幼卫生相关信息子系统的建模仿真工作；8—11月，编写并提交了《全民健康保障信息化工程软件概算表（妇幼卫生部分）》《全民健康保障信息化工程建设建议书（妇幼卫生部分）》《全民健康保障信息化工程公共卫生信息系统工作方案（妇幼卫生部分）》等文档，为国家卫生计生委在妇幼卫生领域开展全民健康保障信息化建设提供有力的技术支持。

【孕产妇及儿童健康管理信息系统建设项目一期工作结束】 2014年，中国疾控中心妇幼中心在2013年工作基础上完成监管系统的部署和验收工作。1—6月先后完成对6个地市级试点监管系统的部署，实现服务与监管集成运行；5月，组织召开了监管系统专家讨论会，针对国家级监管平台数据收集及展现再次征求专家意见，并确定了18个监管主题；9月完成了孕产妇及儿童健康管理信息系统监管系统和营养系统的终验工作；10—12月协助国家卫生计生委统计信息中完成了项目二期建设方案编写、研讨和确认。

【人类辅助生殖技术质量监测指标体系及基础数据库建立研究课题成功申请】 人类辅助生殖技术质量监测指标体系及基础数据库建立研究课题是2014年卫生行业专项，由北医三院总牵头，中国疾控中心妇幼中心和中山三院共同承担，执行期是2014年7月至2017年6月。2014年8月召开项目启动会，9月召开项目实施思路及调研方案专家研讨会，10月召开人类辅助生殖技术质量监测指标专家研讨会，并在山东大学附属生殖医院、郑大一附院、郑大三附院和华中科技大学附属同济医院进行现场调研。

【妇幼卫生健康指标体系研究】 在2013年工作基础上，2014年，中国疾控中心妇幼中心继续开展妇幼卫生健康指标体系研究，对计划生育指标进行梳理，规范计划生育常用指标的指标内涵，并召开家研讨会确定完善；同时在人口基金支持下，对性和生殖健康监测指标体系进行研究。7月召开研究方案专家研讨会，8月对所有性和生殖健康监测相关指标进行梳理，9月召开专家研讨会并进行现场调研，收集基层数据、征求人员的建议，对性和生殖监测相关指标及指标定义、计算公式、收集方法等属性进行描述。

【淮河流域出生及出生缺陷监测项目继续实施】 2014年1—4月，中国疾控中心妇幼中心配合新系统上线测试，完成上线后功能测试、模块修改完善等配合工作；4—5月，组织专家撰写《淮河流域出生缺陷监测上报标准》，修订、并下发至各项目点征求意见；8月，举办淮河流域出生缺陷监测数据分析培训班，对项目地区信息管理人员进行分析报告撰写及Excel数据分析方法专项培训，并授予国家级继续医学教育学分6分；9—11月，完成2013年度监测数据分析报告。

【第五届中国妇幼保健发展论坛——妇幼卫生信息建设与发展分论坛暨全国妇幼卫生信息标准与信息化建设管理培训班在广州召开】 2014年11月18—19日，中国疾控中心妇幼中心在广州的第五届中国妇幼保健发展论坛——妇幼卫生信息建设与发展分论坛上，同期举办全国妇幼卫生信息标准与信息化建设管理培训班。其主要内容包括：国家妇幼卫生信息化现况与展望；新技术、新思想与创新应用和经典案例。共有约220人次参加了会议，对于培训合格的学员授予了国家级继续教育学分。

【新版《出生医学证明》正式启用】 自2014年1月1日起，全国统一启用新版《出生医学证明》(第五版)。旧版《出生医学证明》签发日期截至2013年12月31日。国家卫生计生委、公安部联合发文，规范新版《出生医学证明》管理。

【《出生医学证明》套打软件全国推行】 2014年1月1日，中国疾控中心妇幼中心向全国推行使用《出生医学证明》套打软件，5月，结合各省在软件使用过程中遇到的签发、打印等问题，完成了软件的升级。截至2014年12月新疆等8个省市全省范围使用，云南等6个省市部分地区使用。

【全国《出生医学证明》管理工作会在北京召开】 2014年12月10—11日，中国疾控中心妇幼中心协助国家卫生计生委妇幼司组织召开了全国《出生医学证明》管理工作会议。国家卫生计生委妇幼司司长秦耕、宣传司司长毛群安、该中心主任张彤、统计信息中心统计处处长伍晓玲、各省(自治区、直辖市)卫生计生委及新疆生产建设兵团卫生局妇幼处负责同志、省级证件委托管理机构分管领导和具体负责同志，共计100余人参加了会议。会议总结证件管理工作情况，解答重点、难点问题，交流管理工作经验，部署下一步工作。

【加强《出生医学证明》监管、规范证件管理】 为贯彻落实国家卫生计生委和公安部相关文件精神，2014年2月，中国疾控中心妇幼中心收集、汇总各省上报的《出生医学证明》专项整治行动书面材料；5月，组织国家卫生计生委办公厅、妇幼司、机关党委等相关司局，邀请公安部相关人员，对出现证件管理问题的安徽省进行了重点督查，并召开了由河南、云南等6省市参加的《出生医学证明》管理工作座谈会；6月，在国家卫生计生委网站通报了六起《出生医学证明》相关违法事件；9月，完成了全国母婴保健法律证件督导省间互查的工作方案。这些违法事件的通报和督查，对各地的严肃整治，进一步规范管理起到了较好的推动作用。

【2015—2016 年度母婴三证印制项目招标采购工作完成】 为保证证件的稳定性和同一性，保障全国用证，鉴于《政府采购法》无一年一招标的强制性规定，且近年印制采购工作的开展也相对稳定等因素，2014 年，中国疾控中心妇幼中心经多次报请国家卫生计生委相关司局和中央政府采购中心同意后，首次招标采购两年的货物。

【关于我国《出生医学证明》有关事项的照会编制完成】 2014 年 1 月，中国疾控中心妇幼中心协助国家卫生计生委妇幼司编写给各国驻华大使馆的《关于我国〈出生医学证明〉有关事项的照会》，随后就真伪鉴定等重要内容征询相关省份意见，3 月，正式由国家卫生计生委国合司给各国驻华大使馆发放照会，介绍各版本证件特点，并明确使领馆提出的真伪鉴定工作由省级卫生行政部门受理。

【《人类辅助生殖技术配置规划指导原则》制定完成】 配置规划是人类辅助生殖技术管理工作中的重要内容之一，2014 年，中国疾控中心妇幼中心开展针对该项内容的研究工作，通过对过去 5 年全国各省（包括军队系统）各类技术服务信息的采集、整理和分析，同时结合专家咨询、小组讨论等方法，初步制定了针对未来 5 年我国人类辅助生殖技术配置规划的指导原则，以期指导整个行业的健康有序发展。

【《不孕不育健康教育核心信息》制定完成】 不孕不育在人群中的发病率有逐年上升的趋势。2014 年，中国疾控中心妇幼中心围绕不孕不育的预防和治疗，在生殖医学专家组的支持下，完成不孕不育健康教育核心信息的制定，为下一步公众健康教育工作提供理论依据。

【《人类辅助生殖技术与人类精子库伦理原则》完成初步修订】 为促进辅助生殖技术在伦理学框架下健康有序发展，2014 年，中国疾控中心妇幼中心开展了对《人类辅助生殖技术与人类精子库伦理原则》的研究修订工作。通过问卷和访谈调查的方法深入了解辅助生殖技术相关伦理问题，初步修订完成《人类辅助生殖技术与人类精子库伦理原则》。

【人类辅助生殖技术与人类精子库相关部门法律法规修订完成】 受国家卫生计生委妇幼司委托，2014 年，中国疾控中心妇幼中心针对《人类辅助生殖技术管理办法》《人类精子库管理办法》《人类辅助生殖技术与人类精子库校验实施细则》修订等问题进行专题研究，进一步加强了人类辅助生殖技术管理，促进辅助生殖技术规范应用。

【人力资源管理】 截至 2014 年 12 月 31 日，中国疾控中心妇幼中心各类人员总数为 113 人，其中在编在职职工 76 人，退休 3 人。2014 年，该中心开展机构和人员编制核查工作；对单位及本单位各部室工作职责进行了修订，编制各岗位《岗位说明书》。2014 年，对 5 个部门负责人岗位实施民主推荐工作，聘任 4 名中层干部。

【全员自我成长培训项目成功实施】 2014 年 3—7 月，中国疾控中心妇幼中心全面开展全员“自我成长培训”项目。培训历时 118 天，共计 15 次课程 200 课时，参加人员累计 461 人次。此次培训形式包括调研、策划、测评、讲座、咨询等活动，提升职工的自我角色认知，提高职工对岗位价值的认知，为职工制定合理的职业生涯发展规划，同时也提高了职工的归属感，达到了预期效果。

【中国疾控中心妇幼中心纪检监察审计办公室成立】 2014 年 9 月 23 日，中国疾控中心妇幼中心成立纪检监察审计办公室，该部门承担单位内部审计、各项招标采购工作监督，协助做好廉政宣传教育工作、信访举报案件的处理，加强惩防体系建设。

【中国疾控中心妇幼中心母婴传播预防保健部成立】 2014 年 10 月 11 日，中国疾控中心妇幼中心成立母婴传播预防保健部，该部门承担我国预防艾滋病、梅毒和乙肝母婴传播工作的日常管理、技术支持、科学研究、人才培养等工作。

【2014年中国疾控中心妇幼中心新增博士生导师1名，硕士生导师2名】 2014年，中国疾控中心妇幼中心按照中国疾控中心关于导师遴选的相关要求，组织该中心人员参加了博士生导师和硕士生导师的遴选工作，经中国疾控中心第四届学位评定委员会第三次会议审议通过，张彤遴选为博士生导师，樊延军遴选为公共卫生硕士生导师，徐韬遴选为学术型硕士生导师。

【国家卫生计生委—联合国儿童基金会灾区妇幼卫生支持项目继续实施】 2014年，中国疾控中心妇幼中心继续承担国家卫生计生委—联合国儿童基金会灾区妇幼卫生支持项目，为青海玉树、四川雅安和云南昭通地震受灾地区提供妇幼卫生支持，年度项目资金为10万美元。8月为鲁甸地震灾区提供了灾后紧急救灾物资和医疗设备，共19种1466件（套）。组织雅安市、县（区）、乡级医务人员共1300余人接受了参与式培训。11—12月支持青海省、玉树州共5名产、儿科医生到上级医院进修；同时，在玉树州3个项目县的5个试点乡镇继续利用待产室为孕产妇提供待产服务和健康咨询。组织开展有地方特色的倡导活动，宣传妇幼保健优惠政策，促进当地孕产妇住院分娩率的提高，保障母婴安全。2014年7月组织国家级、省级专家组在玉树州3个项目县开展项目评估工作，了解项目执行过程及典型效果，总结项目经验，为灾后妇幼卫生重建工作提供参考，为少数民族地区妇幼卫生项目工作模式的制定提供参考依据。通过项目的实施，项目地区妇幼卫生工作得到支持，妇幼保健服务得以恢复，医疗机构尤其是妇幼保健机构的服务环境和水平得到了一定程度的改善，医务人员具备了提供母子系统保健服务和管理的能力，目标人群主动接受妇幼保健服务的意愿有所增强。

【国家卫生计生委—联合国儿童基金会城市流动人口妇幼保健服务项目继续实施】 2014年是中国疾控中心妇幼中心承担国家卫生计生委—联合国儿童基金会城市流动人口妇幼保健服务项目实施的第4年，年度项目资金为11万美元。2014年，结合《国家基本公共卫生服务规范》要求，项目地区卫生机构倡导政府财政支持，落实流动人口基本公共卫生服务经费，为流动人口提供免费孕产期保健和儿童保健服务。继续完善流动人口妇幼保健模式，规范流动人口妇幼保健管理和服务流程。完善健康交流模式，与目标人群进行健康交流，促进目标人群采纳健康行为。同时，2个项目地区开展了适合本地区特色的应用性研究，即妇幼卫生人力资源配置研究和利用手机短信提高妇幼保健利用情况的研究，探索解决人力资源缺乏和目标人群妇幼保健服务利用程度低问题的解决方法，取得了一定的效果。11—12月项目组织2个地区政府、卫生等部门人员进行交叉互访，分享两个地区在政策倡导和落实、流动人口管理和服务模式建立和运行过程中的经验和解决问题的途径，为项目地区妇幼卫生工作的的可持续发展奠定基础。

【中国—联合国儿童基金会贫困地区儿童早期综合发展试点项目继续实施】 2014年，中国疾控中心妇幼中心启动了中国—联合国儿童基金会贫困地区儿童早期综合发展试点项目第二阶段，年度项目资金为70万美元。6月在山西省太原市召开了项目年度工作会议，总结了项目管理和儿童早期综合发展服务实施和管理方面的经验和教训，确定由国家卫生计生委妇幼司儿童处作为牵头单位的卫生、民政、妇联、扶贫多部门协作机制；4个项目县于7—8月分别召开了第二阶段项目启动会，正式启动第二阶段项目工作；9—12月由国家级、省级、市级专家组入县提供技术支持，对400余名县、乡、村级人员进行了儿童早期综合服务内容的培训，进一步明确了项目多部门职责，提高了项目县各级、各部门人员的儿童早期综合服务能力。制定系统、详细的流动服务车管理方案，明确人员分工，定期（2 个月）在项目县的 80 个试点村提供流动服务车入村服务，为村里的目标人群提供儿童早期综合服务，为重点人群提供转诊服务，开展培训、督导等工作，指导村级人员提供规范的妇幼保健服务；协助村级人员按照县级宣传动员计划开展儿童早期综合发展内容的宣传和动员活动，提高目标人群儿童早期综合发展知识知晓率，促进其采纳健康行为。

【儿童保健国际合作项目继续开展】 2014 年，国家卫生计生委与联合国儿童基金会继续在儿童保健领域开展合作。于 2011 年在西部 7 个省（自治区）、17 个地（州、市）的 35 个县启动开展的母子健康综合项目已进入后期，项目重点在监督指导和能力建设。2014 年，中国疾控中心妇幼中心组织改编了妇幼卫生项目管理培训教材并在贵阳开展预培训；在西藏对 5 个项目县的儿保 / 儿科人员开展新生儿基本保健培训；针对儿童死亡的主要原因—腹泻和肺炎，翻译改编了儿童疾病管理图表手册，并开展了儿童疾病管理培训，共培训 30 余名省级师资；翻译、配音并发放了分娩与新生儿保健系列视频；制定标准的母子健康综合服务包对项目县进行评估，组织国家级专家 30 余人次对 4 个省 7 个项目县进行督导，并针对发现的薄弱环节进行现场培训；项目地区按照计划开展健康教育、逐级培训、监督指导和母子健康综合服务的提供等活动，2014 年共培训县、乡级妇幼人员约 5000 人次。通过这些活动，有效提高项目地区妇幼卫生人员服务提供能力，以期进一步改善项目地区农村孕产妇和 0～6 岁儿童健康状况，最终实现项目目标。

【中国 / 世界卫生组织双年度合作和西部卫生行动项目管理办公室在中国疾控中心妇幼中心设立】 2014 年 1 月 8 日，经国家卫生计生委国际合作司批准，中国 / 世卫组织合作双年度项目及西部卫生行动项目管理办公室正式设立在中国疾控中心妇幼中心。自设立以来，在国家卫生计生委国际合作司的领导下，该中心项目管理办公室与世卫组织驻华代表处积极沟通，促进各方共同努力，认真落实了各项任务，推动了项目的顺利进展。除日常项目管理工作及监测项目执行情况以外，项目办制订了项目管理手册；组织召开了西部卫生行动第二次国家指导委员会会议、2014—2015 双年度合作项目及 2014 年西部卫生行动启动暨培训会、项目专家讨论会及项目管理培训班；协助安排了世卫组织工作组访问重庆和广西，建立了双月报制度，开展了项目督导与项目评估活动。通过规范完善项目管理机制，加强项目定期监测评估、能力建设和专家支持，注重协调沟通，保障了项目的有序实施，显著提高了项目进度和执行率。

【心系新生命—孕妇学校师资培训班在全国多城市举办】 为贯彻落实《中国妇女发展纲要（2011—2020）》《中国儿童发展纲要（2011—2020）》和《全国家庭教育指导大纲》精神，提高我国妇幼健康和家庭教育水平，中国疾控中心妇幼中心联合全国心系系列活动组委会共同举办 100 期“心系新生命—孕妇学校师资培训班”。2014 年，在北京、武汉、等 15 个城市举办培训班，共培训各区、县（市）级妇幼保健机构的妇产科医生、护士、妇幼保健人员、健康教育工作人员等 2300 余人。此培训不仅给基层妇幼保健工作者透彻、深入的讲解了专业知识，重点传授了教学方法，为各妇幼保健机构健康教育工作的开展奠定了基础。

【西部地区妇幼卫生管理培训班在北京召开】 受国家卫生计生委妇幼司委托，2014 年 10 月 16—17 日，中国疾控中心妇幼中心在北京召开西部地区妇幼卫生管理培训班。来自国家卫生计生委妇幼司、体改司、宣传司、规划司、妇幼中心的领导与授课专家，15 个项目合作单位及其所属省份和西部地区各省（自治区、直辖市）级卫生行政部门领导、地市级妇幼保健机构负责人近140人参加了培训。本次培训主要就医改与妇幼保健、卫生新闻宣传与舆论引导、人口健康信息化建设、医疗质量管理，妇幼保健机构科室设置与专科建设、科学体系建设、功能定位与发展以及文化建设八个方面内容进行了讲解，为西部地区妇幼保健机构未来发展找准定位、拓展思路，为西部地区妇幼卫生能力提升项目的下一步实施奠定了坚实的基础。

【《中国妇幼卫生杂志》编委会换届工作完成】 2014年9月4日，《中国妇幼卫生杂志》第二届编委会第一次全体会议在北京召开，第二届编委及相关专家近60人参加了会议。会议全面介绍了杂志自2010年创刊以来开展工作及管理情况，并为与会的第二届编委委员颁发了聘书。第二届编委会将继续以促进国内外妇幼卫生学术交流，提高妇女儿童卫生工作者的业务素质为办刊原则，努力将杂志办成国内妇幼卫生领域的优秀学术期刊。

【2014年中国疾控中心妇幼中心预算执行进度为100%】 截至2014年12月31日，中国疾控中心妇幼中心2014年财政经费和公共卫生应急反应机制运行项目经费预算执行进度均为100%，达到国家卫生计生委的序时进度要求（100%）。是中国疾控中心唯一一家财政经费执行达到序时进度要求的单位。

【规范内部管理，完善规章制度】 为加强中国疾控中心妇幼中心内部管理，2014年，该中心组织修订了《中国疾控中心妇幼中心固定资产管理办法》，出台了《中国疾控中心妇幼中心无形资产管理办法》及《中国疾控中心妇幼中心合同管理办法（试行）》。进一步梳理内部采购、资产验收、鉴定报废、外事管理等相关工作流程。

【加强后勤管理，保障高效运行】 2014年，中国疾控中心妇幼中心固定资产采购总金额为96.01万元，低值易耗资产总金额为2.16万元，通过网上竞价采购方式，为中心节约资金近3.77万余元；协助该中心项目部、科教部进行公开招标工作，成交金额为724.6万元。严格规范固定资产、千元以下资产以及无形资产的出入库手续、采购审核程序，包括完成固定资产分类编号、组织验收、调拨等事项，数据库录入及固定资产卡片管理工作，完成固定资产、千元以下资产以及无形资产的编号、入库及归档工作；协同各科室固定资产管理员盘点名下固定资产2次，清理南纬路资产及调拨等工作，配合规财处进行固定资产账目核算及编制相关报表、报告。在遵章守纪的前提下，保障职工个人利益最大化，及时为符合标准的职工发放住房补贴、根据政策调整物业、供暖费补贴发放范围，报销公费医疗费用，并在人资处和规财处的配合下，及时编报相关预算及各类报表；加强公务用车管理，进行能源资源消耗统计，严格审核相关费用，2014年公车经费相比2013年递减了20%左右。2014年7月，经多次协商，续租办公用房时，减免了第二年应递增的0.4元/天/平米，节省开支32.8万元。

【与河北省涞水县妇幼保健院妇幼保健机构公共卫生服务能力建设和科研发展协作关系确立】 2014年4月29—30日，中国疾控中心妇幼中心全体职工到涞水县妇幼保健院进行参观调研，并与涞水县妇幼保健院确立了妇幼保健机构公共卫生服务能力建设和科研发展协作关系。该中心主任张彤、河北省卫生计生委副主任尹爱东、河北省卫生计生委妇幼处处长胡玮、河北省妇幼保健中心主任李江、涞水县副县长穆启文、涞水县妇幼保健院院长王静等出席活动。

【中国疾控中心妇幼中心党委成立大会胜利召开】 2014年8月28日下午，中国疾控中心妇幼中心党委成立大会在该中心第一会议室召开。该中心全体党员和列席人员60余人参加大会，中国疾控中心副主任刘剑君，党委办公室副主任孟宪平，党委办公室项春出席会议。经过投票选举张彤、徐春梅、杨琦、樊延军、孙志城5名同志为党委委员，樊延军、马忠华、孙志城3名同志为纪委委员。

【徐春梅当选为中国疾病预防控制中心第二届党委委员】 2014年10月27日，中国疾控中心妇幼中心党委书记徐春梅、纪检书记樊延军及主任助理杨琦3名同志代表该中心参加中国疾病预防控制中心第二次党员代表大会，徐春梅当选为中国疾控中心第二届党委会委员。

【中国卫生思想政治工作促进会妇幼保健分会2014年常务理事扩大会议在山东省泰安市成功召开】 2014年4月10—12日，中国卫生思想政治工作促进会妇幼保健分会(2014年常务理事扩大会议在山东省泰安市成功召开。该分会会长中国疾控中心妇幼中心党委书记徐春梅、山东省妇幼保健院党委书记任勇、山东省卫生政促会妇幼分会名誉会长王锡鲁、泰安市妇幼保健院院长刘传军、以及来自全国各级妇幼保健机构党委书记(院长)和党办主任40余人参加了会议。

【中国卫生政促会妇幼分会2014年理事大会在海口成功举办】 2014年11月5日，中国卫生政促会妇幼分会2014年理事大会在海南省海口市成功举办。中国卫生政促会副秘书长张建、冯小健，海南省卫生计生委党组书记隋枝叶、妇幼处处长庄重军到会指导。妇幼分会会长、中国疾控中心妇幼保健中心党委书记徐春梅，妇幼分会常务副会长、妇幼中心副主任、纪委书记樊延军，以及来自全国各级妇幼保健机构的党委书记(院长)和党办主任50余人参加了会议。会议通报了2014年妇幼分会工作，对“我与妇幼共成长”主题征文活动获奖单位及文章进行表彰。

(聂研)

第四部分　挂靠单位工作概况

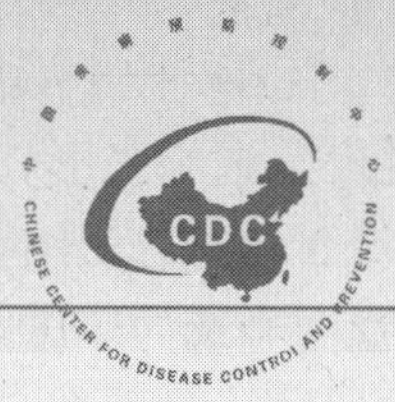

地病中心

【工作概况】 完成重大公共卫生服务地方病防治项目各项工作，圆满完成了2013年度项目总结，2014年度项目按计划顺利实施，编制了2015年度项目预算；为国家起草相关技术文件和方案，起草、修改《全国地方病防治"十二五"规划》终期考核评估方案，编制了《重点地方病控制和消除评价办法》等；开展了"重点人群碘营养及相关健康状况监测试点"、"黑龙江省桦川县集贤村地克病病人的流行病学调查"、"甘肃省合水县克山病防治联系点"、"西藏自治区克山病消除评估自查工作调研"、"西藏大骨节病病情调查"、"甘肃大骨节病病情调查"、"黑龙江省大骨节病历史重病区病情调查"、"黑龙江省饮水型氟中毒监测"、"全国燃煤污染型氟中毒防治效果评估"、"全国饮水型地方性氟中毒病区改水工程进度调查"等现场病情调查、防治现状调研和防治措施落实情况调查工作；组织实施2014年度全国地方病防治机构实验室氟、砷测定质量控制工作；完成2013年度全国地方病防治年报统计工作，对地方病管理信息系统进行了论证；第七届国家卫生标准委员会地方病标准专业委员会成立，孙殿军主任被聘为主任委员，完成了地方病标准专业委员会各项工作，会审标准2项；科学研究和研究生培养工作顺利进行，成立了哈尔滨医科大学中俄医学研究中心环境相关疾病研究所，挂靠在地病中心；积极开展国际合作与学术交流工作，除继续与联合国儿童基金会、全球营养改善联盟等国际组织开展合作外，还与俄罗斯莫斯科国立第一医科大学签订合作协议，本年度参加国际会议14人次，其中12人做大会报告；为国家地方病防治提供技术支持，协助国家卫生计生委举办了"中国碘缺乏病防治策略国际研讨会"，并形成了《北京共识》，提出全国地方病"十三五"防治目标等；《中华地方病学杂志》由双月刊改为单月刊已得到了上级各主管部门的批准。

【重大公共卫生服务地方病防治项目】 完成了2012年度重大公共卫生服务地方病防治项目各子项目资料汇编和各省项目资料汇编的印刷工作。组织全国31个省（区、市）和新疆生产建设兵团完成了2013年度项目各项工作；组织专家赴黑龙江、吉林、甘肃、贵州、西藏等省（区）开展了饮水型地方性氟中毒、碘缺乏病、大骨节病和克山病的现场技术指导，完成了项目技术总结报告。编制了2014年度重大公共卫生服务地方病防治项目的管理方案和经费预算，印发了《2014年公共卫生服务地方病防治项目实施方案》，组织专家赴西藏、甘肃、黑龙江、辽宁、吉林、山东、山西等省开展了现场调研和技术指导。

【重点人群碘营养及相关健康状况监测试点】 受国家卫生计生委疾控局血地处委托，地病中心于 2014 年 3 月 21 日在哈尔滨市召开了重点人群碘营养及相关健康状况监测试点项目启动会，项目省份包括北京、上海、江苏、浙江、福建、山东和辽宁 7 个省（市）；组织专家到山东省和辽宁省进行项目技术指导；11 月初各项目省（市）上报了监测结果，地病中心汇总数据，撰写了监测报告；12 月 2 日在天津市召开的地方病总结会上报告了监测结果。

【中国碘缺乏病防治策略研讨会】 为交流国际碘缺乏病防治研究成果，研讨目前我国防治重点难点问题及解决办法，进一步完善防治策略，国家卫生计生委疾控局于 2014 年 11 月 5—6 日在北京主持召开了中国碘缺乏病防治策略研讨会。会议由中国疾控中心营养与健康所和地方病控制中心共同承办，并得到了联合国儿童基金会、全球营养改善联盟、国际控制碘缺乏病理事会的大力支持。来自国内外碘缺乏病、甲状腺疾病领域防治专家，国家有关部委以及全国各省份卫生和疾控部门代表共 150 余人参加了大会。大会围绕食盐加碘与碘缺乏病、碘与甲状腺疾病、饮食与碘的状况、食盐加碘案例讨论四个部分共 20 个中外报告进行了大会交流。2 天的大会期间，经过与会专家讨论，并形成了《北京共识》。地病中心孙殿军主任和申红梅主任助理分别主持了会议和作了大会报告。

【全国燃煤污染型氟中毒防治措施效果评估和全国饮水型氟中毒病区改水工程进度调查工作】 2014 年 3 月，地病中心组织贵州、云南、四川、重庆、湖北、湖南、陕西、江西等 8 个重点病区省份开展了我国燃煤污染型地方性氟中毒防治效果评估工作。9 月 19 日，地病中心在贵州省贵阳市组织召开了全国燃煤污染型地方性氟中毒防治效果评估项目总结会。本次调查工作，是目前全国范围内最全面、最系统的燃煤污染型氟中毒防治措施落实效果的调查评估工作，对于准确评价目前防治现状以及将来开展燃煤污染型氟中毒消除和控制考核评价奠定了基础；为准确掌握我国饮水型氟中毒病区的具体信息和防治措施落实情况。2014 年 3 月，地病中心组织开展了全国饮水型氟中毒病区改水工程进度调查工作。调查范围为 28 个省（区、市）和新疆生产建设兵团的所有饮水型氟中毒病区村。本次调查工作对于准确掌握我国现阶段饮水型氟中毒病区范围以及防治措施落实进度具有重要意义，数据结果经进一步核实后，可以利用于年报统计工作中相关病区资料的调整和修改，并作为信息平台建设饮水型氟中毒的本底资料长期指导饮水型氟中毒的防治工作。

【协助西藏自治区开展了大骨节病新病区复核调查】 2014 年 10 月，大骨节病所邀请国内专家会同西藏自治区疾控中心专家，对 2011 年西藏新增加的 13 个大骨节病病区县病情进行核实和调研。工作组对日喀则地区的南木林县、白朗县和山南地区的错那县、隆子县、曲松县 5 个县开展了儿童大骨节病新发病情调查和成人疑似大骨节病病例核实和确诊。从儿童新发病情和成人病情（历史病情）来看，这 5 个县被确定为大骨节病病区依据不足，建议西藏自治区疾控中心完成另外 8 个县的现场调研工作，对这些病区县进行符合判定，明确西藏自治区病区范围。

【甘肃省合水县克山病防治联系点工作】 为了加强地方病防治工作，认真总结经验，积极探索克山病防治长效工作机制，2014 年 6 月 9 日，甘肃省合水县克山病联系点工作正式启动。为协助开展联系点工作，克山病所派出专家组于 6 月份赴合水县开展现场调查工作，对慢型克山病、潜在型克山病患者进行查体、心电、超声等检查，核实病情，采集生物样本，以便进一步的深入研究工作。此外，在工作现场专家组还对合水县疾控人员进行了流行病学、临床诊治、心电及超声等相关技术培训。为掌握联系点工作进展，10 月份克山病所派专家赴合水县开展联系点项目督导工作，了解合水县克山病防治联系点工作进展状况，探讨目前工作困难及解决办法。从督导结果可见，联系点已经完成了 4 个监测点病区资料搜集及各病区乡村基层人员培训，确诊慢克 8 例、潜克 182 例；慢型克山病患者治疗工作正在进行，病区人群硒水平监测已完成采样工作。

（孙殿军、申红梅、魏红联、张璐璐）

性病控制中心

【工作概况】 中国疾病预防控制中心性病控制中心于2005年5月10日成立，其前身为中国疾病预防控制中心性病麻风病防治技术指导中心（2002年1月18日成立）。中心主任由所院长王宝玺兼任，副主任由陈祥生担任。该中心主要职责：协助国家卫生计生委制定全国性病防治规划、技术标准和方法；开展全国性病疫情监测的管理、实施和技术指导工作；承担全国性病实验室的质控和管理工作、性病诊断试剂的评估以及各种菌种和标准菌株的保藏任务；承担全国性病规范化医疗服务的技术指导；开展全国性病防治规划实施的督导、调研和效果评估；开展性病防治新技术的研究、国内外学术和信息交流；组织开展全国性病防治专业技术骨干的培训。

2014年，该中心紧紧围绕《性病防治管理办法》、《中国预防与控制梅毒规划》抓指标落实、抓数据质量、抓调研评估，组织开展《中国预防与控制梅毒规划》中期评估预试验，进一步完善全国性病防治管理信息平台建设与管理，加强全国各地在性病监测、检测、梅毒筛查及性病诊疗规范化服务等方面的质量管理与数据分析利用，为全国各地开展性病防治工作提供技术指导与支持。

【政策及技术文件】 制定《中国梅毒控制规划中期评估方案》、2014年全国性病防治工作要点（征求意见稿）；正式编写出版《性传播疾病临床诊疗与防治指南》；组织编写淋球菌耐药监测技术规范等技术文件。此外参与完成中国艾滋病防治进展报告、第三轮示范区工作指导方案、“十三五”性病防治工作思路及防治体系建设发展需求、尖锐湿疣等5种性传播疾病诊断标准的技术审核等。

【疫情监测】 进一步加强性病疫情报告质量管理，提高性病疫情报告的数据质量。制定并下发一系列技术文件：全国性病监测工作年度计划、工作要点、全国艾滋病性病防治主要措施落实质量考评方案中监测考核指标；定期分析与反馈全国梅毒与淋病疫情分析及国家级性病监测点疫情分析；在全国20家医疗机构开展哨点门诊监测试点工作，探索更为准确地评估梅毒和其他性病疫情变化趋势的监测方法；组织专家赴宁夏银川市、海南省海口市、儋州市和文昌市、安徽省芜湖市、合肥市、天津市塘沽区、南开区、河东区和红桥区、湖南省长沙市和浏阳市进行性病病例报告准确性核查和监测工作督导。

【实验室检测与质量管理】 继续开展性病实验室室间质控并加强网络化管理，组织各省级性病中心实验室、各省1家省级综合医院、全国淋球菌耐药监测点、全国性病疫情检测哨点辖区内2家医疗机构和1家试剂生产厂家共273家机构分别开展梅毒血清学、淋球菌培养以及衣原体实验室检测质控，最终分别有259、220和227家机构反馈梅毒、淋球菌和衣原体的考核结果。全国共有近9000家二级以上性病诊疗机构参加梅毒实验室质量控制。继续开展淋球菌耐药监测和临床分离株的耐药监测及质控管理，全国有11个单位参加此项监测工作，11家监测点全年完成1159株淋球菌临床分离株对6种抗生素的敏感性测定，5家临床点完成522株淋球菌临床分离株对头孢克肟的敏感性测定工作；加强参比实验室能力建设，按年度计划参加国内外各类室间质评；开展省级性病中心实验室考核督导，2012—2014年，全国共有13个省通过省级性病中心实验室督导考核验收；组织开展性病试剂评价，共评估21家试剂。

【规范化性病诊疗服务】 继续开展医疗机构梅毒规范化服务、高危人群外展干预服务及梅毒筛查、转介服务的试点工作；继续开展暗娼、男男同性性行为者的干预试点工作，探索落实宣传教育、综合干预、筛查等各项防治措施的试点经验和最佳实践，推动全国梅毒防治工作深入开展。

【信息平台建设】 基本实现全国各省（自治区、直辖市）性病工作数据直接通过该平台提交，实现逐级填报、分级管理，并组织召开“全国性病防治管理信息系统培训会”，针对各省提出的合理化建议再次完善信息平台。

加强性病控制中心网站建设，全年更新文章92篇，年访问量逾90万，较去年上升114%。

【重要会议】 组织召开全国性工作会3期，包括：全国性病实验室专家工作组会议及全国淋球菌耐药监测研讨会、2014年全国性病实验室质量管理工作研讨会、第七届全国皮肤病与性病防治学术研讨会；组织召开全国性专题研讨会20余期，讨论落实疾病局、中国疾病预防控制中心部署的各项临时性工作任务，参与协助、配合性艾中心、妇幼中心等相关机构下发的技术文件、工作指南的编写、修订。

【科研成果】 申请新科研或合作项目2项（“协和青年基金资助”和“中央高校基本科研业务费专项资金资助”项目、注射用头孢曲松钠治疗梅毒兔感染实验建立药效模型研究合作项目）；按计划开展WHO资助淋球菌耐药研究项目2项；在研项目3项（国家“十二五”科技重大专项工作“创新药物研究开发技术平台建设”中支原体/衣原体分课题的实施、“梅毒诊断标准”修订、江苏省科研专项“江苏省梅毒螺旋体基因分型及与耐药性的相关研究”）。

【教学培训】 2014年中心有12名在读研究生，其中8名博士生、4名硕士生；4名博士生、1名硕士生毕业。作为性病控制中心临床基地和中国皮肤科医师协会性病临床培训基地，2014年接受来自全国各地的6名进修生学习性病临床和实验室检测，为全国各级医疗机构和疾病预防控制机构培养技术骨干。

组织举办全国性培训班5期，主要包括全国性病疫情管理与资料分析利用培训班、性病实验室检测及质量管理培训培训班、全国梅毒防治技术培训班、性病门诊哨点监测培训班、全国性病防治管理信息系统培训会，培训人员350余人，覆盖全国各省（自治区、直辖市）。

（葛凤琴）

麻风病控制中心

【2014年世界防治麻风日筹备和现场慰问】 协助国家卫计委拟定2014年世界防治麻风病日主题词，起草多部委联合开展麻风节活动文件；设计、印发2014年麻风宣传张贴画2万张并及时发放至全国各省；2014年1月，麻风中心领导和有关专家赴云南、江西、广西、浙江、江苏等麻风现场慰问麻风病患者和防治工作者。1月18日，麻风中心王宝玺主任等陪同国家卫计委相关领导赴安徽省淮南麻风村开展慰问活动。

【开展全国麻风病防治管理信息系统（LEPMIS）考核】 2014年1月，麻风中心邀请相关省份的LEPMIS省级系统管理员参加，对江苏、浙江、安徽、福建、江西、山东、湖北、湖南、广东、广西、海南、重庆、四川、贵州、云南、陕西16个省份开展了LEPMIS考核，各省的考核结果在2014年全国LEPMIS管理员会议上进行了通报。

【全国麻风病防治管理信息系统管理员会议】 2014年3月5—8日，麻风中心在广州组织召开全国麻风病防治管理信息系统（LEPMIS）管理员会议，全国除河北以外的30个省（直辖市、自治区）和新疆生产建设兵团的省级系统管理员等总计48名代表参会。会议主要针对2013年度全国LEPMIS工作及考核情况进行总结和通报，对LEPMIS考核方案制定、接触者检查要求、流动人口管理等问题进行研讨。对2014年度麻风疫情监测管理工作提出要求和部署。

【麻风病联合化疗药品分发及接收管理】 2014年3月20—21日，按计划向全国23个省（直辖市、自治区）提供2014年度麻风病联合化疗药品（以下简称“麻风药品”）总计23 094板，保证全国现症麻风病人的及时治疗，其中，成人多菌型麻风药品21 840板、儿童多菌型384板、成人少菌型870板；接收WHO捐赠的麻风药品共60件总计35 136板登记入库。其中，成人多菌型30 478板，儿童多菌型1102板，成人少菌型2567板，儿童少菌型814板。

【麻风病化学预防服药试点工作实施方案研讨会】 为保证麻风病密切接触者化学预防服药试点工作的顺利实施，受国家卫计委疾控局委托，该中心于2014年4月22—23日在湖南长沙组织召开了麻风病化学预防服药试点工作实施方案研讨会。疾控局贺青华副局长，麻风中心王宝玺主任以及来自云南、贵州、四川、湖南4省的专家总计30名代表参加会议。会议主要就项目实施方案进行详细解读和研讨，对项目方案现场实施的操作性、接触者的入组标准、标本收集方法、知情同意等方面做出修改和完善。

【制定全国消除麻风病危害规划中期评估方案专家会】 为做好《全国消除麻风病危害规划（2011—2020年）》中期评估工作，2014年6月14—16日，该中心在浙江德清组织召开制定全国消除麻风病危害规划中期评估方案专家会，来自江苏、湖南、云南、安徽和浙江的10余名专家和相关专业人员参加会议，重点讨论并制定全国消除麻风病危害规划的中期评估方案和达标考核办法。

【麻风病预防服药试点项目现场培训和督导】 6—7月，麻风中心专家到云南、贵州、四川和湖南参加当地预防服药试点基线调查培训会，培训近500余名现场防治人员；9—11月，中心专家对四省麻风病化学预防基线调查工作进行现场调查，及时发现问题，提出改进意见和建议。

【全国麻风防治信息系统技术培训班】 为加强全国麻风病疫情监测工作质量，8月22—26日，该中心在浙江德清举办全国麻风防治信息系统技术培训班一期。来自全国各省（区、市）和新疆生产建设兵团的麻风病防治管理信息系统（LEPMIS）省级和部分市县级系统管理员40余人参加培训。培训重点及主要内容有：就麻风病流行现状与防治策略、麻风神经症状和眼病检查、麻风病皮损和反应的检查等内容作了详细的讲解，对LEPMIS系统更新的接触者检查管理内容进行了现场操作演示，并就麻风病历的迁入迁出信息管理、LEPMIS数据查询和数据质控、麻风病疫情监测与统计指标、问题数据查询的整理作了全面的阐述。

【麻风病化学预防服药试点项目技术研讨会】 为统一麻风病化学预防服药试点项目实施过程中的有关技术标准，该中心于2014年11月27—29日邀请云、贵、川、湘四省项目业务负责人和技术骨干总计20余人，在南京召开麻风病化学预防服药试点项目技术研讨会。会议重点就项目研究对象的标本收集、保存及运输等技术问题进行研讨并达成一致意见，初步拟定了下一步工作计划、内容纲要及时间表。会上，四省代表还分别汇报当地的基线调查工作情况。

【消除麻风病危害规划中期评估方案及考核验收办法讨论会】 受国家卫生计生委疾控局委托，该中心于2014年12月9—11日在南京组织召开消除麻风病危害规划中期评估方案及考核验收办法讨论会。国家卫计委疾控局结核处、麻风中心责人和专家，以及江苏、江西、湖南、广东、海南、四川、云南、甘肃省省级麻风防治机构的麻风防治科长等共计15人参会。会议重点讨论和最终修订“全国消除麻风病危害规划考核验收方法”和“消除麻风病危害规划中期评估方案”。

【开展2014年度麻风病防治工作及LEPMIS考核督导】 自2014年12月开始为期两个月，该中心组织专家分赴上海、江苏、浙江、安徽等17个省（自治区、直辖市）开展2014年度麻风病防治工作及LEPMIS考核督导，并将考核结果在2014年度全国疫情会上进行通报和表彰。

【其他重要工作】

1．分别于3月和8月，向国家卫生计生委疾控局上报2013年度麻风病疫情监测资料、2015年度MDT药品需求、申请新的中国疾病预防控制信息系统用户账号和延期老账号。

2．分别于6月、7月召开LEPMIS专家研讨会、LEPMIS技术会，统一标准，完善LEPMIS系统功能，提高全国LEPMIS报病水平；10月13—16日，派专人参加全国传染病网络直报信息质量管理工作会。

3．12月，设计和印发2015年麻风宣传海报“麻风防治你我知”2万份。并按计划及时分发至全国。

（严良斌、孙培文）

结核病防治临床中心

【加强“全国结核病医院联盟”和“全国结核病临床试验合作中心”建设】

1. 加强联盟制度建设和协作、分享机制。“全国结核病医院联盟”和“全国结核病临床试验合作中心”于2013年9月正式成立后，制定并逐渐完善了联盟章程，开展一系列活动加强联盟协作机制。

2014年7月10—12日，临床中心在山东青岛组织召开了结核病专科医院院长论坛暨全国结核病专科医院联盟及全国结核病临床试验合作中心年度会议。来自国家卫生计生委疾控局孙新华副巡视员、袁准副调研员，以及来自全国70家单位近140人参加了本次会议，会议讨论了结核病医院存在的问题和应对措施，发展方向以及如何在新型结核病防治体系中发挥更重要的作用，大会决定建设统一的结核病医院数据库、标本库、开展联合科学研究等相关工作。此次会议上经过表决，“全国结核病医院联盟”成员单位增加到64家，“全国结核病临床试验合作中心”成员医院增加到16家。

2. 建设联盟数据库、样本库，成立联盟结核病实验室新技术评估和推广委员会。为落实医院联盟倡导的“数据共享、学术交流、科研合作”方针，促进医院之间的资源共享和科研协作，2014年12月18日，临床中心在北京组织了“全国结核病医院联盟工作研讨会”，讨论青岛会议提出的建设联盟标准数据库、标本库和成立实验室新技术评估及推广委员会的具体工作。来自部分医院联盟成员单位的主管领导、信息科负责人、实验室负责人以及有关合作伙伴共五十余人参加了会议。会议讨论了联盟数据库、样本库成立的背景、目的、已有的工作基础、工作构想及工作机制、可能存在的困难等。会议还成立了结核病实验室新技术评估和推广委员会，并讨论了工作机制和工作流程。

3. 建设联盟数据信息平台。为探索新型督导管理模式，方便结核病患者管理，提高结核病防治水平，临床中心在合作单位的支持下，研制开发了手机APP，包括具有督导功能的患者端APP（结核助手）和具有资讯服务功能的医生端APP（结核医生）。患者APP具有自动提醒患者服药检查，患者可通过手机回复服药和检查情况，获取关于疾病的资讯，与主管医生或专家团队沟通病情，方便预约等功能。医生APP方便及时回答患者咨询，并为医生推送培训、教育材料、病例讨论信息、学术会议资料和国内外最新资讯，拓宽医生获得资料的途径。手机APP已经在全国8家结核病诊疗和防治机构进行试点，并在300余名结核病专业技术人员中试用。2014年12月19日，临床中心组织了“全国结核病数据信息平台专家研讨会”，介绍了展望结核病信息数据服务平台未来建设的愿景，总结了手机APP试点工作经验，分享了临床中心与其他国际组织在信息服务方面合作的尝试，并提出了下一步工作计划。

4. 全国结核病临床试验合作中心（CTCTC）能力建设。2014年底成员单位已由最初的12家增加到16家。2014年CTCTC继续与美国国立卫生研究院（NIH）和家庭健康国际（FHI 360）开展深度合作，面向成员单位开展多种形式、具有针对性的能力建设活动。包括：①利用远程平台开展了三次视频培训；②于14年1月和9月对山东省胸科医院、上海肺科医院、上海公共卫生临床中心、广州胸科医院、天津海河医院、北京胸科医院等六家成员单位进行了结核病临床试验能力考察和评估，详细了解基本情况、病例资源、临床研究条件和能力、实验室能力等，为以后的合作奠定良好基础；③针对评估中发现的共性问题，临床中心与FHI 360合作共同举办了临床试验质量管理规范和知情同意培训班、临床试验实验室管理规范培训班，对成员单位临床试验人员进行专项培训；④组织部分成员单位专家撰写CTCTC结核病临床试验标准化操作程序（SOP）；⑤在中华医学会结核病学分会2014年学术年会上举办CTCTC专场，在2014年巴塞罗那全球健康大会期间组织了CTCTC与国际著名结核病临床试验专家的见面会，广泛介绍CTCTC，扩大国内外知晓度；⑥建立了CTCTC网站和微信群，加强各合作单位的沟通与联系。

【开展2014年全国结核病定点医疗机构现状调查】 为全面了解我国结核病定点医疗机构以及结核病专科医院的基本现状，国家卫生计生委疾控局委托临床中心开展“2014年全国结核病诊疗机构现状调查”。调查结果将为出台具有针对性的政策和措施提供参考，以进一步推动结核病诊疗机构在国家结核病防治中发挥更大作用。中心组织相关人员撰写实施方案及设计调查问卷，并咨询全国结核病临床、基础、防控等方面专家对其进行完善，召开专家研讨会论证调查方案，并在全国四家具有代表性的结核病医院进行了预调查。目前，中心正根据2014年12月26日国家卫计委疾控局组织的研讨会意见对方案和问卷进行最后修订，并设计相关数据库。现场调查将于2015年上半年完成。

【参与国家结核病规划督导和培训工作】 临床中心专家2014年参与国家卫计委结核病规划督导、结核病医院现场调研、全球基金项目、中盖结核病项目、梅里埃基金会项目的培训和督导活动三十余人次。为国家疾控中心和各省组织的各类培训班提供技术支持四十余人次。

【开展针对西藏和新疆（喀什）的技术支持工作】 2014年9月，临床中心与中华医学会结核病学分会组织专家赴西藏为西藏自治区第三人民医院提供技术支持，现场开通藏区第一家远程医疗咨询和培训平台、为专业人员进行结核病临床诊疗管理的培训、为患者开展义诊活动、捐赠最新专业书籍。

2014年，临床中心利用项目支持新疆胸科医院和喀什地区开通结核病远程医疗咨询及培训平台，与全国90多家机构联通，进行结核病的会诊、病案讨论、教育培训等。9月26日，为进一步加强中国与中亚国家的结核病学术交流，搭建中国与中亚国家结核病防治技术交流平台，进一步提高结核病诊疗防控技术水平，临床中心与新疆卫生计生委在乌鲁木齐共同举办了“中国—中亚五国结核病国际论坛”，来自哈萨克斯坦、乌兹别克斯坦、吉尔吉斯斯坦、塔吉克斯坦四个中亚国家及国内结核病防治领域专家和代表、新疆维吾尔自治区各地州结核病医疗和防治机构、各大综合医院的专家和代表约160人参加了本次论坛。首次中亚五国结核病国际论坛提出了中国与中亚各国轮流举办国际论坛，建立结核病防治机构间的合作交流机制的倡议。

【科学研究】

1．“十二五传染病防治重大科技专项”《耐药结核病治疗的研究课题》和《复治结核病治疗新方案的研究》顺利实施中。临床中心目前承担两项“十二五传染病防治科技重大专项”课题。其中《耐多药结核病治疗研究》旨在获得安全有效、可缩短疗程、适合国情的耐药结核病的治疗新方案，提高耐药结核病治疗成功率、降低其病死率；而《复治结核病的研究》旨在探索复治肺结核新的更加有效的治疗方案，提高复治肺结核患者治疗依从性和治愈率。

两项课题均进展顺利。

2. 全国抗结核药品不良反应现状及其影响因素研究课题。该课题在我国 9 省 18 县开展，旨在了解抗结核药品不良反应比率、分类以及危险因素，为制订和完善抗结核药品不良反应的政策提供支持。课题实施过程中，课题组专家与合作单位的课题负责人共同对 9 个项目省进行了联合督导，在督导中发现并解决问题。目前，已完成全部病例入组和治疗观察，于 2014 年 7 月召开了课题结题会，结果正在分析总结中。

3. 抗结核治疗过程中预防性保肝治疗指证的研究课题。该研究在全国 15 家结核病医院开展，研究目标为探讨肺结核患者预防性保肝治疗的指征，为制订全国抗结核药品肝损害诊疗规范提供技术支持。预计纳入患者 1200 名，目前已纳入 1000 例。课题于 2014 年 7 月在镇江召开了课题中期总结会，初步分析了试验结果。

【国际合作与交流】

1. 实施“中华医学会结核病学分会—礼来耐药结核病Ⅲ期项目”。2014 年进入礼来Ⅲ期项目的第三年，按照项目工作计划，开展了如下活动：

（1）1 月 16—17 日参加礼来全球项目合作伙伴峰会。

（2）3 月 30 日—4 月 5 日举办了“结核病护理师资培训班”和“结核病实验室诊断培训班”。

（3）4 月 21—22 日，对项目单位江西省胸科医院进行督导。

（4）6 月 25—27 日，赴黑龙江省开展“礼来项目媒体之旅”暨项目督导活动。

（5）9 月 23—25 日，对新疆胸科医院进行项目督导。

（6）5 月 5 日，召开项目远程工作总结会议，并提出下一阶段经费拨付和工作计划。

（7）5 月 16 日，召开礼来移动督导系统启动暨培训会议。

（8）参加江西、宁夏、新疆等项目省内部培训，提供技术支持。

2. 与世界卫生组织合作。2014 年继续开展世界卫生组织“西部结核病防治能力建设”项目，为广西、青海和重庆的专业技术人员提供进修和来京参加国家级培训的机会。这一历时两年的项目于 2014 年圆满结束。

临床中心是世界卫生组织结核病研究和培训合作中心，是我国唯一一家世卫组织的结核病合作中心。2014 年，与世卫组织关于合作中心的 4 年工作签约期满，中心经过积极与世卫组织沟通，成功完成续约，将在下一个 4 年期内继续履行世卫组织结核病研究和培训合作中心职责，这将对我中心提升国际视野，参与国际事务，扩大国际影响有重要意义。

3. 杨森项目。杨森项目支持建立的“全国结核病远程咨询和培训平台”在 2014 年进一步扩展和深化，远程用户已覆盖到全国近百家单位。此外，2014 年与杨森共同开展了联盟数据库和信息平台建设的启动和试点工作。

4. 与大冢 SA 合作。2014 年，临床中心和中华医学会结核病病学分会与大塚 SA 联合创立了“中国结核病创新研究青年学者奖”，旨在鼓励和推动青年研究者针对结核病诊疗、防控、患者管理与关怀等方面的创新研究。今年评选出的 3 名获奖者将获得 2015 年赴国外参加国际结核病临床管理培训的机会。这一奖项将在 2015 和 2016 年继续举办。

2014 年，中心与大塚 SA 等合作伙伴共同策划、制作了《抗击结核病》中文版宣传画册。旨在唤起人们对中国结核病问题的关注，提高人们对结核病患者需要全社会关怀的认识。

5. 与 NIH 和 FHI 360 合作。2014 年，在“全国结核病临床试验合作中心”的平台上，中心与 NIH 和 FHI 360 开展了大量有关结核病临床研究和临床试验的基线评估、能力建设、标准制定等工作，并已经就下一步开展临床试验方面的合作达成共识。

6．中华医学会结核病学分会工作。2014年征集制作了分会徽标并在2014年9月的第4次全体委员大会上发布。2014年结核分会顺利完成了换届选举工作。11月22日，结核分会在南京召开了第十五届委员会第十次常委会暨十六届委员会第一次全体委员大会，选举产生了十六届委员会常委会，高文为主任委员，并选举李亮为候任主任委员、唐神结、刘剑君、谭守勇、吴琦为副主任委员，圆满完成换届选举工作。2014年9月10日，分会与中国疾病预防控制中心结核病防治临床中心、北京市结核病胸部肿瘤研究所在江苏省镇江市共同举办了“全国结核病学术大会”，近千名代表参加本次大会；本次大会设置了9个专题，115名专家做了大会发言。

【健康促进】

1．利用“世界结核病防治日”积极开展结核病防治宣传。3月24日是第19个“世界防治结核病日”，我国的宣传主题是“你我共同参与，依法防控结核”。期间，北京胸科医院联合临床中心举办了大型义诊活动，包括15名国内知名结核专家在内的30多名医生，免费为600余名患者及家属答疑解惑，在服务大众的同时，宣传普及了结核病防治常识。除义诊外，还有由志愿者设立的营养咨询台、医保咨询服务台以及科普资料发放处解答了市民提出的看病后如何报销等问题，并发放了最新版的《结核病防治百题问答》《结核病防治管理办法》《传染病防治法》等“健康宝典”。“世界防治结核病日”当天，中华医学会结核病学分会与大塚SA（Otsuka SA）合作，共同启动了“中国结核病创新研究青年学者奖”项目。

2．巴塞罗那“第45届国际肺部健康大会”期间的报道。2014年10月28日—11月1日，第45届世界防痨和肺部疾病大会期间，临床中心参会代表通过“结核医生App”、临床中心门户网站、亚太地区“START”网站、北京胸科医院官方微信等渠道，每日报道和分享会议最新讯息和热点话题，为国内外更多同道及时了解国际前沿声音提供了重要的帮助，收到众多同行的广泛关注和认可。

3．利用中心网站开展宣传工作。2014年继续以技术支持为重点，以质量为中心，聘请了结核病领域不同专业的技术人员为网站收集、提供各种素材，加大了网站的知识量和信息量，增强了信息的及时共享，并在2014年增设了“对外合作和科研平台”“医务人员论坛”“下载专区”等实用性频道，全面服务广大医务人员、患者和公众。

【培训工作】

1．继续扩大“全国结核病远程咨询和培训平台”的覆盖。2014年加入平台的用户已覆盖全国28个省的97个结核病医疗和防治机构。平台累积开展活动92次，病案讨论26次，邀请专家112人次，受培训人员14 000人次以上。中心还充分利用这一平台召开各种项目和课题的远程项目会议，节约了工作成本，提高了工作效率。

2．非洲国家结核病防治培训班。2014年8月，受国家卫计委国际交流与合作中心委托，临床中心承办了为期三周的“2014年非洲国家结核病防治研修班”。来自南非、埃及、津巴布韦、利比里亚、毛里求斯、埃塞俄比亚、马拉维、赞比亚、南苏丹、乌干达、莱索托等11个国家和地区的18名学员参加了培训。两周的学习以理论学习和讨论为主，邀请了北京胸科医院、中国疾病预防控制中心、世界卫生组织驻华代表处、家庭健康国际等相关权威专业机构的领导和资深专家授课，内容涵盖结核病规划管理、结核病临床诊疗、防治、结核病相关疾病、结核病基础研究进展、结核病实验室诊断技术、感染控制等领域，全部授课老师均用英文授课；第三周组织学员赴黑龙江省进行现场考察和实习，通过参观结核病防治机构、医院、社区，使学员对我国的卫生系统和结核病防治体系有了更加直观和深入的了解。

3. 礼来项目培训。2014 年 3 月 30 日—4 月 5 日在北京举办了“结核病护理师资培训班”和“结核病实验室诊断培训班”，来自 6 家礼来项目“耐多药结核病诊疗管理示范中心”的 38 位学员参加了培训。

4. 河南省肺结核影像学诊断培训班。结核病影像学诊断是临床诊疗工作的重点和难点之一，基层临床医生和影像学医生在影像诊断方面的能力良莠不齐，有强烈的培训需求。受河南省卫生厅和河南省疾控中心委托，中国疾病预防控制中心结核病防治临床中心于 2013 年 12 月—2014 年 3 月成功举办了三期“河南省肺结核影像学诊断培训班”。每期培训班为期两周。来自河南省 18 个地市 88 个县区 181 名学员参加了培训。

5. 中国全球基金耐药结核病新诊断技术培训班。受中国疾病预防控制中心委托，结核病防治临床中心于 2014 年 5 月 25 日—6 月 18 日在首都医科大学附属北京胸科医院培训基地承办了七期“中国全球基金耐药结核病新诊断技术培训班”。培训班旨在进一步推广和应用耐多药结核病新诊断技术，提高中国全球基金耐多药项目地区实验室检测能力。来自全国各省、地市、县级的实验室技术人员共 495 人参加了此次培训。

6. 杨森项目耐多药结核病培训班。2014 年 5 月 28—31 日在北京举办杨森项目耐多药肺结核临床防治培训班，培训主要内容为耐多药结核病规范化诊疗和管理，来自 20 多个省市级从事耐多药肺结核临床及防治工作的 40 多位相关中高级专业技术人员参加了培训。

7. 肺结核门诊诊疗规范推广培训班。为加强结核病防治工作，进一步规范基层结核病防治门诊对结核病的诊断和治疗，提高基层医务人员结核病的诊治水平，临床中心与北京结核病控制研究所于 2014 年 11 月 4 日在北京举办了针对北京市各区县肺结核门诊诊疗规范培训班。来自北京各区县结防所、北京老年医院及北京丰台铁营医院等单位的 80 余人参加了培训。

8. 研究生课程。在首都医科大学附属北京胸科医院首届结核病方向研究生班的教学中，临床中心承担“结核病预防和控制”的课程设计、教师协调、课件准备、考试安排等工作。

【参与卫计委“全国结核病防治工作规范”的修订撰写工作】 2014 年，国家卫生计生委疾控局组织相关专家撰写十三五国家结核病防治工作规范，这一“工作规范”将是我国“十三五”期间国家结核病防治工作的总体的纲领性文件。临床中心参加了十余次专家讨论会并承担了部分章节的撰写工作。

【编制肺结核临床诊疗口袋书】 为基层结核病定点医疗机构，特别是新指定为结核病定点医疗机构的县级综合医院的临床医生、实验室人员以及相关专业技术人员提供具有针对性、指导性、简单、可操作的结核病规范化技术指导，以达到规范诊疗行为，为患者提供高质量诊疗服务目的，临床中心于 2014 年组织专家编写了肺结核临床诊疗系列口袋书，内容主要包括肺结核临床诊疗、实验室检查技术等，主要目标人群是基层（县级、地市级）从事结核病诊疗工作的临床医生、护理人员、实验室人员以及相关专业技术人员、进修人员、学生等。

【编写、发布“结核病就医指南】 2014 年，临床中心和结核病学分会组织专家编写了《结核病就医指南》，该书由中心许绍发主任、李亮副主任为主编，中心的十余位专家参与编写，由科学技术文献出版社和中华医学会结核病学分会正式发布。《结核病就医指南》分为两个部分，第一部分以问答的形式介绍老百姓关心的结核病相关知识，内容涉及结核病发病、流行、预防、诊断、治疗、生活及护理等，共二百余个问题，由北京胸科医院专家回答；第二部分是对全国50家结核病专科医院以及近200位结核病知名专家的介绍。本书希望给广大结核病防治人员、大众以及结核病患者提供一个了解结核病的途径；同时也为广大结核病患者就医提供帮助，是一本信息量丰富、实用性强的科普读物。

【结核病诊疗标准化培训教材撰写】 2014年，受国家卫计委疾控局委托，临床中心组织专家撰写国家结核病防治规划标准化培训教材的临床分册，目标人群为结核病诊疗机构的医务人员，内容包括结核病防治基本原则、医疗机构结核病防治管理、结核病感染和发病、结核病诊断方法、抗结核药物和化疗等十四个章节。目前已完成初稿。

（刘宇红）

鼠疫布氏菌病预防控制基地

【国家卫生计生委副主任徐科来鼠布基地调研指导】 2014 年 7 月 9 日，国家卫生计生委副主任徐科、疾控局局长于竞进、应急办副主任王文杰、中国疾控制中心主任王宇等一行 7 人，在吉林省卫生计生委主任隋殿军、副巡视员曲日胜及鼠布基地常务副主任张洪信、党委书记从显斌等人的陪同下，来到鼠布基地调研指导工作。调研组前往了位于白城市镇赉县大岗林场的国家级鼠疫监测点。徐科副主任向常年在监测点从事鼠疫监测工作的人员表示慰问，并查看了当地的检验室、办公区和住宿区，对国家级鼠疫监测点取得的成绩给予了充分的肯定。

10 日，调研组到鼠布基地参观了荣誉室、中国鼠疫自然疫源地沙盘模型、鼠疫动物标本室等。在鼠布基地召开了调研工作座谈会。会上，于竞进局长、王文杰副主任、王宇主任等分别对鼠布基地自成立以来在全国鼠疫、布氏菌病防治工作中所做的贡献和取得的成绩给予了充分的肯定。徐科副主任表扬了鼠布基地为全国鼠疫、布氏菌病防治工作做出的贡献，特别是在重大疫情处理防范方面成绩突出。她强调实验室生物安全工作应引起足够重视；要进一步做好全国布氏菌病监测工作；做好医疗机构人员培训工作，提高对鼠疫、布氏菌病认症及处理能力，做到早发现、早诊断、早治疗、早处理；加强专业队伍建设，做好鼠疫、布氏菌病相关研究工作。

【国家鼠疫菌种吉林保藏中心建设项目进展】 在国家卫生计生委和中国疾控中心的支持下，经过积极努力，“国家鼠疫菌种吉林保藏中心建设项目”初步设计和施工图设计已完成。通过吉林省发改委组织的专家评审。“项目”选址工作已通过吉林省住建厅的审批，在白城市规划局备案。已对项目建设场地进行了清理，为土建工程动工做好了准备。已完成了环境影响评价、节能评价、地震评估、职业病危害评估等工作。与规划，土地，消防等部门积极沟通，各项工作在进行中。

【鼠疫防治】

1. 疫情

(1) 人间疫情。2014 年全国（不包括台、港、澳）共计发生 3 起人间鼠疫疫情，发病 3 人，死亡 3 人。其中，7 月 15 日，甘肃省玉门市发生一起人间鼠疫疫情，发病 1 人，死亡 1 人；10 月 2 日，甘肃省肃北县发生一起人间鼠疫疫情，发病 1 人，死亡 1 人；10 月 14 日，甘肃省肃北县发生一起人间鼠疫疫情，发病 1 人，死亡 1 人。

(2) 动物疫情。2014 年（网报数据），在甘肃、青海、西藏、四川、云南、内蒙古、新疆 7 省区及新疆生产建设兵团的喜马拉雅旱獭、青海田鼠、齐氏姬鼠•大绒鼠、蒙古旱獭、长爪沙鼠、灰旱獭•长尾黄鼠、大沙鼠 7 种类型疫源地的 41 个县发生动物鼠疫疫情，分离鼠疫菌 127 株，检出 IHA 阳性材料 258 份，检出 RIHA 阳性材料 6 份。

2. 疫情监测。完成了 2014 年度全国鼠疫监测资料的汇总和工作总结；结合督导检查和各监测点监测总结情况，按照考核方案的要求，对 42 个鼠疫国家级监测点进行了 2013 年度监测工作考核。

3. 疫情处理。2014 年甘肃省发生 3 起人间鼠疫疫情，鼠布基地按照国家卫生计生委和中国疾控中心的要求，相继派出专家12人次参与7月15日、10月2日、10月14日人间鼠疫疫情处置工作。在这3次疫情处置过程中，专家们充分发挥自己的理论和现场经验，结合现场的实际情况与甘肃省的专家们共同协作，为疫情现场指挥部的每一步工作提供了依据，保障了这3起人间疫情处置工作的科学进行。

4. 网络直报。对全国鼠疫网络直报工作进行日常管理，监视疫情信息；指导甘肃省对3次人间疫情信息及时上报；对内蒙古新判定疫源县—杭锦旗的工作进行指导。2014年中国疾控中心信息中心对现有的鼠疫网络直报系统进行升级改造，鼠布基地协助中国疾控中心信息中心参与升级改造调研、编撰基础信息需求、新系统的校验等工作。

【布氏菌病防治】

1. 疫情。2014年全国布氏菌病报告病例58 515例，发病率为4.32/10万，比2013年（44 877例）上升30.39%。病例分布在全国30个省（区、市）的1601个县（市、区）。发病数排在前5位的省份分别为内蒙古（10 538例）、山西省（8732例）、新疆（7493例）、河北省（6756例）、黑龙江省（5721例）。

2. 疫情监测。完成了2014年度全国布氏菌病监测资料的汇总和工作总结。结合督导检查和各监测点监测总结情况，按照考核方案的要求，对95个布氏菌病国家级监测点进行了2013年度监测工作考核。

3. 督导检查。8月19—29日，派出专家对中国边境地区内蒙古兴安盟、锡林郭勒盟和呼伦贝尔的5个旗（县）的布氏菌病防治及监测工作进行了调研、督导检查。督导检查结果已及时反馈，并提出相应的整改意见。

【教育培训】 8月12—13日，应新疆生产建设兵团第八师石河子市卫生局的请求，举办“新疆石河子市地方病专干学习培训班”，来自新疆生产建设兵团第八师石河子市及辖区各疾控中心共20人参加培训。

12月19—22日，在内蒙古呼和浩特市举办“国家级监测点鼠疫防治信息管理技术培训班”，来自18个省区的42个国家级鼠疫监测点的鼠疫网报管理员参加培训。

【科研管理】 “鼠疫菌种、宿主、媒介、疫情管理信息系统的建立和应用”“吉林省地方病防控策略研究”“吉林省地方病防治专业队伍发展与建设的前瞻性研究”课题通过了吉林省卫生计生委鉴定，在吉林省科技厅登记。

“吉林省布鲁氏菌病门诊病历疗效观察及影响因素研究”课题在吉林省卫生计生委立项。

国家卫生行业科研专项项目“我国鼠疫风险评估及预测预警方法研究”课题已近尾声，已完成风险评估和预测预警部分。

【国际合作与交流】 完成世界银行项目《世界银行禽/人流感信托基金赠款中国新发传染病防控能力建设项目布鲁氏菌病防护行为干预》项目的汇总和考核验收工作，完成了总结分析报告。

1月14—16日，参加世界银行新发传染病防控能力建设项目布氏菌病防控战略国际研讨会暨项目完工会，并在会上做《中国布鲁氏菌病防控干预》的报告，得到世界银行和世界卫生组织专家的一致好评。此项目提出了当前我国人间布氏菌病防控策略和措施，并通过项目实施过程取得了实际经验和很好的效果，为全国推广实施奠定了基础。

10月30—31日，参加《布氏菌病实验室诊断技术和疫苗国际研讨会》，会上代表国家卫生计生委做主题发言，并与欧盟官员、法国OIE布氏菌病参比实验室专家达成意向性合作。

【编辑出版新闻宣传】 完成全国《鼠疫监测增刊》及《中国地方病防治杂志》1～6期相关论文的编辑、加工、出版、发行工作。

完成了基地网站首页的栏目、内容调整，将网站导航的内容增加到22项。全年在基地网站刊登各类信息、新闻、资讯等30篇。

【党群工作】 加强思想政治素养，坚持理论学习。订阅了《习近平总书记系列重要讲话读本》《党的十八届四中全会决定学习辅导百问》等学习资料。领导班子坚持理论中心组学习，带头努力做到了学习的表率。

组织支部书记学习新颁布的《中国共产党党员发展工作细则》。今年，有3名同志成为中国共产党预备党员，3名预备党员转为正式党员，1名新参加工作同志的党组织关系转入，17人列入积极分子。举办以“凝聚、愉悦”为主题，在妇女节、护士节、建军节、国庆节、元旦、春节等重大节日，开展职工群众喜闻乐见的文体活动。组织以“为民、敬业”为主题文化长廊主题宣传活动。利用主页网站，以“弘扬先进、创先争优”为主题，在党建与精神文明栏目发布多篇报道，加大对先进典型的宣传力度，大力弘扬劳模精神，发挥劳模的引领作用和辐射效应。

【荣誉表彰】 从显斌同志荣获“吉林省特等劳动模范”荣誉称号。

李铁锋同志荣获“白城市特等劳动模范”荣誉称号。

（李猛、陈显赫）

儿少中心

【工作概况】 2014年度共有教职工19人，其中教授/研究员5人，副教授/副研究员5人；具有博士学位11人、硕士学位2人；具有博士生导师资格3人、硕士生导师资格7人。在读研究生25名，毕业研究生10名。

共承担14门北京大学医学部本科生、研究生理论教学工作，如《儿童少年卫生学》《成人期常见病的早期预防》《儿童生长发育与青春期健康》《儿童青少年危险行为与伤害预防》《艾滋病预防与控制》《女性健康》《青少年行为发展与健康》《学校卫生与健康促进》《高级营养研究设计》《青春期发育与健康》《儿童青少年伤害预防与生活技能为基础的干预》《高级儿少卫生》等，全年总学时数达到414学时，覆盖学生总人数达到493人次。

中心成立以来，一直承担全国性儿童青少年卫生与学校卫生专业政策法规起草、科学研究、技术指导、业务咨询及专业技术人员培训等任务。主要研究方向有生长发育、儿童营养、心理卫生、青春期内分泌及生殖卫生、健康教育与健康促进、学校卫生标准、学校卫生管理与疾病控制等。所在学科点儿少卫生与妇幼保健学于2007年被教育部确定为国家重点（培育）学科，2008年确定为北京市重点学科。

2014年继续执行学生重大疾病防控技术和相关标准研制及应用项目（简称"1147计划"）、全国学生体质健康调研、全国学生甲乙类传染病报告，以及学校卫生标准委员会秘书处工作。2014年度新中标项目14项，总经费200万人民币，资助来源主要为国自然、卫计委、教育部以及国际合作等。如国家卫生和计划生育委员会法制司资助《学校卫生标准需求分析及标准体系建设研究》《2014年学校卫生标准管理》，教育部人文社会科学研究规划基金自助《以社会生态学理论为基础的青少年伤害预防机制研究》，教育部资助《2014年全国学生体质与健康调研》《高校预防艾滋病教育工作调研与干预试点活动》，国家自然科学基金资助《生命早期营养不良与成年期心血管病风险的回顾性队列及其表观遗传机制》，联合国儿童基金会资助《教育部门应对儿童虐待问题研究》，美国伊利诺伊大学芝加哥分校资助《艾滋病培训》，国际儿童救助会资助《学校体育与健康教育优秀教案征集评选活动》，等。

共发表中文核心期刊论文23篇，sci期刊论文10篇，出版儿少卫生方面著作3部。主办国内学术会议2次，分别为《第五届北京大学儿童青少年健康论坛》《以学校为基础的儿童肥胖环境和政策干预研究》。

【学生重大疾病防控技术和相关标准研制及应用项目取得新进展】 学生重大疾病防控技术和相关标准研制及应用项目（简称"1147计划"）旨在通过项目实施，建立学生健康综合信息平台，制定学生健康相关标准，促进学校卫生工作科学化、规范化、标准化。儿少/学校卫生中心于2014年度顺利完成1147计划所有研究任务：建立1个中小学生健康综合信息平台，并正式试运行（域名http://health1147.bjmu.edu.cn）；修订1套卫生部认可的标准（16项）及标准体系，目前完成标准报批稿2项、送审稿2项、征求意见稿12项；研发解决近视、肥胖、常见传染病、学校突发公共卫生事件等中小学生四个主要健康问题的适宜技术，目前完成四项技术服务包各1套，其中近视防控技术包括坐姿矫正器获国家专利1项、肥胖防控技术包括评价转盘获国家专利1项；完成7个示范基地四项适宜技术干预，目前正在进行四项适宜技术干预效果评价，同时正在将各示范基地研究成果汇总到《学生重大疾病防控技术实践与应用》（正在出版）。

【2014 年全国学生体质健康调研工作顺利完成】 2014 年全国学生体质健康调研是自 1985 年每 5 年一次的全国学生体质健康调研制度建立以来第 7 次大规模多民族的学生体质健康调研。为了与国民体质健康监测工作协调一致，从 2000 年开始，学生体质健康调研工作即作为了国民体质监测体系的重要组成部分之一。为此，2010 年学生体质健康调研各项工作均与国民体质监测的其他三个人群监测工作同步进行。在教育部、国家体育总局、卫计委、科技部、国家民委、财政部等相关部委的密切配合、大力支持下，本次调研对全国 31 个省、自治区、直辖市，27 个民族，1137 所学校，7～22 岁共 448 412 名学生的身体形态、生理机能、身体素质、健康状况等 4 个方面的 24 项指标进行了调研检测。全国学生体质健康监测中心对各地上报的调研数据进行整理、汇总、核实、逻辑检错与计算，报告正在撰写中。

【完成 2013 全国法定传染病学生部分分析报告】 儿少 / 学校卫生中心完成 2013 年全国法定传染病学生部分的分析报告。主要内容：2013 年学生中甲乙类传染病报告发病 91 950 例，报告发病率 43.42/10 万，报告死亡 223 人，报告死亡率 0.11/10 万，病死率 0.24%。报告发病数居前 5 位的病种依次为肺结核、痢疾、乙肝、猩红热、伤寒和副伤寒。报告死亡病例中狂犬病占甲乙类传染病死亡总数的 43.05%，为导致小学生、初中生死亡的主要法定传染病。丙类传染病报告发病 318 648 例，报告发病率 150.47/10 万，报告死亡 3 人（手足口病 1 人，流行性感冒 2 人）。报告发病数居前 5 位病种依次为流行性腮腺炎、手足口病、其他感染性腹泻、流行性感冒和风疹。2013 年全国共报告学校突发公共卫生事件 555 起，占全国突发事件报告总数的 70.13%；其中乡小学和幼托机构共报告事件 293 起，占学校突发事件总起数的 52.79%；全国学校突发公共卫生事件中，报告事件数以传染病为主，占 93.69%。报告提示，2013 年学校（特别是农村小学以及幼托机构）仍为部分法定传染病和突发公共卫生事件高发的主要场所。卫生部门应配合教育部门加强对学校卫生工作。

【学校卫生标准委员会工作取得新进展】 2014 年学校卫生标准委员会秘书处协助国家卫生计划生育委员会卫生监督中心征集学校卫生标准制定计划 10 项，获批 5 项，分别为“儿童睡眠问题与干预指南”“儿童神经心理发育评估”“新设立托幼机构卫生评价”“不同胎龄新生儿出生体重、身长、头围”“铅笔图层中可溶性元素最大限量”。另外，通过初审、预审和会审，2014 年审核通过 4 项卫生标准，分别为《儿童少年矫正眼镜卫生要求》、《托儿所、幼儿园卫生综合评价》、《中小学校卫生（保健）室规范》、《学校直饮水卫生规范》等。这些标准的计划和审核，将为学校卫生工作的标准化起到重要的推动和促进作用。

【第五届北京大学儿童青少年健康论坛胜利召开】 2014 年 11 月 12 日，由儿少 / 学校卫生中心主办的“第五届北京大学儿童青少年健康论坛”在北京和平里大酒店召开。出席本次论坛的有北京大学儿童青少年卫生研究所所长马军教授、副所长王海俊教授、新西兰奥克兰大学国立健康创新研究所 Cliona Ni Mhurchu 教授、Ralph Maddison 副教授、香港浸会大学 Lau Wing Chung 教授，以及来自全国 11 个省 / 自治区 / 直辖市的学校卫生领域专家和研究生。奥克兰大学 Ralph Maddison 副教授、Cliona Ni Mhurchu 教授、Patrick W.C. Lau 教授、安徽医科大学陶芳标教授、北京大学王海俊教授进行主题报告，报告内容分别为科技与儿童身体活动、社会环境对于儿童青少年饮食行为的影响、应用手机增加儿童身体活动的研究、近视流行趋势和影响因素和儿童肥胖的预防控制研究进展。该论坛为国内外同仁提供了一个沟通和交流的平台，对儿童青少年卫生的学科发展起到促进作用。

【国家自然基金项目研究重要进展】 王海俊教授正在主持的国家自然基金面上项目“基于 INSIG—SCAP—SREBP 通路的儿童肥胖易感基因作用及机制研究”，2014 年取得重要进展：①发现 INSIG2、SCAP、SREBP2 三个基因位点的交互作用可使肥胖患病风险提高 79.9%（P＝6.61×10—9）（Liu FH，et al. Biomed Res Int 2014）；②携带 INSIG2 基因 rs9308762 多态性 CC 基因型的 ALT 水平显著高于 TC/TT 基因型携带者（P＝0.007），其作用独立于 BMI（Guan L，et al. J PediatrGastroenterolNutr，2014）；③ FTO、ROPN1L、CDH12、MFAP3—GALNT10、FER1L4 五个基因位点的累计作用明显增加儿童超重 / 肥胖的风险（OR＝1.197，P＝0.002）（Meng XR，et al. Pediatric Res，2014）。该研究结果为阐明肥胖发病机制、开展有效的预防控制提供重要依据。

【完成高校预防艾滋病工作调研与干预试点活动】 受教育部体育卫生与艺术教育司的委托，北京大学儿童青少年卫生研究所 2014 年 3—7 月在北京、重庆、湖北、江苏、山东、黑龙江、吉林、上海、四川、广东、浙江、天津、内蒙古、河南、云南等十五省 60 所高校开展了预防艾滋病教育工作调研，内容包括学生问卷调查、学校问卷调查、学校健康教育相关部门及教师访谈和男男同性恋学生（以下简称“男同学生”）访谈。对工作调研获得的数据进行了统计分析并形成了 5 万字的调研报告。同年 8 月—12 月选择在北京、重庆、哈尔滨、武汉、南京、青岛等 6 个地区的部分高校集中开展高校预防艾滋病教育活动。各地高校组织开展了多种形式多样的活动，如预防艾滋病“健康教育一刻钟”、预防艾滋病同伴教育、专题研讨、知识竞赛、集中签名、资料发放、“微作品”创作征集（微电影、微小说、海报漫画等）等形式多样、内容丰富的活动。调研与干预活动有效地推动了高校预防艾滋病教育工作的开展。

【完成北京市残疾人体检数据分析与报告】 2014 年 3—8 月，儿少 / 学校卫生中心星一副教授与北京市残疾人联合会康复部工作人员合作，利用北京市残疾人联合会 2013 年在 16 个区县开展的残疾人免费健康体检数据，对北京市 24 065 名不同残疾程度和残疾类别的残疾人健康状况及康复服务需求和利用情况进行了数据分析。结果显示北京市残疾人超重和肥胖、高血压、高血糖等心脑血管疾病高危因素检出率高，发病年龄较正常人早，康复需求旺盛，特别是对康复及心脑血管疾病预防知识等需求率高。不同残疾类型残疾人疾病特点和康复需求特点不同。该数据结果为北京市残疾人联合会今后的政策制定提供了基础数据，意义重大，该分析报告已经被北京市残疾人联合会印刷成册，在残疾人联合会内部发行。

【自然灾害紧急安置营养标准制定】 2014 年 1—4 月。李榴柏副教授参加民政部国家减灾中心关于“自然灾害紧急安置营养标准制定”工作。根据国际惯例和我国最新的营养标准，完成制定国家自然灾害紧急安置营养标准。研究结果为国家制定自然灾害紧急安置营养标准提供重要依据。

【《义务教育学生营养促进法》框架研讨会】 2014 年 11 月 16 日香山饭店李榴柏副教授参加《义务教育学生营养促进法》框架内容研讨会，2014 年 11 月 20—30 日参与其中关于学生营养改善工作中学校健康教育的相关法规部分的撰写。内容包括：立法背景、立法的重要性、法条说明（国外法律的相关规定、我国的现状、国内法律法规和要求等）。

【完成大学生艾滋病抗体检测意向调查】 儿少 / 学校卫生中心朱广荣副教授主持的教育部人文社会科学研究规划基金项目“大学生艾滋病检测意向研究”于 2014 年完成调研报

告。课题组通过对北京地区6所高校2321名大学生的问卷调查发现，北京地区高校大学生曾接受过各种形式的艾滋病抗体检测者占2.8%，检测率与性别呈显著相关，男生多于女生，与年级、生源地区、城乡、专业等未发现相关性；明确表示有检测意向者占33.3%，49.1%表示无检测意向。若曾经发生与他人共用注射器、静脉注射吸毒、与未知感染状态者发生无保护性行为、多个性伴侣等感染艾滋病危险行为，则寻求检测可能性分别为84%、81.9%、75.4%、75%。认为自己有需要学习HIV检测相关知识者占87.5%，有必要做艾滋病抗体检测者占30.2%。调研结果提示高校需要采取适宜措施提高大学生感染艾滋病风险意识，提高检测意向。

（朱广荣、马军）

精卫中心

【全国严重精神障碍管理治疗工作】 2014年继续承担中央补助地方严重精神障碍管理治疗项目的日常管理工作。2014年项目经费大幅增长，从2013年的9387万元增长到4.7亿元。截至2014年12月底，项目覆盖全国30个省（自治区、直辖市）（不含西藏）和新疆生产建设兵团308个市州的2480个区县，实际覆盖人口12.5亿人。全国登记在册严重精神障碍患者429.7万例，73.2%的患者接受基层医疗卫生机构提供的随访管理及康复指导服务。继续负责项目预算、执行、培训、技术指导、调研督导及相关工作。为保障经费大幅增长后项目顺利实施，协助国家卫生计生委组织编写了《严重精神障碍管理治疗项目实施方案（2014年版）》《严重精神障碍管理治疗项目技术方案（讨论稿）》《全国精神卫生综合管理试点建设方案（讨论稿）》等。

【全国严重精神障碍信息系统二期建设】 受国家卫生计生委疾控局委托，继续承担国家严重精神障碍信息系统一期日常管理工作和系统二期建设工作。系统二期已顺利建成，于2015年1月1日正式上线运行，在一期已实现统一标准的数据收集和统计分析基础上，新增多个管理模块，实现了患者居家与住院信息的动态结合，不仅为政府决策提供循证依据，更方便基层日常管理，有利于为患者提供全程服务。组织编写《国家严重精神障碍信息系统技术指南》《国家严重精神障碍信息系统操作手册》，协助国家卫生计生委疾控局制订《国家严重精神障碍信息系统管理规范》并下发使用。援助内蒙古、新疆和西藏自治区开展系统二期培训工作。

【精神卫生专业队伍能力建设】 全年组织举办各类培训/会议13次，共培训847人次。邀请多名来自挪威医学会、美国哈佛大学医学院、澳大利亚墨尔本大学和亚澳精神卫生中心的知名专家担任讲员。内容主要包括精神卫生法与伦理、平衡康复、医疗质量、现场调查工具等。

【对外合作与交流促进】 全年出国出境学习、开会、合作共计8人22人次。如赴越南参加WHO西太地区研究讨论会，赴加拿大温哥华参加第16届环太平洋精神科医师协会论坛，赴日本奈良参加2014世界精神病学会流行病学和公共卫生论坛，赴缅甸仰光参加第三届缅甸精神卫生大会，赴奥地利萨尔茨堡参加“行为和精神卫生服务的新范式”全球研讨会，赴波多黎各圣胡安参加第29届阿尔茨海默病国际协会国际会议及1066痴呆研究协作组工作会，赴美国波士顿WMH联盟年会，赴香港参加WPA区域会议等。全年接待国外来访学者和专家13人，包括澳大利亚与新西兰皇家精神科医师学会Murray Patton和Andrew Peters教授、挪威医学会Eline Thorleifsson和Bjorn Hoftvedt教授、强生公司中东地区管理总监Paul Copeland、美国哈佛医学院Byron Good教授、英国国王伦敦学院Graham Thornicroft教授、澳大利亚墨尔本大学Chee Ng教授、澳大利亚亚澳精神卫生中心主任Julia Fraser女士、副主任Magaret Goding女士、澳大利亚布弗里中心精神卫生项目主管Brenden O’Hanlon先生、美国加州大学Irvine分校行为脑电图实验室主任金怡教授、英国牛津大学国际发展学博士生Samuel Galler等。

【全国精神卫生调查】 中国精神卫生调查（CMHS）是我国首次具有全国代表性的精神

卫生调查，项目获得卫生公益性行业科研专项和“十二五”国家科技支撑计划分别资助了2022万元和476万元，于2012年启动。CMHS项目与CDC“2013年中国慢性病及其危险因素监测”相结合，在全国31个省市的157个区县开展调查，计算有效调查样本30000人。现场调查分为两阶段实施，第一阶段是由非精神卫生专业人员采用国际公认的复合性国际诊断交谈量表（CIDI）和社区痴呆筛查表（CSID）对心境障碍、焦虑障碍、物质使用障碍进行诊断，并对精神分裂症及其他精神病性障碍和老年期痴呆进行筛查；第二阶段由精神科医生对上述筛查阳性以及部分阴性的研究对象进行定式临床访谈，对精神分裂症及其他精神病性障碍以及老年期痴呆进行确诊。两个阶段的现场调查均在王宇主任、梁晓峰副主任亲自领导下，慢病中心王临虹主任和监测室王丽敏主任具体指导下，由CDC各级中心组织协调下完成。2013年CMHS项目正式启动，完成方案优化、抽样、调查相关软件系统开发、两阶段调查员及协调员培训、预调查等工作，并启动现场入户调查及质量控制工作。2014年CMHS项目主要完成调查软件系统的优化、新增第二阶段调查员培训、项目工作组建立，完成全部调查点的现场调查和大部分质量控制工作，并进行数据清理、统计分析和文章、报告撰写等。CMHS项目通过及时的时长核查、录音核查、电话核查和实地核查等手段，确保了调查质量，是我国迄今为止质量控制最为科学严格的全国精神卫生调查。项目将获得我国精神障碍患病率、疾病负担、卫生服务利用情况及相关因素信息，从而确定重大精神障碍的早期防治，合理分配卫生资源，具有探讨精神障碍发生、发展、预后的理论价值，而且对精神障碍诊断、治疗和预防具有重要的现实意义。

【心理危机干预队伍发展】 2014年对灾后心理危机干预操作流程进行讲解演练，共培训280多名精神卫生专业人员，为地方灾后心理危机干预储备了队伍。参加北京市卫生计生委主办，天津市卫生计生委、河北省卫生计生委和北京市怀柔区卫生计生委协办的“京津冀重大泥石流突发事件医疗卫生救援联合应急演练”，对心理危机干预组的模拟场景心理救援演练进行考核和点评。

【填补精神卫生服务空白区】 配合国家卫生计生委疾控局组织国内专家赴西藏自治区进行针对医护人员的精神卫生防治知识和技能培训，实现了零的突破，全国再无精神卫生服务空白区。

【世界精神卫生日宣传】 协助国家卫生计生委进行2014年“世界精神卫生日”宣传主题策划和现场组织宣传等。

（马宁、吴霞民、王勋、马弘、黄悦勤）

老年保健中心

【科研课题与研发】 2014年老年保健中心新获科研课题与研发项目17项，总经费1790.6万元。包括：国家临床重点专科建设项目卫生部重点实验室项目，黎健，500万元；中华骨髓库质控项目，蔡剑平，328万元；国家重大科学研究计划课题，“基于人多能干细胞模型的衰老及糖尿病的分子机制研究”，黎健，96万元；国家自然科学基金面上项目，“TLR4参与糖尿病动脉粥样硬化的分子机制的研究”，齐若梅，80万元；国家自然科学基金面上项目，“卵磷脂胆固醇酰基转移酶活性与动脉粥样硬化危险关系研究”，董军，80万元；国家自然科学基金面上项目，“11β-HSD1在白色脂肪组织棕色化过程中的作用及其调控机制研究”，李国平，73万元；国家自然科学基金面上项目，“转录共调节因子Ddx17在心肌细胞损伤中的调控作用及机制的研究”，沈涛，73万元；国家自然科学基金面上项目，“中国人前列腺癌新融合基因的识别及其功能研究”，朱小泉，70万元；国家自然科学基金青年基金项目，“马达蛋白kinesin-1调节脂联素分泌的作用及机制研究”，崔菊，25万元；国家自然科学基金青年基金项目，“miR-190调控糖脂毒性诱导的胰岛β-细胞功能损伤的作用及机制”，原慧萍，23万元；国家自然科学基金青年基金项目，“cGMP与Tropomyosin相互作用在肺动脉高压发生发展中的作用机制研究”，邹丽辉，23万元；北京市自然科学基金面上项目，“新转录共调节因子DDX17在血管内皮细胞损伤中的保护作用和机制的研究”，沈涛，18万元；北京市自然科学基金青年项目，“Kinesin-1调节脂联素分泌的作用及机制研究”，崔菊，8万元；国家卫计委委托项目，“老年医疗服务体检建设规划研究”，曾平，8万元；医学实验室质量监控，蔡建平等，84万元；血脂标准物质与溯源认证，王抒等，19.6万元；保健品功能评价，胡刚等，282万元。

【科研论文与成果】 2014年老年保健中心获得科研成果5项。包括：心房颤动发生相关因素及抗凝治疗药物基因组学研究，2014年北京市科学技术奖三等奖；在TNNI2突变基因Knock-in小鼠模型中探索远端关节弯曲发病机制的研究，北京医院科研成果奖一等奖；血清支链和芳香族氨基酸与动脉粥样硬化性心血管病及其危险因素关系的研究，北京医院科研成果奖二等奖；基因组变异和甲基化修饰在长寿及代谢表型中的作用和预测研究，北京医院科研成果奖二等奖；microRNA 130b通过对整合素b1的靶向调控抑制大肠癌转移的作用及机制研究，北京医院科研成果奖三等奖。2014年度老年保健中心发表科研论文79篇，其中SCI 51篇，国内核心期刊28篇。授权国家发明专利7项，申请国家发明专利6项。同时制定了三项规划与标准，包括：亚洲肌少症诊断共识；WHO中国老年健康状况及应对策略报告；国家卫计委“老年医疗服务体系建设研究与规划”。

【教学与人才培养】 获得北京医院教学优秀集体奖；在北京医院2014年教学中排名第二位；培养研究生60名，其中博士生14名，硕士生46名；培养博士后2名。

【学术会议与学术交流】 举办会议5次，包括：“RNA氧化医学国际研讨会”、“老年病防治研究——老年相关疾病与抗衰老研讨会”、“人口健康长寿与老龄化主题研讨会”、“老年医疗服务体系规划建设研讨会”、“第三届全国老年健康与转化医学论坛”。进行了大量的学术交流，包括：在国家卫生计生委委级科研基地管理工作会上介绍老年医学重点实验室建设经验（从 80 个重点实验室中挑选 4 个重点实验室介绍）；在国际会议发言 13 人次、全国学术会议大会发言 49 人次；在外单位应邀讲学 38 次；选派 1 名研究人员和 1 名博士生到美国学习。

（黎健、史晓红）

第五部分　人事人物

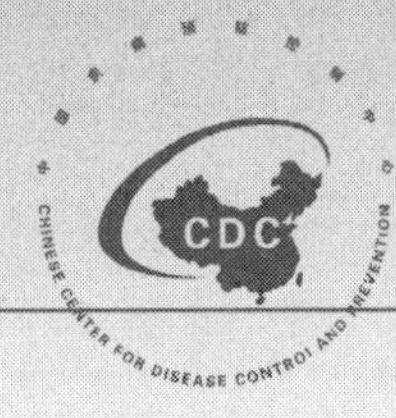

中心领导

主　　任：王　宇
党委书记：梁东明
副 主 任：杨维中　刘剑君　高　福　梁晓峰　冯子健
党委副书记兼纪委书记：王　健

机关处室负责人

中心办公室	主　任：张戈屏	副主任：席晶晶
人力资源处	处　长：张学清	
规划财务处	处　长：张　雁	副处长：刘丽芳　胡文上
国际合作处	处　长：王晓琪	副处长：胡　虹
科技处	处　长：何广学	副处长：陆　凯
实验室管理处	处　长：王子军	副处长：赵赤鸿　魏　强　卢选成
设备条件处	处　长：王茂武	副处长：王　强
教育培训处	处　长：罗会明	副处长：周海城　戴　政
基建处	处　长：张利民	工程办副主任：郭　达 副处长：蒋晋生
二期筹建办	主　任：王　健（兼）	
后勤运营管理中心	主　任：谭吉宾	副主任：杜　娟　谷　鑫
审计处	处　长：袁灵华	副处长：王　颖
科技开发办公室	主　任：王茂武	副主任：陈　晨
学术出版编辑部	主　任：谭　枫	副主任：张　群
保卫处	处　长：陈　峰	副处长：邹　斌
党委办公室		副主任：孟宪平　项　春
纪检监察办公室		副主任：白雪平 正处级纪律检查员：管新建
群众工作处	处　长：李新焕	副处长：刘海龙

离退休人员管理处	处　长：田占平	副处长：王晓锋
后勤服务中心		副主任：王彪峰　王海东
城南办公区综合办公室	主　任：倪　方	
政策研究与健康传播中心	主　任：王　林	副主任：郭浩岩
公共卫生监测与信息服务中心	主　任：马家奇	副主任：苏雪梅　傅　罡　戚晓鹏
卫生应急中心	主　任：李　群	副主任：倪大新
传染病预防控制处	处　长：余宏杰	副处长：李中杰
公共卫生管理处		副处长：刘东山　雷苏文
慢性病防治与社区卫生处	处　长：施小明	副处长：吴　静
免疫规划中心	主　任：李　黎	副主任：王华庆　崔富强　尹遵栋
结核病预防控制中心	主　任：王黎霞	副主任：成诗明　陈明亭　赵雁林
流行病学办公室	主　任：么鸿雁	
12320全国公共卫生公益电话管理中心		副主任：崔　颖
控烟办公室		副主任：姜　垣

直属单位领导

传染病预防控制所

所　长：徐建国

党委副书记兼纪委书记：边志强

副所长：卢金星　张建中　阚　飙

病毒病预防控制所

党委书记：武桂珍

副所长：董小平　许文波

副所长兼纪委书记：舒跃龙

寄生虫病预防控制所

所　长：周晓农

党委书记：陈晓红

副所长：许学年　曹建平　肖　宁　李石柱

性病艾滋病预防控制中心

主　任：吴尊友

党委书记兼副主任：韩孟杰

副主任：刘中夫　孙江平　汪　宁

党委副书记兼纪委书记：葛利荣

慢性非传染性疾病预防控制中心

常务副主任：王临虹

党总支书记兼副主任：李志新

副主任：周脉耕　马吉祥

营养与健康所

党委副书记：刘开泰

副所长：赵文华　马冠生　赖建强

环境与健康相关产品安全所

党委书记：高贵凡

党委副书记兼纪委书记：张全增

副所长：白雪涛　徐东群

职业卫生与中毒控制所

所　长：李　涛

党委书记：倪　方

副所长：郑玉新　孙承业　孙　新

辐射防护与核安全医学所

所　长：苏　旭

党委书记：曹进华

副所长：孙全富　丁库克

农村改水技术指导中心

常务副主任：陶　勇

副主任：田永建　张　荣

妇幼保健中心

主　任：张　彤

党总支书记：徐春梅

副主任：金　曦　樊延军

挂靠单位领导

地方病控制中心

主任兼党委副书记：孙殿军

主任助理：申红梅

性病控制中心

主　任：王宝玺

副主任：陈祥生

麻风病控制中心

主　任：王宝玺

常务副主任：张国成

结核病防治临床中心

主　任：许绍发

副主任：李　亮　蔡　超　张宗德

鼠疫布氏菌病预防控制基地

所　长：张洪信

党委书记：丛显斌

纪检书记：谢景琦

副所长：周万军　王大力

儿少/学校卫生中心

主　任：马　军

副主任：马迎华

精神卫生中心

主　任：黄悦勤

常务副主任：马　弘

老年保健中心

主　任：黎　健

副主任：杨　泽　蔡剑平　郭　健

全国政协委员

王　宇（中国疾控中心）
董小平（中国疾控中心病毒病所）
邵一鸣（中国疾控中心性艾中心）

院　士

侯云德（中国疾控中心病毒病所）
曾　毅（中国疾控中心病毒病所）
洪　涛（中国疾控中心病毒病所）
徐建国（中国疾控中心传染病所）
高　福（中国疾控中心）

第六部分　大事记

一　月

1月3日，中国疾控中心协助国家卫生计生委和国家食药总局联合召开2013年12月媒体报道的乙肝疫苗事件第二次新闻通气会，通报对事件的最终调查结果，该事件与接种乙肝疫苗无关，并回答了记者关注的相关问题。至此，该事件在媒体报道20天后得到平息。

1月7—9日，受国家卫生计生委妇幼司委托，妇幼中心在北京举办预防艾滋病、梅毒和乙肝母婴传播数据分析与利用培训班，来自全国各省级数据信息管理与分析工作人员约110人参加了培训。

1月12—15日，在云南省昆明市举办了“农村义务教育学生营养改善计划”工作能力培训班，对实施“计划”的22个试点省的省级疾控中心以及50个重点监测县的工作人员共约110人进行了培训。

1月，全国范围启用国家免疫规划信息管理系统，开展疫苗、冷链、接种率、疑似预防接种异常反应监测报告。

1—3月，应急中心派出专家赴菲律宾参与WHO台风“海燕”人道主义援助行动，指导当地疾病监测系统的恢复、重建及灾后疫情防控。

二　月

2月10日，国务院办公厅正式发布《中国食物与营养发展纲要（2014—2020年）》（以下简称《纲要》），这是继《九十年代中国食物结构改革与发展纲要》、《中国食物与营养发展纲要（2001—2010年）》之后，我国政府制定的第三部关于食物与营养发展的纲领性文件。营养所组织撰写解读资料和解读文章总计5万字。

2月13日，国家卫生计生委、上海市政府召开委市合作领导小组会议，热带病研究中心建设被确定为2014年委市合作首项工程。

2月21日，中国疾控中心印发《全国麻疹监测方案》（中疾控疫发〔2014〕36号）。新的麻疹监测方案结合了中国消除麻疹工作实际及WHO对麻疹监测的新要求，适时将风疹监测纳入麻疹监测系统，为进一步巩固和提高监测水平打下基础。

2月28日—3月1日，中英全球卫生支持项目启动会召开。

1—2 月，中心参与了国家住院医师规范化培训相关方案的研讨、编制工作，牵头研制《住院医师规范化培训内容与标准（试行）—预防医学科培训细则》、《住院医师规范化培训基地认定标准（试行）—预防医学科专业基地认定细则》，由国家卫生计生委于 8 月印发执行。这为我国顺利启动首次设立的预防医学科住院医师规范化培训制度提供了保障。

三 月

3 月 1 日，中国疾控中心在天津召开京津冀麻疹疫情分析及防控工作研讨会。

3 月 10—14 日，中国全球基金结核病项目耐多药结核病防治领域二线抗结核药品培训班在长春举办。

3 月 14 日，公卫处在北京组织召开雾霾健康影响监测与快速评估专家咨询会。会议邀请国内相关领域专家，就卫生计生部门针对雾霾对健康影响有限关注的研究领域、核心问题及重点人群进行了讨论，并提出了研究、调查及评估的总体思路、方法手段和数据需求等。

3 月 14—16 日，应急中心派员赴浙江、湖南、福建和广东开展人感染 H7N9 禽流感活禽市场管理措施现场调研。

3 月 19—21 日，全国艾滋病性病丙肝防治工作会议在湖南长沙召开，会议传达了中央领导指示和国艾委会议精神，全面总结了 2013 年工作进展，对国内外防治策略进行了分析，交流了社会组织参与艾滋病防治工作等方面的工作经验，明确了 2014 年工作要求。

3 月 20—21 日，职业卫生所组织召开“中日职业病研究学术会议”，尘肺病、石棉及相关疾病、职业中毒、肌肉骨骼损伤等专业领域 100 名中日专家参加会议。

3 月 21 日，中国健康教育中心、中国疾病预防控制中心共同在北京举办世界防治结核病日主题宣传活动。

3 月 26 日，2014 年度全国省级妇幼保健院院长年会在江苏南京召开。

3 月 27 日，病毒所王大燕在人民大会堂召开的中央国家机关“为民、务实、清廉典型事迹报告会”上做报告。

3 月 27—28 日，中国疾控中心在北京召开了风疹监测及防控策略研讨会。

3 月，完成《2013 年全国农村饮水安全集中供水工程水质卫生监测报告》和《2013 年全国农村饮用水水质卫生监测报告》，并上报国家卫生计生委疾控局。

3 月，中心组织 101 名处级以上干部参加为期 5 天的集中轮训班。

3 月，中国—比尔及梅林达•盖茨基金会艾滋病防治合作项目圆满结束。该项目 6 年多的实施，极大地改善了男男性行为人群艾滋病防治工作的政策环境；推动了社区组织参与艾滋病防治工作的程度，并显著提高了社区组织工作能力。

四 月

4 月 1 日，性艾中心组织开发的全国艾滋病检测实验室信息管理系统在全国范围内正式启用。该系统的启用将进一步加强全国艾滋病检测实验室的信息化管理、提高工作效率，为决策参考和实验室质量管理提供及时、可靠的数据。

4 月 4 日，蒙古国卫生部部长那•乌德瓦勒女士一行 8 人访问中国疾控中心，双方表示将就共同关注的边境地区传染病防控等领域建立信息常规沟通机制，合作开展研究和培训。

4月8—9日，全国结核病耐药监测暨省级结核病参比实验室工作会议在天津召开。

4月9—12日，国家卫生标准委员会放射卫生标准专业委员会在贵阳市召开2014年第一次全体委员工作会议。

4月11—14日，环境所派专家赴兰州参与兰州自来水苯超标事件调查处置工作，进行现场勘查、审查，指导水质采样和监测工作。

4月14—18日，世卫组织专家组通过对中国疾控中心和国家药监相关部门的考核，以及对湖北省和重庆市的现场检查，对我国AEFI监测工作给予了高度评价。我国AEFI监测再次以高分通过了世卫组织的NRA评估，标志着我国疫苗上市后监测工作继续保持国际先进水平。

4月15日，加拿大卫生部长罗那•安布罗斯女士一行7人访问中国疾控中心，双方就传染病防治、公共卫生监测、慢性病防治、卫生应急以及生物安全和实验室能力等进行交流，并表示将进一步扩大和深化交流与合作。

4月17日，中心在江苏省南京市举办12320卫生热线信息录入和统计分析培训班，进一步规范12320卫生热线业务数据信息的收集与分析。

4月21—25日，中心组织开展主题为“查隐患　抓落实　保安全”的第八届实验室安全周活动。

4月22—24日，全球环境基金（GEF）“适应气候变化保护人类健康”项目成员国经验交流会在深圳召开。参加本次会议的有来自世界卫生组织总部、斐济、肯尼亚、乌兹别克斯坦和巴巴多斯的专家和代表、国家卫生和计划生育委员会疾控局、中国疾病预防控制中心公共卫生管理处和国际合作处、环境所以及深圳市卫生和计划生育委员会的领导和专家。

4月23—26日，《医用X射线诊断放射防护要求》等放射卫生标准宣贯会议在昆明市召开。

3—4月，中心实施绩效工资和疾控特岗津贴相继得到批复。积极向人社部申请2007—2012年特殊补贴经费，组织直属单位人事干部测算和提供充分依据，得到认同批复。

五　月

5月13 —14日，受国家卫生计生委应急办委派，辐射安全所相关专家赶赴苏州、南京等地开展南京放射源丢失事故卫生应急现场调查指导工作。

5月14—16日，中国疾控中心与比利时达米恩基金会联合举办了西藏自治区结核病统计监测培训班。

5月21—23日，中国卫生政促会疾控分会在广东省召开常务理事会议，商讨2014年理事培训会议议程、践行核心价值观演讲比赛等内容。

5月22—23日，国家卫生计生委 / 联合国儿童基金会妇幼卫生相关项目2014年度工作会议在青海省西宁市召开。

5月28日，中国疾病预防控制中心王宇主任在第27个世界无烟日主题宣传活动上发布《2014中国青少年烟草调查报告》。本次调查是我国首次采用全球统一的标准方法，针对青少年开展的、兼具国家和省级代表性的烟草专项调查。

六 月

6 月 12 日，北京大学医学部公共卫生学院与中国疾控中心营养与食安全品所共建教学科研基地挂牌仪式在中心举行。

6 月 12—13 日，2014 年全国农村环境卫生监测工作研讨会在北京召开，专家对 2013 年全国农村环境卫生监测总结报告和 2014 年全国农村环境卫生监测技术方案进行论证。

6 月 12—13 日，应急中心在贵阳市召开 2014 年全国鼠疫监测工作会议，总结 2013 年全国鼠疫监测工作，分析全国鼠疫疫情形势，通报 2013 年度鼠疫监测工作考核结果，部署 2014 年鼠疫监测工作。

6 月 16 日，寄生虫病所与埃及西奥多•比尔哈兹研究所、坦桑尼亚 Ifakara 卫生研究所、杜克大学全球卫生研究中心和复旦大学公共卫生学院签署合作谅解备忘录。

6 月 16—17 日，寄生虫病所举办第二届热带病消除监测与应对体系研讨会暨肝吸虫病发现 140 周年纪念活动。

6 月 16—19 日，中心在福建省厦门市召开国脊灰和麻疹监测工作会议。

6 月 19—22 日，辐射安全所在江苏省南京市举办“放射诊断设备质量控制检测与评价培训班”。来自全国 28 个省、自治区、直辖市的 123 家相关单位的 208 位学员参加培训。

6 月 23—27 日，第八期全国“流行病学应用与实践系列培训班”在广西南宁顺利举行，来自福建、江西、湖南、广西、四川、重庆、贵州和云南 8 个省（自治区 / 直辖市）的 30 余名业务骨干参与了本次培训。

6 月 26 日，中美疾控中心第十次主任年会在美国科罗拉多州阿斯彭市召开。

6 月 28 日，由中国疾控中心妇幼中心、中国妇女活动中心、中国妇女发展基金会共同主办的“妇幼健康中国行”活动启动仪式在北京举行。中国关心下一代工作委员会主任顾秀莲、国家卫生计生委副主任王国强、全国妇联副主席兼书记处书记崔郁、北京市卫生计生委委员郭积勇出席启动仪式并讲话。

6 月 29 日，中国疾控中心成立研究生院，中心王宇主任兼院长，冯子健副主任兼副院长、教育培训处罗会明处长兼副院长；成立中心研究生教育咨询委员会，中心高福副主任任主任委员。7 月 4 日举办研究生院成立揭牌仪式和座谈会。

6 月，中心在山东省乳山市召开 2014 年度全国免疫规划工作会议。

6 月，中心组织中心安全员、义务消防队、保安、物业人员，到昌平北七家消防中队进行防火演练。

七 月

7 月 4 日，性艾中心组织开发的抗病毒治疗药品管理信息系统在全国范围内正式启用。该系统可实时收集各级抗病毒治疗药品的计划、采购、验收、出入库、使用和库存管理等各环节的信息，提高全国艾滋病免费抗病毒治疗药品的规范化管理。

7 月 8 日，全国省级结核病防治所长会在北京召开。

7 月 7—9 日，职业卫生所在天津市组织召开“全国职业健康状况调查技术工作总结会”。

7 月 14—15 日，受国家卫生计生委疾控局委托，性艾中心在京举办“中国艾滋病防治工作专家研讨会”。联合国艾滋病规划署、世界卫生组织推荐的 12 位具有丰富艾滋病防治经验的国际知名专家及国内专家出席会议。该会议认为中国艾滋病总体处于低流行水平，成功控制了艾滋病经血和注射吸毒传播，艾滋病病死率显著下降。该会议统一了国内专家对中国艾滋病疫情的认识。

7 月 17—18 日、7 月 24—25 日，营养所主办 2014 年“农村义务教育学生营养改善计划”（以下简称“计划”）营养健康监测评估工作人员国家级培训班分别在贵阳和呼与浩特顺利完成。实施“计划”的 22 个省、自治区、直辖市、新疆生产建设兵团以及 50 个重点监测县疾控中心的学生营养健康监测评估相关工作负责人和专业技术人员共计 150 余人参加了培训。

7 月 17—18 日，按照《国家卫生计生委办公厅关于启动第三轮全国艾滋病综合防治示范区（以下简称示范区）工作的通知》精神，在北京顺利启动第三轮全国艾滋病综合防治示范区。

7 月 17—18 日，应急中心举办中心卫生应急队伍野外生存技能培训，培训内容主要包括各种常见的野外风险及野外生存的必要条件，如野外取火和净水的基本技能、检伤分类的概念、临时担架制作、伤员转运原则和方法、速降、简单的心肺复苏术等。

7 月 21—25 日，举办中心首届全国优秀大学生“相约疾控”夏令营。来自全国 28 个院校的 48 名秀大学生参加了此项活动。

7 月 28—29 日，2014 世界母乳喂养周——母乳喂养咨询项目现场交流活动在青海省西宁市举办。

7 月 29 日，中国老年健康状况与应对策略研讨会暨中国老龄化与成人健康研究报告发布会在北京召开。

7 月 31 日—8 月 19 日，受商务部与国家卫生计生委的委托，CFETP 第二次与国家卫计委国际交流与合作中心合作，承办 2014 年亚洲国家现场流行病学官员研修班，来自吉尔吉斯斯坦、马尔代夫、缅甸、巴勒斯坦、斯里兰卡、东帝汶和也门等 7 个国家的 20 名公共卫生专业人员参加了本次培训。

7 月、10 月，甘肃酒泉发生人间肺鼠疫疫情，中国疾控中心派出专家及时赶赴现场指导当地开展疫情防控工作。

7 月，我国海南省遭受强台风“威马逊”侵袭，强风和暴雨引发风雹、洪涝等灾害，应急中心派出 1 批 5 人应急工作队赴灾区，协助当地开展灾后卫生防疫等工作。

7 月，甘肃酒泉发生 1 起人间肺鼠疫疫情，中国疾控中心及时派出专家前往现场指导当地开展疫情防控工作。

八　月

8 月 3 日，云南鲁甸发生 6.5 级地震，中国疾控中心迅速启动应急响应，陆续派出 7 批 26 人次的专业技术人员赴地震灾区开展灾后卫生防疫工作。

8 月 4—7 日，中心在吉林省长春市召开 2014 年全国疑似预防接种异常反应监测工作会议。

8 月 8 日，世界卫生组织宣布西非埃博拉出血热疫情为“国际关注的突发公共卫生事件”，同日，中国疾控中心印发《中国疾病预防控制中心关于启动埃博拉出血热疫情应急响应的通知》（中疾控应急发〔2014〕276号），全面启动中心层面埃博拉出血热疫情应急响应。

8月10—11日，国家脊灰实验室顺利通过世界卫生组织（WHO）专家对其进行的2014年度现场认证。

8月11—12日，国家麻疹/风疹实验室作为WHO西太区参比实验室，成功通过2013—2014年度WHO现场认证和考核。

8月11—17日，中国疾控中心联合解放军疾控中心派出9名专业人员组成3个工作组分赴几内亚、塞拉利昂、利比里亚开展援非物资使用培训工作。

8月13日，病毒病所完成埃博拉出血热相关送检标本的第一次实验室检测。

8月13—16日，全国农村环境卫生监测项目技术培训会在甘肃省兰州市召开。

8月15日，政研中心与清华大学健康传播研究所合作创办《中国疾控与健康传播》季刊正式创刊发布。

8月15日，中国疾控中心正式升级麻疹监测信息报告管理系统。

8月25日—9月25日，国家卫生计生委疾控局和中国疾控中心在北京举办免疫规划省级师资培训班。

8月27日，阿根廷卫生部部长胡安•路易斯•曼苏尔先生一行13人访问中国疾控中心，双方就卫生应急和慢性病防治进行了交流，并表示将在卫生应急领域和热带病方面加强交流。

8月，中国疾控中心冯子健副主任亲自带队，先后派驻约10名专家参与南京青奥会埃博拉防控与卫生保障工作。

8月，完成中心机关和直属各单位机构和人员编制核查，报中编办备案。这是中心成立以来首次对每个法人单位的机构设置、人员编制、领导职数配备等情况进行梳理、核查和信息录入。

九　月

9月1—8日，中国疾控中心王宇主任任组长的援助塞拉利昂建设生物安全三级实验室项目先遣工作组一行9人赴塞，通过实地考察了解当地疫情和防控工作情况，初步确定实验室的建设场址和建设方案。

9月3日，共青团中国疾病预防控制中心第二次代表大会在昌平园区召开，84名团员代表审议通过《共青团中国疾病预防控制中心第一届委员会工作报告》，选举产生共青团中国疾病预防控制中心第二届委员会。

9月7日，中国疾控中心正式启动援非固定生物安全实验室建设工作，成立建设工作领导小组和协调办公室，统筹协调管理实验室建设前期筹备、工程建设和验收等工作。

9月8—10日，由辐射安全所承办、中国毒理学会协办的国际辐射防护委员会（ICRP）第一委员会会议在北京举行。

9月9日，国家卫生计生委下发《关于中国疾病预防控制中心营养与食品安全所机构编制调整的通知》，经中央编办批准，营养与食品安全所正式更名为中国疾病预防控制中心营养与健康所，财政补助事业编制260名。

9月10—12日，疾控分会在广西召开理事培训会暨演讲比赛，28个会员单位，围绕“践行核心价值观、凝聚疾控正能量”进行了主题演讲，营造了学先进的好氛围，向社会展现了疾控工作者的精神风貌。

9月15—21日，中心举办2014年全国高级病毒学培训班。

9月16日，国家卫生计生委和总后卫生部组建的首批中国疾控中心移动P3实验室检测队启程赴塞拉利昂，包括中国疾控中心3名队员。

9月16—17日，中国疾控中心举办CFETP第九届年会，近300人参加，其中来自CFETP、9个省及地方和中国兽医FETP的学员进行了38个口头报告和32个海报展示。

9月23—24日，世界卫生组织结核病防治双年度合作项目新疆伊犁州结核病防控试点启动暨培训会议在新疆伊犁州召开。

9月24日，中国疾控中心移动P3实验室检测队采用自主研发的4种检测试剂，通过了南非援建实验室“单盲”考验，其结果准确率达到100%。

9月24—25日，妇幼中心在北京举办2014年农村妇女“两癌”检查项目技术培训班。来自全国31个省（自治区、直辖市）承担农村妇女“两癌”检查项目管理人员及相关领域省级师资共300余人参加了培训。

9月25日，中心在京召开卫生热线应对突发公共卫生事件能力建设研讨会，以期加强APEC经济体利用卫生热线开展突发公共卫生事件应对的交流与学习，促进各经济体在卫生热线领域的合作。

9月26日，塞拉利昂总统科罗马一行在我驻塞大使赵彦博陪同下，来到中塞友好医院参加中国疾控中心移动P3实验室和留观中心落成典礼。

9月28日，中国疾控中心援塞移动P3实验室首次接收标本并正式开展检测，首日便检测出埃博拉病毒阳性标本。

9月30日，中国全球基金艾滋病项目全面结束。项目已经按预定计划有效运行，实现了既定目标，项目实施符合项目设计要求，项目设计科学、合理、可行，项目实施有效。项目目标设计与我国三个五年行动计划目标相吻合，项目对推动我国艾滋病防治在资源整合和科学利用已经发挥重要作用。

9月，免疫规划中心根据国家卫生计生委疾控局有关文件，制定下发了全国乙肝血清流调工作技术方案。于2014年10—12月，完成了全国31个省（自治区、直辖市，未包括香港、澳门特别行政区和台湾地区）的160个疾病监测点，3万余人的现场流行病学调查及标本采集，血标本全部运送至中国疾控中心病毒病所进行实验室检测。

9月，经过现场调研、多轮专家论证后，完成《中国居民慢性病与营养监测工作方案（试行）》，并由国家卫生计生委印发全国。10月，在北京组织3期中国居民慢性病与营养监测培训班，共计培训省级、地市和监测县工作人员350人。

9月，开始组织开展第四次全国慢性病防控能力调查，调查对象为全国省（自治区、直辖市）地市和县区所有疾病预防控制中心及随机抽取的3000家基层医疗卫生机构（包括1500家社区卫生服务中心和1500家乡镇卫生院）。

9月，由国际防痨和肺部疾病联合会资助的“无烟环境促进项目三期”项目启动，旨在通过能力建设、完善执法机制和社会动员，推动城市控烟执法，最终完成国家控烟立法和执法。

9—11 月，我国广东等部分南方省份暴发登革热疫情。中心派出多名专家赴广东和福建等地指导当地开展登革热防控工作。

9 月，开展首例输入性非洲锥虫病病例复核、检测和治疗指导工作。

十　月

10 月 7 日，云南普洱景谷发生 6.6 级地震，应急中心派出 1 批 4 名卫生防疫专家赶赴灾区，指导现场开展灾后卫生防疫工作。

10 月 8 日，环境所专家赴云南景谷地震灾区，参与审订、指导灾区饮用水监测和检测技术方案的编制工作，实地指导饮用水消毒及蓄水池（箱）的清洗消毒。

10 月 10—17 日，中国疾控中心冯子健副主任等 2 人参加的援助利比里亚建设埃博拉治疗中心军地联合先遣工作组一行 8 人，赴利比里亚实地考察和选址。

10 月 27 日，中心党委召开第二次党代会，137 名正式代表和 10 名列席代表参加大会。大会审议并通过了中共中国疾病预防控制中心第一届委员会工作报告和纪律检查委员会工作报告，党费收缴、使用和管理情况报告，选举产生了中共中国疾病预防控制中心第二届委员会和纪律检查委员会。

10 月 27 日，中国疾病预防控制中心职业病临床基地揭牌暨职业病临床基地工作座谈会在北京大学第三医院举行。

10—12 月，在 WHO 和 UNICEF 项目的支持下，中心在山东、湖北、新疆实施疫苗冷链管理评价（EVM）项目，将 EVM 管理理念和 SOP 引入中国，为 EVM 方法在全国推广应用积累经验。

10 月 24—25 日，中心在陕西省西安市召开 2014 年全国 12320 卫生热线工作会议。

10 月 25—26 日，中心在北京举办亚太地区戒烟热线国际研讨会，世界卫生组织及中国、美国等十个国家戒烟热线负责人及专家 20 余人参会，会议加强了地区戒烟热线的交流与合作，推动形成更加有效的合作机制。

在国家卫生计生委领导下，中国疾控中心牵头开展慢性病与营养监测整合工作，自 2014 年 10 月，慢病中心作为牵头单位承担完成中国成人慢性病与营养监测方案、问卷和实验室检测、培训资料、建立数据管理平台等相关工作。

10 月，甘肃酒泉发生 2 起人间肺鼠疫疫情，中国疾控中心及时派出专家前往现场指导当地开展疫情防控工作。

十一月

11 月 1 日，中国免疫规划信息管理系统疑似预防接种异常反应信息管理功能模块启用，11 月 1 日 0 时至 12 月 31 日 24 时期间为新旧系统并行阶段。

11 月 2 日，寄生虫病所申报的“热带病国际联合研究中心”被国家科技部审批认定为国家级热带病国际联合研究中心。

11 月 3 日，中心与商务部经济合作局签订《援塞拉利昂生物安全实验室技术合作项目内部总承包合同》（[2014] 商合促技字第 75 号），建设工作顺利推进。

11 月 4—5 日，中心举办中国道路安全项目终期总结会暨项目经验交流会。

11 月 10 日，中国疾控中心第一批援塞公共卫生师资培训队 12 人及援塞固定实验室建设专家 1 人，启程赴塞拉利昂开展公共卫生师资培训和援塞固定实验室建设和管理工作（2015 年 1 月 12 日回国）。

11 月 13 日，中国疾病预防控制中心印发《全国血吸虫病监测方案（2014 年版）》。

11 月 14 日，中国疾控中心 4 名队员参加的第二批援塞移动 P3 实验室检测队启程赴塞（2015 年 1 月 21 日回国）。

11 月 14 日，中国疾控中心冯子健副主任赴利比里亚就任联合国埃博拉应对特派团团长高级顾问，开始为期三个月的西非埃博拉出血热疫情防控工作。

11 月 26 日，第八届韩日中传染病论坛在韩国济州岛召开。与会专家围绕登革热、细菌耐多药，以及近期麻疹疫情与消除麻疹工作进展等进行了研讨。

2014 年 11 月 20 日，中国疾控中心援塞固定生物安全实验室举行奠基仪式。塞拉利昂总统科罗马、我国政府援非抗疫高级专员许树强，我驻塞大使赵彦博和中国疾控中心副主任梁晓峰等出席了奠基仪式。

十二月

12 月 3—5 日，中缅边境疟疾防控研讨会在上海召开。

12 月 10—11 日，受国家卫生计生委妇幼司委托，妇幼中心在北京召开全国《出生医学证明》管理工作会议。

12 月 11—12 日，2014 年全国职业病防治技术工作会议暨职业卫生与中毒控制专题学术报告会在北京召开。

12 月 15—17 日，中心对吉林省、上海市、重庆市、云南省、陕西省、新疆维吾尔自治区共 6 个省（市、自治区）开展省级疾控机构饮用水卫生监测专项工作督导调研，形成《2014 年饮用水卫生监测专项督导调研工作报告（初稿）》。

12 月 20 日，中国疾控中心第二批援塞公共卫生师资培训队伍 14 人，启程赴塞执行公共卫生培训任务（2015 年 2 月 13 日回国）。

12 月 26—27 日，应急中心在重庆召开 2014 年全国疾控机构卫生应急工作会议。

12 月 30 日，受国家卫生计生委委托，中国疾控中心与国家药品不良反应监测中心联合在中国疾控中心网站发布了 2013 年全国预防接种异常反应监测信息概况，保证了相关预防接种异常反应监测信息的公开和透明。

12 月，组织召开 2014 年全国疾控机构教育培训工作会议。

12 月，WHO 2014 年正规预算外项目饮水安全计划开发与培训在陕西省和重庆市开展，共培训专业人员 60 名，并在广西自治区开展饮水安全计划示范点建设。

12 月，按照文件和财政部专员办审核要求，中心研究确定实施绩效工资后工资、津贴补贴项目和标准，2015 年 1 月 1 日起实施，同时指导各单位做好 2009 年至 2014 年绩效工资补发测算。

2014 年 1—12 月，免疫规划中心通过疑似预防接种异常反应（AEFI）信息管理系统开展 AEFI 可疑安全性信号的侦测、跟踪和分析，包括甲肝减毒活疫苗接种后过敏性休克、乙肝疫苗接种后婴儿死亡、水痘疫苗接种后过敏性休克、狂犬病疫苗接种后严重神经系统疾病、卡介苗接种后淋巴结炎、白破疫苗接种后发热等，为相关疫苗生产企业查找原因和改进疫苗质量提供了重要依据。

2014 年，中心开展《2015—2020 年中国疾控中心发展规划》编制工作，先后征求了省级疾控、中心内部、外部专家、国家卫生计生委相关司局人员意见。12 月 12 日，中心职代会讨论通过发展规划。

2014 年，按照国家卫生计生委工作安排，中心开展国际间埃博拉应急健康教育，为西非三国编印制作埃博拉宣传画册、海报等健康教育材料。

2014 年，我国暴发了登革热大规模暴发疫情，中国疾病预防控制中心围绕登革热疫情应对开展了一系列应对工作，包括定期进行疫情分析与研判，及时发出预警，下发《登革热防治技术系列指南》，对重点省份开展培训，派专家赴现场指导疫情处置等。以上工作的顺利实施，加强了重点省份的疫情防控工作，避免了疫情进一步扩散。

2014 年，中国疾病预防控制中心牵头，多家单位共同完成的“我国首次对甲型 H1N1 流感大流行有效防控及集成创新性研究”荣获 2014 年国家科学技术进步奖一等奖。这是中心首次获得此殊荣，15 位获奖专家中有 6 位来自中心。获奖人员：侯云德、王宇、王辰、王永炎、李兰娟、赵铠、李兴旺、杨维中、刘保延、舒跃龙、金奇、高福、胡孔新、梁晓峰、钟南山；获奖单位：中国疾病预防控制中心、首都医科大学附属北京朝阳医院、中国疾病预防控制中心病毒病预防控制所、北京市疾病预防控制中心、浙江大学医学院附属第一医院、中国医学科学院病原生物学研究所、中国科学院微生物研究所、中国检验检疫科学研究院、中国人民解放军军事医学科学院、中国中医科学院。

2014 年中国疾病预防控制中心首次实施“专业公共卫生人才培养项目”，国家财政专项支持中心研究生教育工作，首次建立研究生基本助学金、学业奖学金等制度。

2014 年 1—12 月，中心新增设备类固定资产 1597 台件，资产总值约 4376.49 万元；调剂设备 357 台件；报废设备 465 台件，设备原值 345.16 万元；无偿调拨设备约 3353 台件，设备原值约 2 亿元。

2014 年，中心编写人才规划和申报人才工程建设项目，编写完成《2015—2020 年人力资源发展规划专项建议书》，对中心人才队伍建设和科学管理提出了建设性思路。

2014 年招收各类研究生 183 人，其中博士生 50 人，学术型硕士生 61 人，全日制 MPH 硕士生 31 人，在职 MPH 硕士生 41 人。毕业 141 人。

第七部分　附录

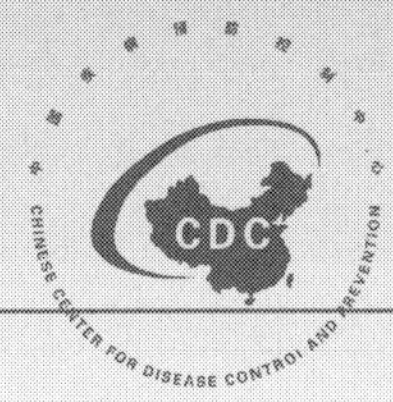

科研成果获奖

国家奖一等奖

我国首次对甲型 H1N1 流感大流行有效防控及集成创新性研究

——中国疾病预防控制中心

侯云德，王宇，王辰，王永炎，李兰娟，赵铠，李兴旺，杨维中，刘保延，舒跃龙，金奇，高福，胡孔新，梁晓峰，钟南山

中华医学科技奖二等奖

我国耐药结核病流行状况及关键防治技术的研究

——中国疾病预防控制中心

赵雁林、许绍发、何广学、逄宇、王宇、程京、金奇、高微微、邢婉丽、郭永

中华医学科技奖三等奖

人感染高致病性禽流感 H5N1 的流行病学研究及应用

——中国疾病预防控制中心

余宏杰、王宇、杨维中、冯子健、高占成、廖巧红、高立冬、陈恩富

北京市奖三等奖

人感染高致病性禽流感 H5N1 的流行病学研究及应用

——中国疾病预防控制中心

余宏杰，高占成，冯录召，廖巧红，彭质斌，姜慧

华夏医学科技奖二等奖

我国耐药结核病流行状况及关键防治技术的研究

——中国疾病预防控制中心

何广学、赵雁林、金奇、赵冰、夏辉、宋媛媛、李强、欧喜超、周杨、王吉春

获奖成果摘要

国家奖一等奖

我国首次对甲型H1N1流感大流行有效防控及集成创新性研究
——中国疾病预防控制中心

侯云德，王宇，王辰，王永炎，李兰娟，赵铠，李兴旺，杨维中，刘保延，舒跃龙，金奇，高福，胡孔新，梁晓峰，钟南山

在重大传染病防治科技重大专项和科技部、国家自然科学基金委多个科技项目的支持下，我国建立了举国体制集成创新性的传染病防控综合技术平台。

2009年初，一种新型流感在全球暴发流行，来势凶猛。在国务院领导下，我国及时实施举国体制，建立了由国家卫生计生委牵头，科技部等多部委参与的联防联控机制，针对防控中各个阶段中的关键性科学问题，面对全球科学家的竞争性研究，依托传染病防控综合技术平台，开展全国多学科集成大协作攻关研究，为全球防控流感做出了重大贡献，有效保障了人民健康、社会稳定和经济发展。

1. 以科技创新和科技突破为依据指导疫情的控制，准确把握疫情形势，部署研究，适时调整全国防控策略，在人类历史上首次实现了对流感大流行的有效干预和控制。

2. 在国际上首先研制成功新的甲型H1N1流感病毒诊断试剂并迅速在全国推广。该试剂敏感性和特异性均优于美国疾控中心推荐的试剂，获得国际公认。

3. 首次证明在本次流感大流行（基本传播系数（R0）为1.3～1.5）的早期，采取医学隔离等措施，可以延缓传播的理论假说，从而有效削平了人口集中的大城市出现的自然流行高峰，使得我国始终没有宣布进入“卫生紧急状态”，维持了社会稳定。

4. 在全球首次系统揭示了新甲流的临床特征和规律；建成全球最大的甲流病例临床数据库；首先提出了新甲流的治疗方案和重症甲流的救治策略，显著降低了病死率；使我国对甲流的诊治居于国际先进水平。我国的科研数据成为世界卫生组织制定全球甲流诊疗方案的重要依据。

5. 中医药治疗甲流取得重大突破：以严格循证医学方法证实麻杏石甘汤加银翘散组方可显著缩短甲流病程，与奥斯他韦等效，并获得国际认同，为甲流提供了新的、廉价的治疗药物。

6. 在全球率先研制成功新甲流疫苗，成为第一个批准甲流疫苗上市国家。在全球首次证明并宣布：1剂次15微克疫苗接种就有显著的免疫保护反应，纠正了世界卫生组织对流感大流行疫苗需要两次接种的建议，为全球疫苗生产和使用提供了重要的、基础性科学依据。大规模使用后，首次证实新疫苗的保护效果达到87%。

7. 全国接种疫苗1.05亿人，建立了全球规模最大的含7000万接种者的甲流疫苗安全监测系统，证明甲流疫苗是安全的，也首次证明吉兰—巴雷综合征与甲流疫苗无关。该研究成果促使我国通过世界卫生组织疫苗监管认证，结束了中国疫苗不被国际组织认可的历史。

8. 首次成功解析了甲流病毒NA和HA晶体结构，发现新疫苗与季节性流感病毒具有

部分共同的抗原决定簇，揭示了新疫苗有显著回忆性免疫保护反应的理论基础，为设计通用性流感疫苗提供了依据。

本系列研究发表SCI论文90篇，获省部级科学技术一等奖3项。WHO特批准中国国家流感中心成为发展中国家首个WHO全球流感参比和研究中心，标志着我国进入全球流感防控领导者行列。

中华医学科技奖二等奖

我国耐药结核病流行状况及关键防治技术的研究

——中国疾病预防控制中心

赵雁林、许绍发、何广学、逄宇、王宇、程京、金奇、高微微、邢婉丽、郭永

在“艾滋病和病毒性肝炎等重大传染病防治”科技重大专项等多个项目的支持下，集中优势团队，在全国首次系统、大规模地开展了创新性的耐多药结核病防控研究。建立了我国科学的、标准化的结核病耐药监测方法，开展了全球样本量最大并具有全国代表性的结核病耐药流行病学调查研究，调查结果为我国有效防治耐药结核病提供了科学依据，并为多学科领域的研究提供了重要的参考。本项目建立了集耐药结核病快速诊断新产品、适宜的防治措施以及规范的感染控制手段为一体的创新性的耐药结核病防治重要举措，为国家有效的防治耐药结核病做出了重大贡献，减少了感染和发病，产生巨大的社会效益。

1. 以科技攻关和创新为依据，指导耐药结核病的控制，在我国首次开展了具有全国代表的耐药结核病流行病学调查研究，准确把握了我国耐药结核病流行状况及特征，掌握了耐药结核病的危险因素，初步阐明我国了耐药结核发病机制和流行规律，为我国科学防控耐药结核病提供重要的基础性科学依据和防治方向，同时为全球耐药结核病防控做出重要贡献。

2. 首次分析我国结核病主要流行株的生物学特性和基因型特点，并绘制了我国具有代表性的耐药结核分枝杆菌系统发生图谱，阐述了中国主要耐药流行株的在全国不同区域的时空分布特点，建立了适用于我国的结核分枝杆菌进化、溯源的分子标记物，探索了耐药结核分枝杆菌的产生机制，为全面科学处置耐药结核病突发疫情及掌握传播模式提供了有效手段。

3. 率先开发出适于我国流行菌株类型并具有自主知识产权的耐药结核病快速诊断设备及配套试剂盒，该试剂具有灵敏度高和特异性好的特点。将耐药结核病的诊断时间由原先的3个月缩短为6小时，目前已用于百余万结核病患者的早期诊断。

4. 首次建立了适用于我国的结核病快速诊断技术的筛选和评估方法，并将此方法应用于10余项新诊断技术的评估，筛选出适宜我国不同层级结核病医疗卫生机构应用的诊断新技术，为我国早期发现和治疗耐药结核病提供快速有效手段。

5. 率先大规模调查全国二线抗结核药物使用情况，发现我国二线抗结核药物滥用较为普遍，一些医疗机构治疗不规范，耐多药肺结核治疗后复发率较高。同时，对初治肺结核彻底治愈是预防耐药产生的关键，应警惕和早期发现耐药病例，尽早采取合理治疗，以提高耐药肺结核的治愈率。

6. 在全国首次开展了结核感染控制的系统研究，填补了国内规范化结核感染控制研究空白，率先在我国建立了结核感染控制新技术研发平台，掌握了我国医务人员结核感染和

患病明显高于普通人群，制定出我国第一套《中国结核感染预防控制手册》和《中国结核感染控制标准操作程序》，广泛应用于全国各级结核病防治系统，有效降低了结核病防治机构和专科医院内的医患间以及病患间结核、特别是耐药结核的交叉感染风险。

（注：该项目同时获得华夏医学奖二等奖）

中华医学科技奖三等奖

人感染高致病性禽流感 H5N1 的流行病学研究及应用

——中国疾病预防控制中心

余宏杰、王宇、杨维中、冯子健、高占成、廖巧红、高立冬、陈恩富

2003 年底以来，禽流感 H5N1 病毒在全球禽间和人间暴发流行，对禽和人均具有高致病性。H5N1 病毒可能导致流感大流行的风险引起了国际社会和科学界的广泛关注。我国被认为是新型流感病毒的多发地和全球流感大流行的始发中心，能否及时捕获和科学应对人感染 H5N1 疫情，是面临 H5N1 病毒威胁存在的重要挑战。H5N1 病毒的人际传播能力、感染发病的危险因素、潜伏期和临床特征是国际科学界急需攻克的难题。项目组围绕上述挑战和科学问题开展了多学科协作攻关研究，取得了重大科技创新和突破，包括：一、通过不明原因肺炎监测系统，成功发现并确认我国首例和后续 H5N1 人间病例［Lancet 2005，Lancet 2008，PLoS One 2008］，为我国大流行应对准备和甲型 H1N1 流感、禽流感 H7N9 和 H10N8 的发现和确认奠定了坚实的技术基础和监测平台。二、在全球首次开展流行病学、病毒学、血清学和遗传学集成创新性研究，全面评估了 H5N1 病毒在人际间的传播能力和引起大流行的风险：精确揭示了 H5N1 病毒可通过长时间无保护的密切接触，在有血缘关系的家庭成员中有限、非持续的传播［Lancet 2008］；证明了仅在家庭成员中存在极低的感染率（2.3%）［PLoS One 2013］；提出了遗传易感因素在 H5N1 感染发病中的重要作用［Epidemiol Infect 2010］。三、通过描述流行病学，发现暴露于城市活禽市场存在 H5N1 感染发病的风险［Emerg Infect Dis2007］；应用分析流行病学，定量证明了农村和城市人感染 H5N1 发病的危险因素［J Infect Dis2008］。研究结果为制定我国和 WHO 的人感染 H5N1 的防控策略和关键技术提供了重要证据。四、全面阐述了人感染 H5N1 的潜伏期和基本临床特征，报道了抗流感病毒药物对 H5N1 的临床疗效［Emerg Infect Dis2008，PLoS One 2008］，研究结果为制定我国 H5N1 病例诊断标准、密切接触者医学观察时限和重症病例救治策略以及 WHO 全球防控技术指南和诊疗方案提供了重要依据。五、以上研究结果直接转化为防控策略和技术方案，应用于指导 H5N1 疫情的科学防控，也为其他新型流感病毒的监测和应对奠定了重要的技术和理论基础。项目的完成具有重要的社会效益。2009 年以来，我国 H5N1 疫情得到有效控制，降低了 H5N1 病毒在人体复制过程中发生基因重配或适应性突变而引发大流行的风险。项目组发表论文 30 篇，其中 SCI 收录 10 篇，发表在 Lancet、New England Journal of Medicine、Journal of Infectious Diseases、Emerging Infectious Diseases 等国际权威杂志，累计 IF 160.964 分，SCI 他引 675 次。

（注：该项目同时获得北京市奖三等奖）

个人获奖

奖励名称	所在单位	姓名	授奖单位	授奖时间
2014年“万人计划”青年拔尖人才	中国疾控中心环境所	李湉湉	中共中央组织部	2015.12
第二届夏季青奥会先进个人	中国疾控中心应急中心	周蕾	人力资源社会保障部 体育总局 解放军总政治部 中共江苏省委 江苏省人民政府	2015.4
国家卫生计生委突出贡献中青年专家	中国疾控中心	冯子健	国家卫生计生委	2015.7
国家卫生计生委突出贡献中青年专家	中国疾控中心	余宏杰	国家卫生计生委	2015.7
国家卫生计生委突出贡献中青年专家	中国疾控中心病毒病所	董小平	国家卫生计生委	2015.7
国家卫生计生委突出贡献中青年专家	中国疾控中心营养所	马冠生	国家卫生计生委	2015.7
2014年享受政府特殊津贴	中国疾控中心	冯子健	人力资源社会保障部	2015.1
2014年享受政府特殊津贴	中国疾控中心病毒病所	武桂珍	人力资源社会保障部	2015.1
2014年享受政府特殊津贴	中国疾控中心职业卫生所	李涛	人力资源社会保障部	2015.1
国家卫生计生委直属机关优秀青年	免疫中心	尹遵栋	国家卫生计生委直属机关临时团委	2014.8
全国五好文明家庭	慢病社区处	石文惠	全国妇联	2014.9

集体获奖

奖励名称	获奖单位	评奖单位	授奖时间
全国专业技术人才先进集体	中国疾控中心国家结核病参比实验室	中组部、中宣部、人社部、科技部	2014.9
中央国家机关五四奖状	卫生应急中心	中央国家机关	2014.5
2013 年度部门财务决算工作先进单位	中心本级、传染病所、寄生虫病所、性艾中心、慢病中心、营养所、环境所、职业卫生所、辐射安全所、改水中心、妇幼中心	国家卫生计生委办公厅	2014.9
2013 年度全国卫生计生财务年报编制工作先进单位	营养所、环境所、辐射安全所	国家卫生计生委办公厅	2014.9
2013 年度部门预算编报先进单位	中心本级、性艾中心、营养所、环境所、职业卫生所	国家卫生计生委财务司	2014.12